现代临床护理实践

魏 倩 李 辉 宋 艳 ◎编著

U0242240

中国纺织出版社有限公司

图书在版编目（ＣＩＰ）数据

现代临床护理实践 / 魏倩，李辉，宋艳编著. --北京：中国纺织出版社有限公司，2022.12
ISBN 978-7-5229-0002-5

Ⅰ. ①现… Ⅱ. ①魏… ②李… ③宋… Ⅲ. ①护理学 Ⅳ. ①R47

中国版本图书馆CIP数据核字（2022）第205624号

责任编辑：樊雅莉　　责任校对：高　涵　　责任印制：王艳丽

中国纺织出版社有限公司出版发行
地址：北京市朝阳区百子湾东里A407号楼　邮政编码：100124
销售电话：010—67004422　传真：010—87155801
http://www.c-textilep.com
中国纺织出版社天猫旗舰店
官方微博 http://weibo.com/2119887771
三河市宏盛印务有限公司印刷　各地新华书店经销
2022年12月第1版第1次印刷
开本：787×1092　1/16　印张：15.75
字数：360千字　定价：98.00元

《现代临床护理实践》
编委会

编　著

魏　倩　　广东省中医院珠海医院
李　辉　　哈尔滨医科大学附属第二医院
宋　艳　　哈尔滨医科大学附属第一医院

编　者

高　迪　　哈尔滨医科大学附属第一医院
李　颖　　哈尔滨医科大学附属第一医院
李海洋　　哈尔滨医科大学附属第一医院
何丽芸　　新疆医科大学第一附属医院
任书婷　　哈尔滨医科大学附属肿瘤医院
王　倩　　哈尔滨医科大学附属第一医院
毕　迎　　哈尔滨医科大学附属第一医院
王　媛　　哈尔滨医科大学附属第一医院
李志明　　哈尔滨医科大学附属第一医院
刘　浩　　哈尔滨医科大学附属第一医院
林秀凤　　聊城市中医医院
陈　烨　　哈尔滨医科大学附属第一医院
于　杨　　哈尔滨医科大学附属第一医院
王　婧　　哈尔滨医科大学附属第一医院
刘承珠　　哈尔滨医科大学附属第一医院
杨绍萱　　哈尔滨医科大学附属第一医院
李建好　　广东省佛山市顺德区容桂
　　　　　社区卫生服务中心

前　言

　　护理在临床医学中发挥着不可替代的作用,不仅救治患者生命,还促进患者康复。当代医疗水平的不断提高,必然带动护理技术的提高,对护理人员的护理水平要求也越来越高。尤其是随着科室划分的不断精细化,临床护理技术在实践中得到不断更新,各个科室的护理要求也呈现出各具特色的护理内容。由此临床上出现了各种护理参考工具书,但是内容不统一。为了帮助护理人员提高临床护理专业技能并掌握不同科室独具特色的护理操作,我们组织各科室具有丰富临床护理经验的医护人员,在结合自身数十年护理经验的基础上,参考国内外文献,共同编写了本书。

　　本书从临床护理基础入手,对护理学的概念、护理学的内容、护理人员的基本素质及护理方法进行概述。然后围绕各临床科室,对呼吸内科护理、心内科护理、神经内科护理、神经外科护理、泌尿外科护理、骨外科护理、妇科护理、产科护理、儿科护理等进行分别介绍。书中不仅病种涵盖全面,还包括当下最新的护理理论和技术,实用性强,可供临床护理工作者阅读。希望通过我们的努力,让更多临床护理人员受益,共同促进医疗护理事业的发展。

　　由于各位作者的学识和经验有限,书中难免存在疏漏或欠妥之处,敬请广大护理人员提出宝贵意见和建议。

编著者

2022 年 9 月

目　录

第一章　护理基础

第一节　护理学的基本概念和发展历史

护理一词来自拉丁语，意思是养育、保护、照料等，后来扩展为养育，保育，避免伤害，看护老人、患者和虚弱者。人们赋予护理学的定义是根据不同时期国家的体制，以及社会需求而变化的。不同的护理理论家和护理组织团体对护理学所下的定义也不尽相同。护理概念的演变大致经历了以疾病护理、患者护理、人的健康护理为中心的3个历史阶段。这些理论上认识的进步，是在不断地护理实践和对护理学进行总体研究的基础上发展形成的。

一、以疾病护理为中心的阶段

以疾病为中心的阶段（19世纪60年代—20世纪50年代）对疾病的认识十分有限，有关患病的原因只考虑到细菌或外伤因素，同时认为无病就是健康。在这种思想影响下，人们认为护理是依附于医疗的。因此，护士扮演着医嘱执行人的角色，把协助对疾病进行检查、诊断、治疗看成护理工作的主要内容；把认真执行医疗计划、协助医师除去患者躯体上的"病灶"和修复脏器、组织功能作为护理工作的根本任务、目标和职责。

护理学的创始人南丁格尔认为"护理是使患者置于能接受自然影响的最佳环境"。当时的护理主要是为了满足社会对急性病患者的需要。

二、以患者护理为中心的阶段

第二次世界大战后，科技飞速发展，疾病与健康的概念发生了巨大变化，人们开始重视心理和社会环境因素对健康的影响。

1948年WHO对人的健康赋予新的定义："健康不仅是没有躯体上的疾病和缺陷，还要有完整的心理和社会适应状态。"这一健康观念的更新，使护理内容、护理范畴得到充实和延伸，为护理学的研究开辟了新领域。1955年，美国的莉迪亚·霍尔（Lydia Hall）提出在护理工作中应用"护理程序"这一概念。程序是事物向一定目标进行的系列活动，护理程序则是以恢复或促进人的健康为目标而进行的一系列前后连贯、相互影响的护理活动。护理程序的提出，第一次将系统、科学的方法具体用于护理实践，使护理工作有了转折性的发展，随着高等教育的设立及一些护理理论的相继问世，护理专业跨上一个新的高度。

1966年美国护理学家韩德森（Henderson）指出："护理的独特功能是协助个体（患病者或健康人）执行各项有利于健康或恢复健康（或安详死亡）的活动。当个人有足够的体力、意愿和知识时，他能独立执行这些活动，而无须他人的协助。护理的贡献在于协助个人早日不必依靠他人而能独立执行这些活动。"此定义阐明护理以所有人为对象，护理的目标是使健康的人更加健康并免于疾病（有利于健康），患病的人得到早日康复并免于疾病恶化（恢复健康），濒死的人得以安详走向人生旅程的终点（安详死亡）。

三、以健康护理为中心的阶段

随着护理实践的发展、教育水平的提高、护理研究的开展,以及护理理论的提出,护理已从附属于医疗的技术性职业转变为较独立的为人类健康服务的专业。"2000年人人享有卫生保健"的目标成为护理专业发展的指导方向,护理是以整体人的健康为中心,服务范围扩展到健康和疾病的全过程,服务对象从个体到群体。

1970年美国护理学家罗吉斯(Rogers)提出:"护理是一种人文方面的艺术和科学,它直接服务于整体的人。护理要适应、支持或改变人的生命过程,促进个体适应内外环境,使人的生命潜能得到发挥。"

1973年,国际护士会提出:"护理是帮助健康的人或患病的人保持或恢复健康(或平静地死去)。"

1980年,美国护士协会提出:"护理是诊断和处理人类对现存和潜在的健康问题的反应。"其内容是护士对患者现存疾病的状态和潜在健康问题的评估,依据护理理论确定护理诊断,应用护理程序这一科学的护理方法为患者解决问题,并对效果进行评价。这一概念提出护理要作为医疗的合作伙伴,而不是仅执行医嘱,护理的发展不再是注重疾病,而是在重视疾病的基础上更加注重对人的整体护理,注重护理对人类健康的贡献。

第二节　护理学的内容与范畴

一、护理的专业特征

护理和医疗同是医院工作的重要组成部分,护理学的专业特征如下。

1.为人类和社会提供至关重要的有关康乐的服务

护理目的是提高人们的健康水平,而不完全着眼于报酬。

2.具有独特的知识体系并通过科学研究不断扩展护理理论

护理学已经形成及发展,护理研究广泛开展,知识体系不断完善。

3.实践者具有高等教育水平

高等护理教育已广泛开展,使护士在就业之前即具有专业所需知识,并达到一定专业标准。

4.实践者具有自主性,并制定政策法规监督其专业活动

护理已有专门的政策、法规对护理实践活动进行监控,对护士进行管理。

5.有伦理准则和道德规范指导实践者在专业中做决策

国际护士会(ICN)提出的护理伦理准则指出:"护士的职责是促进健康、预防疾病、恢复健康和缓解疼痛。护理需求是广泛的,护理中蕴含着尊重人的生命、尊严和权利,而且无论国籍、种族、血统、肤色、年龄、性别、政治观点或社会地位等均应获得同等的尊重。护士是为个人、家庭和社区提供健康服务的,而且与其他有关专业人员共同合作完成其服务。"

6.有专业组织或团体支持和保证实施高标准的实践活动

护理专业组织和护士团体不断扩展,在促进专业发展中起到极大的作用。

7.实践者把本专业作为终身的事业

大部分护理工作者把促进护理学发展作为自己的终身目标,通过各种教育机会,提高学历,增加和更新专业知识。

二、护理学的任务和研究范围

(一)护理学的任务

随着护理学的发展,护理学的任务和目标发生了深刻变化。1978 年 WHO 指出:"护士作为护理专业工作者,其唯一的任务是帮助患者恢复健康,帮助健康的人促进健康。"WHO 护理工作专家委员会会议提出了健康、疾病 5 个阶段中应提供的健康护理。

1.健康维持阶段

帮助个体尽可能达到并维持最佳健康状态。

2.疾病易感阶段

保护个体,预防疾病的发生。

3.早期检查阶段

尽早识别处于疾病早期的个体,尽快诊断和治疗,避免和减轻痛苦。

4.临床疾病阶段

帮助处于疾病中的个体解除痛苦和战胜疾病。对于濒死的个体则给予必要的安慰和支持。

5.疾病恢复阶段

帮助个体从疾病中康复,减少残疾的发生或帮助残疾者使其部分器官的功能得以充分发挥作用,把残疾损害降到最低限度,达到应有的健康水平。

(二)护理学的研究范围

护理学的研究范围概括为以下 8 个方面。

1.护理学基础知识和技能

护理学基础知识和技能是各专科护理的基础,研究相关理论在护理学中的应用,探讨护理概念和护理理论的发展,以及护理程序和护理活动中的应用是护理工作者的任务。基础医学知识、基础护理措施的原理和方法,以及基本的特殊护理技术操作技能是护理实践的基础。基础护理操作技术的研究和发展对护理实践具有重要意义。

2.临床专科护理

临床专科护理以各医疗专科理论、知识、技能为基础进行身心整体护理,主要包括各专科护理常规、护理措施,如手术及特殊检查的术前、术中及术后护理,各类疾病的护理与抢救心、肾、肺、脑的监护及脏器移植等的护理。随着科学技术和医学的发展,各专科护理也日趋复杂。

3.社区护理

社区护理的对象是一定范围的居民和社会群体。以临床护理的理论知识和技能为基础,以整体观为指导,结合社区的特点,通过健康促进、健康维护、健康教育、管理协调和连续性照顾,直接对社区内个体、家庭和群体进行护理,以改变人们对健康的态度,帮助人们实现健康的生活方式,最大限度地发挥机体的潜能,促进全民健康水平的提高。

4.护理教育

护理教育以护理学和教育学理论为基础,贯彻教育方针和卫生工作方针,培养护理人才,适应医疗卫生服务和医学科学技术发展的需要。护理教育一般分为基本护理教育、毕业后护理教育和继续护理教育三大类。基本护理教育包括中专教育、大专教育和本科教育;毕业后护理教育包括岗位培训、研究生教育;继续护理教育是对从事实际工作的护理人员,提供以学习新理论、新知识、新技术、新方法为目的终身性教育。

5.护理伦理

护理工作中,护士时刻面对患者的生命和利益,不可避免地会遇到需要做出决定的情境,如是否放弃抢救或治疗,是否尊重患者选择治疗方案的权利,治疗或护理方案是否损害了患者的经济利益等。护士如何做出决策,所做出的决定是正确的还是错误的,都是护理的伦理问题,是护理学值得深入探讨的题目。

6.护理健康教育

护理健康教育是护理学不可缺少的一个重要部分,是护理工作者在工作中对护理对象进行健康教育、健康教育的工作。其内容根据护理对象的不同而异,其方法多种多样,可采取交谈、咨询、上课、宣传栏、电视、幻灯片、电影、计算机、黑板报等形式,以达到促进患者康复和预防疾病的目的。

7.护理管理

护理管理是运用管理学的理论和方法,对护理工作人员、技术、设备、信息、经济等诸多要素进行计划、组织、指挥、协调和控制等的系统管理,以确保护理工作场所能够提供正确、及时、安全、有效、完善的护理服务。近年来,现代管理学与护理学不断交叉、融合,是护理学重要的研究领域之一。无论是全国性护理团体的领导、护理学院的院长、医院的护理部主任,还是临床护士,都需要有现代管理的知识和能力,从而有效地管理各种组织以及患者。医疗管理体制、专业政策和法规的制定、各种组织结构的设置、人力资源的管理、资金的管理、工作质量的控制和保证等都是护理管理的研究范围。

8.护理科研

护理科研是运用观察、科学实验、调查分析等方法揭示护理学的内在规律,促进护理理论、知识、技能的更新。

随着科学技术的进步和护理科研工作的开展,护理学的内容和范畴将不断丰富和完善。

第三节　护理人员的基本素质

一、护理人员职业道德概念

护理人员职业道德,一般指护理人员在履行自己职责的过程中调整个人与他人、个人与社会之间关系的行为准则和规范的总和。护理过程中,这些准则和规范又作为对护理人员及其行为进行评价的一种标准。它同时影响护理人员的心理和意识,使护理人员形成独特的与职业相关的信念,构成个人思想品质和道德观念。因此,护理道德是护理人员在执行护理工作中对自身行为进行评价的原则规范,以及心理意识和行为活动的总和。

二、护理道德的实质

珍惜生命,尊重人的尊严和权利是护士的天职,对不同民族、种族、信仰、肤色、年龄、性别、政治观点和社会地位的人都要平等对待。护理工作从本质上说就是面对"社会人",尊重患者的生命和权利,在具体工作中给个人、家庭、社会提供健康服务。因此,护理道德的实质是对一切人提供人道主义,想患者所想,急患者所急,把患者摆在平等的地位去看待,心怀护理职业的荣誉感和责任感,兢兢业业,不卑不亢,为人类健康做出贡献。

三、护理道德的作用

护理道德是社会意识形态之一,它来源于人们的社会生活和护理实践,同时又反过来推动社会生活和护理实践。护理道德是一种相对独立的职业道德,是构成整个社会道德的重要组成部分。护理道德是护理人员在各种条件下尽其所能完成护理任务的重要保证,如临床上要求护理人员具有高度的道德责任感,在任何情况下都坚持把患者的利益放在第一位,用负责的态度全心全意地为患者服务。此外,高尚的护理道德是推进护理工作发展的动力,在协调医、护、患三者关系中,护理道德有助于护理人员形成社会主义理想人格。

四、护理道德的基本规范

道德规范又称道德标准,它是社会向人们提出的应该遵循的行为准则,是人们道德行为和道德关系普遍规律的反映。护理道德规范是在长期的护理实践中不断地完善和发展起来的,是社会和护理道德基本要求的概括,是指导和评价护理人员行为、调节护患关系的准则。它来源于医护实践,又服务和指导医护实践,并在实践中不断发展和完善,是护理道德发展的现实性和理想性的统一。

原中华人民共和国卫生部(现中华人民共和国国家卫生健康委员会)在 1988 年 12 月颁发的《医务人员医德规范及实施办法》适用于全国各级各类医院、诊所的医务人员,包括医师、护士等。其主要内容如下。①救死扶伤,实行社会主义的人道主义。时刻为患者着想,千方百计为患者解除病痛。②尊重患者的人格与权利,对待患者,不分民族、性别、职业、地位、财产状况,都应一视同仁。③文明礼貌服务,举止端庄,语言文明,态度和蔼,同情、关心和体贴患者。④廉洁奉公,自觉遵纪守法,不以医谋私。⑤为患者保密,实行保护性医疗,不泄露患者隐私与秘密。⑥互学互尊,团结协作,正确处理同行同事间的关系。⑦严谨求实,奋发进取,钻研医术,精益求精,不断更新知识,提高技术水平。

第二章　护理方法

第一节　系统化整体护理

系统化整体护理是 20 世纪 90 年代早期发展的一种新的护理模式,是以现代护理观为指导,以护理程序为核心,将临床护理服务与护理管理科学地结合起来,其特点是按照护理程序的科学工作方法,以患者为中心,为患者解决问题,系统地实施整体护理的临床护理组织管理模式。

一、系统化整体护理的产生和发展

20 世纪 70 年代,世界范围内的医学思想发生了巨大的变化,WHO 对健康赋予新的含义,而生物－心理－社会医学模式的诞生,使以疾病为中心的护理模式向以患者和人的健康为中心的系统化整体护理转变。1994 年护理博士袁剑云将系统化整体护理引入我国。自此,我国护理界掀起了一场改革的浪潮——从功能制护理向系统化整体护理转变,它是一项提高护理质量、改善护士形象、促进护理事业发展的举措。系统化整体护理在我国的发展大致经历了以下 3 个阶段。

(一)引进学习阶段

1994 年在原中华人民共和国卫生部(现中华人民共和国国家卫生健康委员会)医政司和中华护理学会的协助下,袁剑云博士先后在北京、山东、上海等十多个省市举办"系统化整体护理与模式病房建设"研习班,帮助护理人员学习和理解系统化整体护理的内涵和实质。

(二)模式病房试点阶段

受过培训的护理管理者及护理骨干回院后纷纷以不同方式、以最快的速度宣传、推广系统化整体护理。1995－1996 年整体护理模式病房的试点工作在全国各大医院相继开展起来。

(三)模式病房全面推广阶段

模式病房的试点工作取得显著成效后,原中华人民共和国卫生部(现中华人民共和国国家卫生健康委员会)加大了对模式病房建设的支持。原中华人民共和国卫生部(现中华人民共和国国家卫生健康委员会)还成立了全国整体护理协作网及全国整体护理专家指导组,对具体工作进行指导,以确保整体护理的顺利进行。

二、系统化整体护理的内涵

系统化整体护理是以现代护理理念为指导,以护理程序为核心将护理临床业务和护理管理的各个环节系统化的工作模式。核心是护理程序,以"整体性、系统化"为基础,为患者解决问题的一种科学方法。

(一)整体性

狭义的整体性是指护理应把服务对象视为生物的、社会的、文化的、发展的人,强调以"人"

为中心,护理就是要解决人的整体的健康问题。广义的整体性是指护理专业的整体性,指护理行政与业务、护理管理与品质保证、护理教育与研究及临床护理业务等各个环节都应紧密联系,相互配合,协调一致,以保证整体护理水平的提高。其内涵包括以下4点:①应把患者作为一个整体;②人的一生的整体;③社会的人的整体;④护理制度、护理管理、服务质量、护士素质等是一个整体。

(二)系统化

护理本身是由一些相互关联和相互作用的部分组成的一个系统化的整体。护理业务和护理管理的各个环节、护理程序的各个步骤及护理人员之间的沟通网络是协调一致、连续且环环相扣的完整统一。"系统化"可分3个层次来理解:第1个层次是临床工作中,护理程序必须系统化,护士对每个工作环节都要做到以护理程序为框架,环环相扣;第2个层次是在医院管理上系统化,在确立护理管理制度、护理职责与护士行为考核标准,考虑护理人员调配与组织,进行护理质量评价方面都应以护理程序为框架;第3个层次是在实施系统化整体护理时,为使中国护理改革向前推进,必须在国家政策法规和各级行政管理方面系统化,如有国家层面、省市层面、机构层面和个人层面。

三、系统化整体护理的影响

(一)转变了护士单纯执行医嘱的从属地位

系统化整体护理是以护理程序为核心,护理程序包括评估、诊断、计划、实施和评价5个步骤。它的出现标志着护理人员从单纯的"操作者"转变为"思考者"。实施整体护理后,护士有了自己的护理诊断,有了自己的工作模式——护理程序,除了执行医嘱,可以把更多的时间用于患者的诊断和健康问题的解决上。

(二)将健康教育纳入护士的日常工作,密切护患关系

系统化整体护理要求护理人员把健康教育贯穿于护理操作的全过程。通过健康教育使护理人员更好地了解患者,正确地评估、照顾患者,从而建立良好的护患关系。

(三)规范了护理表格,便于评价护理效果

系统化整体护理以护理程序为框架设计各种护理表格,如患者入院评估表、健康教育表、住院评估表等。每一份表格都有自己的作用,各表格相互联系、环环相扣,不仅详细记录患者住院期间的护理全过程,及时准确地反映患者情况,而且在护理记录中把患者的问题、护理措施与结果评价联系起来,以体现患者经护理后的最终效果。

四、责任制护理与系统化整体护理异同点

(一)共同点

责任制护理与系统化整体护理均以现代护理观为指导,按照护理程序的理论与方法开展工作。它们强调护士不是被动的执行者,而是主动的思想者;护士应对患者负责,而不是仅对医师负责;护理不是单纯的技术操作和疾病护理,而是涉及生理、心理、社会等各层面的整体护理;恢复健康的过程不是医护人员单方面的活动,而是医护及其患者家属共同参与、合作的活动过程。

(二)区别点

(1)责任制护理具有以下特点:强调责任护士应由业务水平高、临床经验丰富的护士承担;

强调对患者的护理应有连续性。

（2）系统化整体护理具有以下特点：每个护士都可以做责任护士；重视健康教育，视护理为护患合作性活动；采用标准化护理表格，以减少护士书写病历的时间。

第二节　临床护理路径

临床护理路径（CNP）是一种科学高效的医学护理管理模式，是综合多学科的医疗护理管理计划，属于临床路径的范畴。CNP和临床路径两者是相辅相成的，对临床路径的全面理解和学习能更好地促进护理人员对临床护理路径的掌握。

一、临床路径

临床路径的概念最早起源于美国。20世纪70年代早期，美国高速发展的医疗技术和政府服务项目收费的医疗体制，以及不断增加的慢性疾病和老年人口等因素，导致医疗高费用和健康服务资源的不适当利用。美国政府为了降低医疗费用，采用了一系列使医疗资源适当利用的措施。工业生产中应用广泛的关键路径技术遂被引入临床工作中，临床路径因此而诞生。其基本原则是参照疾病严重程度标准和医疗护理强度标准，政府根据相应的疾病只对医院提供的适当的临床健康服务项目补偿医疗费用，以调控医院临床服务的适当性，控制过度利用。其基础是由耶鲁大学研发的"按病种付费（DRGs）"。因此，医院只能改变内部结构和运作方式，不断寻求提高医院营运效率、提高医疗服务质量、降低医疗成本的措施。

临床路径是经过医护人员仔细调查、核准，经医疗专家科学论证并经多学科组成员共同商讨制定的疾病康复路径图，是针对某一个病种（或手术），以时间为横轴，以入院指导、诊断、检查、治疗、护理、教育和出院计划等手段为纵轴，制定标准化的治疗护理流程（临床路径表）。它以缩短平均住院日、减少医疗费用支出、节约医疗资源为目的，增强了诊疗活动的计划性，从而有效地降低了医疗成本和有效运用资源，同时也有利于医疗服务质量的控制和持续改进。

医院拥有领导的重视和支持，并且在做好充分的思想动员与培训后方可开展临床路径。开展临床路径应遵循以下步骤：①充分尊重患者的意见；②选择要推行的疾病临床路径或手术；③选择开展临床路径的团队人员；④制定临床路径图；⑤确定预期目标，建立评价标准；⑥资收集与记录；⑦阶段评估与分析。

随着我国医疗卫生事业的发展，以患者为中心的整体医疗与整体护理正在作为一种先进的服务理念广为应用。我国已于2009年12月试点启动临床路径，2010年1月—2011年10月组织开展试点实施，现已完成了评估总结工作，获得了丰富的经验。

二、临床护理路径（CNP）

CNP是患者住院期间的护理模式，是有计划、有目的、有预见性的护理工作。它依据每天护理计划标准，为患者制订从入院到出院的一整套医疗护理整体工作计划和健康教育路线图或表格，使护理工作更加标准化、规范化。

（一）CNP的产生和发展

1985年美国波士顿新英格兰医疗中心的护士和助手最先运用护理程序与工业中关键路

径的概念。之后,CNP逐渐在欧美等国家和地区得到应用和推广,到20世纪80年代末,CNP已经成为美国开发的护理标准化工具。虽然CNP已于20世纪90年代传入我国,但直到2002年在北京召开了"临床路径研讨会"后,临床路径才开始应用于医疗护理服务。随着CNP在国内许多医院不断推广,CNP作为医院医疗质量与服务质量管理改革的一项重要工具,已取得了明显的效果。

(二)CNP的实施

1.CNP的制定

CNP是指导临床护理工作的有效工具,它的制定必须满足以下条件。

(1)体现以患者为中心的原则。

(2)由多学科组成的委员会共同制定护理路径。

(3)以取得最佳护理效果为基本水准。

(4)依据现有的国际、国内疾病护理标准。

(5)有委员会签署发布的文字资料,能结合临床实践及时予以修改。

(6)由委员会定期修订,以保证符合当前的护理标准。

2.CNP的内容

CNP的内容:查看前一天护理路径记录,进行实验室检查,实施治疗护理措施,进行用药、饮食、健康教育等。

3.CNP的步骤

(1)患者入院后由主管医师、责任护士对患者进行评估,建立良好的护患关系,解释CNP的有关内容、目的和注意事项等,患者及其家属同意实施后签订知情同意书。

(2)护理小组长协同责任护士在24小时内制订护理计划。

(3)CNP护理放于护理病历中,便于当班护士按照CNP上的参考时间落实措施,将CNP患者病历悬挂于床尾,告知患者在各时间段医师和护士将要为其做的治疗和护理。

(4)护理小组长按每阶段内容认真执行和评估,病区医师、护士共同参与CNP实施,并得到科主任的指导。

(5)护士长通过每天的护理查房来检查患者是否达到预期目标,科护士长不定时进行检查与指导。对不能达到预期目标的患者,质量控制小组人员共同分析,给予护理计划修改、补充或重新给患者制订护理计划和措施,完善和更新CNP。

(6)出院前护士长对CNP成效指标进行总结和评价。

(三)CNP的作用

CNP作为一种提高医疗护理质量、降低医疗护理成本的全新医疗护理服务模式,现已受到越来越多的医院管理者和医护人员的青睐。

CNP主要有以下5个作用。

1.有利于健康教育的规范化,显著提高护理效果

CNP实施之后,护士有更多的时间深入病房,按设置好的程序有序执行护理计划,保证临床护理工作持续改进和提高,使健康教育做到有章可循,明显提高整体护理质量。和以往对患者进行单纯的灌输式的单一式教育不同,CNP教育方式是通过个别指导、讲解、操作示范、观看录像等方法,使健康教育模式向多向式交流转化。

2.有利于提高患者的生活质量

CNP的制定须遵循以患者为中心的原则,在具体的临床工作中护理人员也应以患者为中心指导、协调护理工作。CNP以严格的时间框架为指导,使患者明确自己的护理目标,充分尊重患者的知情权和监督权。不同的护理人员在CNP的帮助下也能很好地相互交流、传递信息,保证护理工作的延续性。

3.有利于护理工作的标准化,提高护理质量

CNP是经多学科联合委员会审定的科学、实用、表格化的护理路线图。护理人员有预见性、计划性、主动性、连续性地实施护理,帮助患者以最快的速度完成各项检查、诊疗,掌握好相关健康知识,对疾病发展、转归、预后进一步了解,使患者变被动为主动地配合治疗和护理,并能有效地减少护理疏漏。CNP使记录简单、一目了然,减少了护理文件书写记录的时间,护士有更多的时间,按设置好的程序有序执行。CNP克服了部分护理人员的知识缺陷,使其有章可循,明显提高了整体护理质量。

4.有利于增强医护人员团结协作精神

CNP使护理人员能够全面、准确地观察患者病情,能及时向医师提供患者全面、准确的信息,从而减少不必要的医疗处置,避免资源浪费,同时减少病患住院时因医护人员处理程序不同而产生的各种变异情况。医护人员团结协作精神得到增强,保证了患者住院期间医护工作的连续性和协调性,从而提高了服务质量和工作效率。

5.有利于减少护理差错,提高患者对医院工作的满意度

CNP可使单病种的诊疗过程更加标准化、规范化、程序化,医护人员可以按照规程为患者提供医疗服务,以此来规范医疗行为。患者在住院期间能得到最有效、最有利的医疗护理服务,因此在很大程度上杜绝护理人员由于遗忘或个人疏忽造成的护理差错,避免医疗纠纷或医疗事故的发生。

在我国很多地区都对CNP进行了尝试,不少患者在其中接受人性化的护理服务,能真切感受到护士的关爱与家属的亲情,无论是从生理上还是心理上均能使其获得极大的满足感和安全感,充分体现了"以人为本"的护理内涵。

三、变异的处理

患者在住院期间不一定完全都能按照预先设计好的路径接受诊疗和护理,个别患者在假设的标准中出现偏差或在沿着标准临床路径接受医疗照护的过程中有所变化,这种现象称为变异。

根据引起变异因素的来源不同,临床路径研究人员将变异分为3类,即与医院系统相关的变异、与医务人员相关的变异和与患者相关的变异。

一旦出现负性变异,医务人员应迅速、科学而全面地分析变异原因,结合客观实际,找出解决变异的最佳措施,不断修改、完善临床路径,积累经验。变异处理的成效如何,在很大程度上取决于所有医务人员对变异的认识和接受程度,以及医院各个系统和部门的合作与协调。需要特别强调的是,对于变异的处理应因人而异,任何情况下都不能偏离科学的论据与论断,只有这样,才能使临床路径不断完善和发展。

第三节　循证护理

循证护理是 20 世纪 90 年代受循证医学影响而产生的一种新的护理理念,直译为"以证据为基础的护理",马尔霍尔(Muhall)将其定义为"护理人员在计划其护理活动中,将科研结论与临床经验、患者需要相结合,获取实证,并作为临床护理决策依据的过程"。

一、循证护理的产生与发展

循证护理的产生源于循证医学。1991 年加拿大麦克马斯特大学的内科医学戈登·盖亚特(Gordon Guyatt)博士在前人的基础上最先提出了"循证医学"这一术语。同校大学护理系的一位教授最早将循证医学应用于护理工作,提出循证护理的概念,之后其观点迅速得到广泛的关注和研究。循证护理在 20 世纪 90 年代的迅速兴起和发展得益于两个条件:信息与网络技术的发展和政府的重视。

循证护理是 20 世纪 90 年代伴随着循证医学的发展而产生的一种护理新理念、新概念、新观点和新思维。如今循证观念正在向许多其他学科渗透,其中循证护理既是循证医学的重要组成部分,又是独立的实践与研究领域,已引起世界上许多国家的重视。循证护理是护理人员在计划其护理活动过程中,将科研结论与临床经验、患者需求相结合,获得实证,并作为临床护理决策依据的过程。

随着中国护理事业的发展,临床护理、护理科研和护理教育体系不断完善,以实证为基础的循证护理已经开始受到学术界和临床护理工作者的高度重视。因此,积极探讨循证护理实践与研究,提出切实可行的对策,对促进中国循证护理的运用和发展、提高护理质量具有重要意义。

二、循证护理的概念与内涵

(一)概念

循证护理又称实证护理或以证据为基础的护理,其定义为慎重、准确、明智地应用当前所获得的最佳研究依据,并根据护理人员的个人技能和临床经验,考虑患者的价值、愿望与实际情况,将三者结合起来制订出完整的护理方案。其核心是运用现有最新、最好的科学证据为服务对象提供服务,即以有价值的、可信的科学研究结果为证据,提出问题,寻找实证,并且运用实证,对患者实施最佳的护理。

(二)内涵

循证护理包含 3 个要素:①可利用的最适宜的护理研究依据;②护理人员的个人技能和临床经验;③患者的实际情况、价值观和愿望。护理人员在制订患者的护理计划时应将这 3 个要素有机地结合起来,树立以科学研究指导实践、以科学研究带动实践的观念,促进护理学科的发展。同时,专业护理人员的经验积累也是护理实践不可缺少的财富。整体护理的中心理念是以患者为中心,从患者的实际情况出发,这同样是循证护理的基本出发点,如果只注重统一化的所谓最佳行为,就会忽视个体化的护理。

三、循证护理的实践程序

(一)实践循证护理的原则

循证护理的操作原则是根据可靠信息决定护理活动,实践循证护理应遵循的原则包括以下 5 点。

（1）根据有关护理信息提出相应问题。

（2）根据最优资料和临床资料，搜索最佳证据。

（3）评价各种证据的科学性和可靠性。

（4）结合临床技能和患者的具体特点，将证据应用于临床实践。

（5）评价实践后的效果和效率并进行改进。

（二）循证护理的实践程序

一个完整的循证护理程序由 5 个基本步骤组成：①确定临床护理实践中的问题；②检索有关文献；③分析与评价研究证据；④应用最佳证据指导临床护理实践；⑤实践反馈，对应用的效果进行评价。

（三）循证护理应用方法举例

根据临床问题和情况，按照循证护理程序的实践步骤实施。例如，对创伤性骨折患者出现患肢肿胀、疼痛等问题进行循证护理实践，举例如下。

（1）确定问题：多数创伤性骨折患者急诊入院时患肢肿胀明显，疼痛难忍，治疗上通常采用静脉滴注 20% 甘露醇或 β-七叶皂苷钠，5～7 天肿胀消退方可进行手术，这不仅增加了患者的经济负担和护理人员工作量，也影响了病房床位周转。

（2）检索证据：查阅相关资料，获得具体检索结果。

（3）分析、评价证据：冷疗可以使局部创面迅速降温，并可抑制组胺类炎性递质的释放，抑制微血管的通透性，减轻水肿，抑制高代谢，使局部温度降低到皮肤疼痛阈值下，从而有效缓解肿胀与疼痛。

（4）应用证据：对急性创伤（伤后 24～48 小时），患肢明显肿胀、疼痛但周围循环良好的患者进行冷疗，同时可将患肢抬高 15°～20°，观察肿胀消退及周围血运情况。

（5）评价护理效果：患肢 2 天后明显消肿，疼痛减轻，第 3 天可以进行手术。

四、循证护理对护理工作的促进作用

（一）促进护理科研成果在临床中的应用

循证护理过程中，护理人员在临床实践中查找期刊资料和网络资源的同时，也运用相关问题的先进理念和科研成果，这些科研成果又在临床实践中得到验证、推广及修正，并再次用于指导临床护理实践。

（二）促进护理人员知识更新及科研水平提高

循证护理是科学指导护理实践的方法，使以经验为基础的传统护理学向以科学为依据的现代护理学发展。在循证护理实践时，护理人员要打破基于习惯轻视研究的传统，这就要求护理人员具备扎实的医学知识、专业技能和临床护理知识，不断提高和丰富自己的专业水平，完善自身知识结构，才能准确把握、圆满完成护理任务。

（三）改进护理工作效率，提高护理服务质量

推行循证护理能提高临床护理工作的质量和卫生资源配置的有效性。将证据应用于临床护理实践，可以避免一些不必要的工作步骤，一些低效率的操作也能被经过实践证明更有效的操作取代，同时还可以减少不必要的试验性治疗。因此，花费在低效率操作和试验性干预上的时间和费用就可大大缩减,使护理实践工作在效率和效益两个方面受益。

(四)促进护患关系的改善

循证护理改变了以往医护人员掌握主动权而患者只能被动接受治疗和护理的传统观念,要求护理人员有义务和责任将收集、获取的信息、证据告知患者及其家属,使其了解当前有效诊疗方法、不良反应及费用等,护患双方相互交流,使患者及其家属根据自己的意愿和支付能力酌情进行选择,增强患者的自我意识和能力,有利于获得患者及其家属的信任,达到最佳护理效果。因此,循证护理使传统的护患关系发生了质的变化。

(五)促进护理学科的发展

许多护理手段停留在约定俗成的习惯与经验阶段,缺乏科学依据。循证护理的出现打破了传统的思维和工作模式,为护理学的发展指明了方法论,使临床护理发展科学化,它以科学的方式促使经验向理论升华,从而促进了护理学的发展。

(六)具有很大的经济学价值和法律意义

循证护理的理念是将科学与技术结合起来,为成本－效益分析提供依据,有利于节约资源,控制医疗费用的过快增长,具有经济学价值。此外,循证护理是通过正确利用及分析大量的临床资料来制定护理决策的,在此基础上进一步做出判断以指导临床各项治疗、护理措施,这一过程有着严格的事实依据。在法律规范日臻完善和患者维权意识日益增强的今天,将循证护理运用于临床不失为临床护理人员维护患者利益和保护自身合法权益的有力的措施。

循证护理是20世纪90年代护理领域中兴起的新观点、新思维,这个观念同整体护理一样,应渗透到护理的各个领域,一旦为护理人员所认同和接受,将使护士行为产生巨大的转变。

第三章 呼吸内科护理

第一节 慢性支气管炎

慢性支气管炎(以下简称慢支)是由感染或非感染因素引起的气管、支气管黏膜及其周围组织的慢性非特异性炎症。临床以咳嗽、咳痰或伴有喘息反复发作为特征,每年持续 3 个月以上,且连续 2 年以上。

一、病因和发病机制

慢性支气管炎的病因极为复杂,迄今有许多因素还不够明确,往往是多种因素长期相互作用的综合结果。

(一)感染

病毒、支原体和细菌感染是本病急性发作的主要原因。病毒感染以流行性感冒病毒、鼻病毒、腺病毒和呼吸道合胞病毒最为常见;细菌感染以肺炎链球菌、流感嗜血杆菌和卡他莫拉菌及葡萄球菌最为常见。

(二)大气污染

化学气体如氯气、二氧化氮、二氧化硫等刺激性烟雾,空气中的粉尘等均可刺激支气管黏膜,使呼吸道清除功能受损,为细菌入侵创造条件。

(三)吸烟

吸烟为本病发生的主要因素。吸烟时间的长短与吸烟量决定发病率的高低,吸烟者慢支的患病率较不吸烟者高 2~8 倍。

(四)过敏因素

喘息性支气管患者,多有过敏史。患者痰中嗜酸性粒细胞和组胺的含量及血中 IgE 明显高于正常水平。此类患者实际上应属于慢支合并哮喘。

(五)其他因素

气候变化,特别是寒冷空气对慢支的病情加重有密切关系。自主神经功能失调,副交感神经功能亢进,老年人肾上腺皮质功能减退,慢支的发病率增加。维生素 C 缺乏,维生素 A 缺乏,也易患慢支。

二、临床表现

(一)症状

患者常在寒冷季节发病,出现咳嗽、咳痰,尤以晨起显著,白天多于夜间。病毒感染痰液为白色黏液泡沫状,继发细菌感染,痰液转为黄色或黄绿色黏液脓性,偶可带血。慢支反复发作后,支气管黏膜的迷走神经感受器反应性增高,副交感神经功能亢进,可出现过敏现象而发生喘息。

（二）体征

早期多无体征。急性发作期可有肺底部干、湿啰音。喘息性支气管炎在咳嗽或深吸气后可闻及哮鸣音，发作时，有广泛哮鸣音。

（三）并发症

（1）阻塞性肺气肿：慢支最常见的并发症。

（2）支气管肺炎：慢支蔓延至支气管周围肺组织中，患者表现为寒战、发热、咳嗽加剧、痰量增多且呈脓性；白细胞总数及中性粒细胞增多；胸部 X 线片显示双下肺野有斑点状或小片阴影。

（3）支气管扩张。

三、诊断

（一）辅助检查

1.血常规检查

白细胞总数及中性粒细胞百分比可升高。

2.胸部 X 线检查

慢性单纯性支气管炎，X 线检查阴性或仅见双下肺纹理增多、增粗、模糊，呈条索状或网状。继发感染时为支气管周围炎症改变，表现为不规则斑点状阴影，重叠于肺纹理之上。

3.肺功能检查

早期病变多在小气道，常规肺功能检查多无异常。

（二）诊断要点

凡咳嗽、咳痰或伴有喘息，每年发作持续 3 个月，连续 2 年或 2 年以上，并排除其他心、肺疾患（如肺结核、肺尘埃沉着病、支气管哮喘、支气管扩张、肺癌、肺脓肿、心脏病、心功能不全等）、慢性鼻咽炎疾患后，即可诊断。如每年发病不足 3 个月，但有明确的客观检查依据（如胸部 X 线片、肺功能等）者，也可诊断。

（三）鉴别诊断

1.支气管扩张

支气管扩张多于儿童或青年期发病，常继发于麻疹、肺炎或百日咳，并有咳嗽、咳痰反复发作的病史，合并感染时痰量增多，并呈脓性或伴有发热，病程中常反复咯血。在肺下部周围可闻及不易消散的湿啰音。晚期重症患者可出现杵状指（趾）。胸部 X 线片上可见双肺下野纹理粗乱或呈卷发状。薄层高分辨率 CT（HRCT）检查有助于确诊。

2.肺结核

活动性肺结核患者多有午后低热、消瘦、乏力、盗汗等中毒症状。咳嗽痰量不多，常有咯血。老年肺结核的中毒症状多不明显，常被慢支的症状掩盖而误诊。胸部 X 线片上可发现结核病灶，部分患者痰结核菌检查可获阳性。

3.支气管哮喘

支气管哮喘常见于特质性患者或有过敏性疾病家族史者，多于幼年时发病。一般无慢性咳嗽、咳痰史。哮喘多突然发作，且有季节性，血和痰中嗜酸性粒细胞常增多，治疗后可迅速缓解。发作时双肺布满哮鸣音，呼气延长，缓解后可消失，且无症状，但气道反应性仍增高。慢性支气管炎合并哮喘的患者,病史中咳嗽、咳痰多发生在喘息之前,迁延不愈较长时间后伴有喘息,且咳嗽、咳痰的症状多比喘息更为突出,平喘药物疗效不如哮喘等可资鉴别。

4.肺癌

肺癌多发生于 40 岁以上男性,并有多年吸烟史,刺激性咳嗽常伴痰中带血和胸痛。胸部 X 线检查肺部常有块影或反复发作的阻塞性肺炎。痰脱落法细胞学检查及支气管镜等检查可明确诊断。

5.慢性肺间质纤维化

临床常见慢性咳嗽,咳少量黏液性非脓性痰,进行性呼吸困难,双肺底可闻及 Velcro 啰音(爆裂音),严重者发绀并有杵状指。胸部 X 线片见中下肺野及肺周边部纹理增多、紊乱,呈网状结构,其间见弥漫性细小斑点阴影。肺功能检查呈限制性通气功能障碍,弥散功能减低,PaO_2 下降。肺活检是确诊的手段。

四、治疗

(一)急性发作期及慢性迁延期的治疗

急性发作期及慢性迁延期以控制感染、祛痰、镇咳为主,同时解痉平喘。

1.抗感染药物

应及时、有效、足量使用,感染控制后及时停用,以免产生细菌耐药或二重感染。一般患者可按常见致病菌用药。可选用青霉素 G 80 万 U 肌内注射;复方磺胺甲噁唑(SMZ),每次 2 片,每天 2 次;阿莫西林 2～4 g/d,3～4 次,口服;氨苄西林 2～4 g/d,分 4 次,口服;头孢氨苄 2～4 g/d 或头孢拉定 1～2 g/d,分 4 次,口服;头孢呋辛 2 g/d 或头孢克洛 0.5～1 g/d,分 2～3 次,口服。也可选择新一代大环内酯类抗生素,如罗红霉素,0.3 g/d,分 2 次,口服。抗菌治疗疗程一般 7～10 天,反复感染病例可适当延长。严重感染时,可选用氨苄西林、环丙沙星、氧氟沙星、阿米卡星、奈替米星或头孢菌素类联合静脉滴注给药。

2.祛痰镇咳药

刺激性干咳者不宜单用镇咳药物,否则痰液不易咳出。可给予盐酸溴环己胺醇 30 mg 或羧甲基半胱氨酸 500 mg,每天 3 次,口服。乙酰半胱氨酸(富露施)及氯化铵甘草合剂均有一定的疗效。α-糜蛋白酶雾化吸入也有消炎祛痰的作用。

3.解痉平喘

解痉平喘主要是解除支气管痉挛,有利于痰液排出。常用药物为氨茶碱 0.1～0.2 g,每天 3 次,口服;丙卡特罗 50 mg,每天 2 次;特布他林 2.5 mg,每天 2～3 次。慢支有可逆性气道阻塞者应常规应用支气管舒张剂,如异丙托溴铵(异丙阿托品)气雾剂、特布他林等吸入治疗。阵发性咳嗽常伴不同程度的支气管痉挛,应用支气管扩张药后可改善症状,并有利于痰液的排出。

(二)缓解期的治疗

缓解期应以增强体质、提高机体抗病能力和预防发作为主。

(三)中医中药治疗

采取扶正固本原则,按肺、脾、肾的虚实辨证施治。

五、护理措施

(一)常规护理

1.环境

保持室内空气新鲜、流通,环境安静、舒适,温湿度适宜。

2.休息

急性发作期应卧床休息,取半卧位。

3.给氧

持续低流量氧疗。

4.饮食

给予高热量、高蛋白、高维生素、易消化饮食。

(二)专科护理

(1)解除气道阻塞,改善肺泡通气。及时清除痰液,应鼓励神志清醒患者咳嗽,痰稠不易咳出时,给予雾化吸入或雾化泵药物喷入,减少局部瘀血、水肿,以利痰液排出。危重体弱患者,定时更换体位,叩击背部,使痰易于咳出,餐前应给予胸部叩击或胸壁震荡。方法:患者取侧卧位,护士两手手指并拢,手背隆起,指关节微屈,自肺底由下向上、由外向内叩拍胸壁,振动气管,边拍边鼓励患者咳嗽,以促进痰液的排出,每侧肺叶叩击 3～5 分钟。对神志不清者,可进行机械吸痰,需注意无菌操作,抽吸压力要适当,动作轻柔,每次抽吸时间不超过 15 秒,以免加重缺氧。

(2)合理用氧,减轻呼吸困难。根据缺氧和二氧化碳潴留的程度,合理用氧,一般给予低流量、低浓度、持续吸氧,如病情需要提高氧浓度,应辅以呼吸兴奋剂刺激通气或使用呼吸机改善通气,吸氧后如呼吸困难缓解、呼吸频率减慢、呼吸节律正常、血压上升、心率减慢、心律正常、发绀减轻、皮肤转暖、神志转清、尿量增加等,表示氧疗有效。若呼吸过缓,意识障碍加深,需考虑二氧化碳潴留加重,必要时采取增加通气量措施。

第二节　支气管哮喘

支气管哮喘是一种慢性气管炎症性疾病,其支气管壁存在以肥大细胞、嗜酸性粒细胞和T淋巴细胞为主的炎症细胞浸润,可经治疗缓解或自然缓解。本病多发于青少年,儿童多于成人,城市多于农村。近年的流行病学研究显示,哮喘的发病率或病死率均有所增加,我国哮喘发病率为1‰～2‰。支气管哮喘的病因较为复杂,大多在遗传因素的基础上,受到体内外多种因素激发而发病,并反复发作。

一、临床表现

(一)症状和体征

典型的支气管哮喘,发作前多有鼻痒、打喷嚏、流涕、咳嗽、胸闷等先兆症状,进而出现呼气性的呼吸困难伴喘鸣,患者被迫呈端坐呼吸,咳嗽、咳痰。发作持续几十分钟至数小时,后自行或经治疗缓解。此为速发性哮喘反应。迟发性哮喘反应时,患者气管呈持续高反应性状态,上述表现更为明显,较难控制。

少数患者可出现哮喘重度或危重度发作,表现为重度呼气性呼吸困难,焦虑、烦躁,端坐呼吸,大汗淋漓,嗜睡或意识模糊,经应用一般支气管扩张药物不能缓解。此类患者若不及时救治,可危及生命。

(二)辅助检查

1.血液检查

嗜酸性粒细胞、免疫球蛋白 E(IgE)及特异性免疫球蛋白 E 均可增高。

2.胸部 X 线检查

哮喘发作期由于肺脏充气过度,肺部透亮度增高,在合并感染时可见肺纹理增多及炎症阴影。

3.肺功能检查

哮喘发作期有关呼气流速的各项指标,如第一秒用力呼气量(FEV$_1$)、最大呼气流量(MEF)等均降低。

二、治疗

本病的防治原则是去除病因,控制发作和预防发作。控制发作应根据患者发作的轻重程度,抓住解痉、抗炎两个主要环节,迅速控制症状。

(一)解痉

哮喘轻中度发作时,常用氨茶碱稀释后静脉注射或加入液体中静脉滴注。根据病情吸入或口服 β$_2$ 受体激动剂。常用的 β$_2$ 受体激动剂、气雾吸入剂有特布他林(喘乐宁)、沙丁胺醇等。

哮喘重度发作时,应及早静脉给予足量氨茶碱及琥珀酸氢化可的松或甲泼尼龙琥珀酸钠,待病情得到控制后再逐渐减量,改为口服泼尼松龙,或根据病情吸入糖皮质激素,应注意不宜骤然停药,以免复发。

(二)抗感染

肺部感染的患者,应根据细菌培养及药敏结果选择应用有效抗生素。

(三)稳定内环境

及时纠正水、电解质及酸碱平衡失调。

(四)保证气道通畅

痰多而黏稠不易咳出或有严重缺氧及二氧化碳潴留者,应及时行气管插管吸出痰液,必要时行机械通气。

三、护理

(一)一般护理

(1)将患者安置在清洁、安静、空气新鲜、阳光充足的房间,避免接触变应原,如花粉、皮毛、油烟等。护理操作时防止灰尘飞扬。喷洒灭蚊蝇剂或某些消毒剂时要转移患者。

(2)患者哮喘发作、呼吸困难时应给予适宜的靠背架或床桌,让患者伏桌而坐,以帮助呼吸,减少疲劳。

(3)给予营养丰富、易消化的饮食,多食蔬菜、水果,多饮水。同时注意保持大便通畅,减少用力排便引起的疲劳。严禁食用与患者发病有关的食物,如鱼、虾、蟹等,并协助患者寻找过敏原。

(4)危重期患者应保持皮肤清洁干燥,定时翻身,防止压疮发生。因大剂量使用糖皮质激素,应做好口腔护理,防止发生口腔炎。

(5)哮喘重度发作时,大汗淋漓、呼吸困难甚至有窒息感,所以患者极度紧张、烦躁、疲倦。要耐心安慰患者,及时满足患者需求,缓解其紧张情绪。

(二)观察要点

1.观察哮喘发作先兆

如患者主诉有鼻、咽、眼部发痒及咳嗽、流鼻涕等黏膜过敏症状,应及时报告医师采取措施,减轻发作症状,尽快控制病情。

2.观察药物不良反应

氨茶碱 0.25 g 加入 25 %～50 %葡萄糖注射液 20 mL,静脉推注,时间至少在 5 分钟,浓度过高或推注过快可使心肌过度兴奋而产生心悸、惊厥、血压骤降等严重反应。使用时要现配现用,静脉滴注时,不宜和维生素 C、促肾上腺皮质激素、去甲肾上腺素、四环素类抗生素等配伍。糖皮质激素类药物久用可引起钠潴留、血钾降低、消化道溃疡病、高血压、糖尿病、骨质疏松、停药反跳等,须加强观察。

3.根据患者缺氧情况调整氧流量

氧流量一般为 3 ～5 L/min。保持气体充分湿化,氧气湿化瓶每天更换、消毒,防止医源性感染。

4.观察痰液黏稠度

哮喘发作患者由于过度通气、出汗过多,因而身体丢失水分增多,致使痰液黏稠形成痰栓,阻塞小支气管,导致呼吸不畅,感染难以控制。可通过静脉补液和饮水补足水分和电解质。

5.严密观察有无并发症

例如自发性气胸、肺不张、脱水、酸碱平衡失调、电解质紊乱、呼吸衰竭、肺性脑病等并发症,监测动脉血气、生化指标,如发现异常需及时对症处理。

6.注意观察呼吸频率、呼吸浅幅度和呼吸节律

重度发作患者喘鸣音减弱乃至消失,呼吸变浅,神志改变,常提示病情危急,应及时处理。

(三)家庭护理

1.增强体质,积极防治感染

平时注意增加营养,根据病情做适量体力活动,如散步、做简易操、打太极拳等,以提高机体免疫力。当感染发生时应及时就诊。

2.注意防寒避暑

寒冷可引起支气管痉挛,使其分泌物增加,同时感冒易致支气管及肺部感染。因此,冬季应适当提高居室温度,秋季进行耐寒锻炼以防治感冒,夏季避免大汗,防止痰液过稠不易咳出。

3.尽量避免接触变应原

患者应戒烟,尽量避免去人员众多、空气污浊的公共场所。保持居室空气清新,室内可安装空气净化器。

4.防止呼吸肌疲劳

防止呼吸肌疲劳应坚持进行呼吸锻炼。

5.稳定情绪

一旦哮喘发作,应控制情绪,保持镇静,及时吸入支气管扩张气雾剂。

6.家庭氧疗

家庭氧疗又称缓解期氧疗,对于患者的病情控制、存活期的延长和生活质量的提高有重要意义。家庭氧疗时应注意氧流量的调节,严禁烟火,防止火灾。

7.缓解期处理

哮喘缓解期的防治非常重要,对于防止哮喘发作及恶化、维持正常肺功能、提高生活质量、保持正常活动量等均具有重要意义。哮喘缓解期患者,应坚持吸入糖皮质激素,可有效控制哮喘发作,吸入色甘酸钠和口服酮替酚也有一定的预防哮喘发作的作用。

第三节 急性呼吸窘迫综合征

急性呼吸窘迫综合征(acute respiratory distress syndrome,ARDS)是指在严重感染、创伤、休克等非心源性疾病过程中,肺毛细血管内皮细胞和肺泡上皮细胞损伤造成弥漫性肺间质纤维化及肺泡水肿,导致急性低氧性呼吸功能不全或呼吸衰竭,属于急性肺损伤(acute lung injury,ALI)的严重阶段,以肺容积减少、肺顺应性降低、严重的通气/血流比例失调为病理生理特征。临床上表现为进行性低氧血症和呼吸窘迫,肺部影像学表现为非均一性的渗出性病变。本病起病急,进展快,病死率高。

ALI 和 ARDS 是同一疾病过程中的两个不同阶段,ALI 代表早期和病情相对较轻的阶段,而 ARDS 代表后期病情较为严重的阶段。发生 ARDS 时患者必然经历过 ALI,但并非所有的 ALI 都会发展为 ARDS。引起 ALI 和 ARDS 的原因和危险因素有很多,根据肺部直接和间接损伤对危险因素进行分类,可分为肺内因素和肺外因素。肺内因素是指致病因素对肺的直接损伤,包括:①化学性因素,如吸入毒气、烟尘、胃内容物及氧中毒等;②物理性因素,如肺挫伤、放射性损伤等;③生物性因素,如重症肺炎。肺外因素是指致病因素通过神经体液因素间接引起肺损伤,包括严重休克、感染中毒症、严重非胸部创伤、大面积烧伤、大量输血、急性胰腺炎、药物或麻醉品中毒等。ALI 和 ARDS 的发生机制非常复杂,目前尚不完全清楚。多数学者认为,ALI 和 ARDS 是由多种炎症细胞、细胞因子和炎性介质共同参与引起的广泛肺毛细血管急性炎症性损伤过程。

一、临床特点

ARDS 的临床表现可有很大差别,取决于潜在疾病和受累器官的数目和类型。

(一)症状和体征

(1)发病迅速:ARDS 多发病迅速,通常在发病因素攻击(如严重创伤、休克、败血症、误吸)后12~48 小时发病,偶尔有长达 5 天者。

(2)呼吸窘迫:ARDS 最常见的症状,主要表现为气急和呼吸频率增快,呼吸频率大多在

25～50 次/分。其严重程度与基础呼吸频率和肺损伤的严重程度有关。

（3）咳嗽、咳痰、烦躁和神志变化：ARDS 可有不同程度的咳嗽、咳痰，可咳出典型的血水样痰，可出现烦躁、神志恍惚。

（4）发绀：未经治疗 ARDS 的常见体征。

（5）呼吸类型的改变：ARDS 患者也常出现呼吸类型的改变，主要为呼吸浅快或潮气量的变化。病变越严重，这一改变越明显，甚至伴有吸气时鼻翼翕动及三凹征。在早期自主呼吸能力强时，常表现为深快呼吸，当呼吸肌疲劳后，则表现为浅快呼吸。

（6）早期可无异常体征，或仅有少许湿啰音；后期多有水泡音，也可出现管状呼吸音。

（二）影像学表现

1.胸部 X 线检查

早期病变以间质性为主，胸部 X 线片常无明显异常或仅见血管纹理增多，边缘模糊，双肺散在分布的小斑片状阴影。随着病情进展，上述的斑片状阴影进一步扩展，融合成大片状，或两肺均匀一致增加的毛玻璃样改变，伴有支气管充气征，心脏边缘不清或消失，称为"白肺"。

2.胸部 CT 检查

与胸部 X 线片相比，胸部 CT 检查尤其是高分辨率 CT 检查可更为清晰地显示出肺部病变分布、范围和形态，为早期诊断提供帮助。由于肺毛细血管膜通透性一致性增高，引起血管内液体渗出，两肺斑片状阴影呈现重力依赖性现象，还可出现变换体位后的重力依赖性变化。在 CT 上表现为病变分布不均匀：①非重力依赖区（仰卧时主要在前胸部）正常或接近正常；②前部和中间区域呈毛玻璃样阴影；③重力依赖区呈现实变影。这些提示肺实质的实变出现在受重力影响最明显的区域。无肺泡毛细血管膜损伤时，两肺斑片状阴影均匀分布，既不出现重力依赖现象，也无变换体位后的重力依赖性变化。这一特点有助于与感染性疾病相鉴别。

（三）实验室检查

1.动脉血气分析

$PaO_2 < 60$ mmHg（8.0 kPa），有进行性下降趋势，在早期 $PaCO_2$ 多不升高，甚至可因过度通气而低于正常值；早期多为单纯呼吸性碱中毒；随病情进展可合并代谢性酸中毒，晚期可出现呼吸性酸中毒。氧合指数较动脉氧分压更能反映吸氧时呼吸功能的障碍，而且与肺内分流量有良好的相关性，计算简便。氧合指数参照范围为 400～500 mmHg（53.3～66.7 kPa），在 ALI 时≤300 mmHg，ARDS 时≤200 mmHg。

2.血流动力学监测

通过漂浮导管，可同时测定并计算肺动脉压（PAP）、肺动脉楔压（PAWP）等，不仅对诊断、鉴别诊断有价值，而且也是机械通气治疗的重要监测指标。肺动脉楔压一般小于 12 mmHg（1.6 kPa），若肺动脉楔压大于18 mmHg（2.4 kPa），则支持左侧心力衰竭的诊断。

3.肺功能检查

ARDS 发生后呼吸力学发生明显改变，包括肺顺应性降低和气道阻力增高，肺无效腔/潮气量不断增加，肺无效腔/潮气量增加是早期 ARDS 的一种特征。

二、诊断及鉴别诊断

1999 年，中华医学会呼吸病学分会制定的 ARDS 诊断标准如下。

(1)有 ALI 和(或)ARDS 的高危因素。

(2)急性起病、呼吸频数和(或)呼吸窘迫。

(3)低氧血症,ALI 时氧合指数≤300 mmHg;ARDS 时氧合指数≤200 mmHg。

(4)胸部 X 线检查显示两肺浸润阴影。

(5)肺动脉楔压≤18 mmHg(2.4 kPa)或临床上能除外心源性肺水肿。

符合以上 5 项条件者,可以诊断为 ALI 或 ARDS。必须指出,ARDS 的诊断标准并不具有特异性,诊断时必须排除大片肺不张、自发性气胸、重症肺炎、急性肺栓塞和心源性肺水肿(表 3-1)。

表 3-1　ARDS 与心源性肺水肿的鉴别

鉴别项目	ARDS	心源性肺水肿
特点	高渗透性	高静水压
病史	创伤、感染等	心脏疾病
双肺浸润阴影	+	+
重力依赖性分布现象	+	+
发热	+	可能
白细胞计数增多	+	可能
胸腔积液	—	+
吸纯氧后分流	较高	可较高
肺动脉楔压	正常	高
肺泡液体蛋白	高	低

三、急诊处理

ARDS 是呼吸系统的急症,必须在严密监护下进行合理治疗。治疗目标:改善肺的氧合功能,纠正缺氧,维护脏器功能和防治并发症。治疗措施如下。

(一)氧疗

应采取一切有效措施尽快提高 PaO_2,纠正缺氧。可给高浓度吸氧,使 PaO_2≥60 mmHg(8.0 kPa)或 SaO_2≥90%。轻症患者可使用面罩给氧,但多数患者需采用机械通气。

(二)去除病因

病因治疗在 ARDS 的防治中占有重要地位,主要是针对涉及的基础疾病。感染是 ALI 和 ARDS 常见原因也是首位高危因素,而 ALI 和 ARDS 又易并发感染。如果 ARDS 的基础疾病是脓毒症,除了清除感染灶,还应选择敏感抗生素,同时收集痰液或血液标本分离培养病原菌和进行药敏试验,指导下一步抗生素的选择。一旦建立人工气道并进行机械通气,即应给予广谱抗生素,以预防呼吸道感染。

(三)机械通气

机械通气是最重要的支持手段。如果没有机械通气,许多 ARDS 患者会因呼吸衰竭在数小时至数天内死亡。机械通气的指征目前尚无统一标准,多数学者认为一旦诊断为 ARDS,就应进行机械通气。在 ALI 阶段可试用无创正压通气,使用无创机械通气治疗时应严密监测患者的生命体征及治疗反应。神志不清、休克、气道自洁能力障碍的 ALI 和 ARDS 患者不宜应用无创机械通气。如无创机械通气治疗无效或病情继续加重,应尽快建立人工气道,行有创机械通气。

为了防止肺泡萎陷,保持肺泡开放,改善氧合功能,避免机械通气所致的肺损伤,目前常采用肺保护性通气策略,主要措施包括以下两个方面。

1.呼气末正压

适当加用呼气末正压可使呼气末肺泡内压增大,肺泡保持开放状态,从而达到防止肺泡萎陷、减轻肺泡水肿、改善氧合功能和提高肺顺应性的目的。应用呼气末正压应首先保证有效循环血容量足够,以免因胸内正压增加而降低心排血量,减少实际的组织氧运输;呼气末正压先从低水平 0.29~0.49 kPa(3~5 cmH$_2$O)开始,逐渐增加,直到 PaO$_2$>8.0 kPa(60 mmHg)、SaO$_2$>90%时的呼气末正压水平,一般呼气末正压水平为 0.49~1.76 kPa(5~18 cmH$_2$O)。

2.小潮气量通气和允许性高碳酸血症

ARDS 患者采用小潮气量(6~8 mL/kg)通气,使吸气平台压控制在 2.94~34.3 kPa(30~35 cmH$_2$O),可有效防止因肺泡过度充气而引起的肺损伤。为保证小潮气量通气的进行,可允许一定程度的 CO$_2$ 潴留[PaCO$_2$ 一般不宜高于 10.7~13.3 kPa(80~100 mmHg)]和呼吸性酸中毒(pH 为 7.25~7.30)。

(四)控制液体入量

在维持血压稳定的前提下,适当限制液体入量,配合利尿药,使出入量保持轻度负平衡(每天500 mL左右),使肺脏处于相对"干燥"状态,有利于肺水肿的消除。液体管理的目标是在最低(0.7~1.1 kPa 或5~8 mmHg)的肺动脉楔压下维持足够的心排血量及氧运输量。在早期可给予高渗晶体液,一般不推荐使用胶体液。存在低蛋白血症的 ARDS 患者,可通过补充清蛋白等胶体溶液和应用利尿药,有助于实现液体负平衡,并改善氧合。如果限液后血压偏低,可使用多巴胺和多巴酚丁胺等血管活性药物。

(五)加强营养支持

营养支持的目的在于不但可以纠正现有的患者营养不良,还可以预防患者营养不良的恶化。营养支持可经胃肠道或胃肠外途径实施。如有可能应尽早经胃肠补充部分营养,不但可以减少补液量,而且可获得经胃肠营养的有益效果。

(六)加强护理,防治并发症

有条件时应在 ICU 中动态监测患者的呼吸、心律、血压、尿量及进行动脉血气分析等,及时纠正酸碱平衡失调和电解质紊乱。注意预防呼吸机相关性肺炎的发生,尽量缩短病程和机械通气时间,加强物理治疗,包括体位、翻身、叩背、排痰和气道湿化等。积极防治应激性溃疡和多器官功能障碍综合征。

(七)其他治疗

糖皮质激素、肺泡表面活性物质替代治疗、吸入一氧化氮在 ALI 和 ARDS 的治疗中可能有一定价值,但疗效尚不肯定。不推荐常规应用糖皮质激素预防和治疗 ARDS。糖皮质激素既不能预防 ARDS 发生,对早期 ARDS 也没有治疗作用。ARDS 发病大于 14 天应用糖皮质激素会明显增加病死率。感染性休克并发 ARDS 的患者,如合并肾上腺皮质功能不全,可考虑应用替代剂量的糖皮质激素。肺表面活性物质有助于改善氧合,但是还不能将其作为

ARDS 的常规治疗手段。

四、急救护理

在救治 ARDS 过程中,精心护理是抢救成功的重要环节。护士应做到及早发现病情,迅速协助医师采取有力的抢救措施。密切观察患者生命体征,做好各项记录,准确完成各种治疗,备齐抢救器械和药品,防止机械通气和气管切开的并发症。

(一)护理目标

(1)及早发现 ARDS 的迹象,及早有效地协助抢救。维持生命体征稳定,挽救患者生命。

(2)做好人工气道的管理,维持患者最佳气体交换,改善低氧血症,减少机械通气并发症。

(3)采取俯卧位通气护理,缓解肺部压迫,改善心脏的灌注。

(4)积极预防感染等各种并发症,提高救治成功率。

(5)加强基础护理,增加患者舒适感。

(6)减轻患者心理不适,使其合作、平静。

(二)护理措施

(1)及早发现病情变化:ARDS 通常在疾病或严重损伤的最初 24～48 小时发生。首先出现呼吸困难,通常呼吸浅快。吸气时可存在肋间隙和胸骨上窝凹陷。皮肤可出现发绀和斑纹,吸氧不能使之改善。

护士发现上述情况要高度警惕,及时报告医师,进行动脉血气和胸部 X 线等相关检查。一旦诊断考虑 ARDS,立即积极治疗。若没有机械通气的相应措施,应尽早转至有条件的医院。患者转运过程中应有专职医师和护士陪同,并准备必要的抢救设备,氧气必不可少。若有指征进行机械通气治疗,可以先行气管插管后转运。

(2)迅速连接监测仪,密切监测心率、心律、血压等生命体征,尤其是呼吸的频率、节律、深度及血氧饱和度等。观察患者意识、发绀情况、末梢温度等。注意有无呕血、黑便等消化道出血的表现。

(3)氧疗和机械通气的护理治疗:ARDS 最紧迫的问题在于纠正顽固性低氧,改善呼吸困难,为治疗基础疾病赢得时间。需要对患者实施氧疗甚至机械通气。

严密监测患者呼吸情况及缺氧症状。若单纯面罩吸氧不能维持满意的血氧饱和度,应予以辅助通气。首先可尝试采用经面罩连续气道正压通气等无创通气,但大多需要机械通气吸入氧气。遵医嘱给予高浓度氧气吸入或使用呼气末正压通气(positive end expiratory pressure,PEEP)并根据动脉血气分析值的变化调节氧浓度。

使用 PEEP 时应严密观察,防止患者出现气压伤。PEEP 是在呼气终末时给予气道以一恒定正压使之不能回到大气压的水平,可以增加肺泡内压和功能残气量改善氧合,防止呼气使肺泡萎陷,增加气体分布和交换,减少肺内分流,从而提高 PaO_2。PEEP 使胸腔内压升高,静脉回流受阻,致使心搏减少、血压下降,严重时可引起循环衰竭,另外正压过高,肺泡过度膨胀、破裂,有导致气胸的危险。所以在监护过程中,注意观察患者有无心率增快、突然胸痛、呼吸困难加重等相关症状,发现异常立即调节 PEEP 压力并报告医师处理。

帮助患者采取有利于呼吸的体位,如端坐位或高枕卧位,人工气道的管理有以下 5 方面。

1)妥善固定气管插管,观察气道是否通畅,定时对比听诊双肺呼吸音。经口插管者要固定好牙垫,防止阻塞气道。每班检查并记录导管刻度,观察有无脱出或误入一侧主支气管。套管固定松紧适宜,以能放入一指为准。

2)气囊充气适量。充气过少易产生漏气,充气过多可压迫气管黏膜导致气管食管瘘,可以采用最小漏气技术,用来减少并发症发生。方法:用 10 mL 注射器将气体缓慢注入,直至在喉及气管部位听不到漏气声,向外抽出气体,每次 0.25～0.5 mL,至吸气压力到达峰值时出现少量漏气为止,再注入0.25～0.5 mL气体,此时气囊容积为最小封闭容积,气囊压力为最小封闭压力,记录注气量。观察呼吸机上气道峰压是否下降及患者能否发音说话,长期机械通气患者要观察气囊有无破损、漏气现象。

3)保持气道通畅。严格无菌操作,按需适时吸痰。过多反复抽吸会刺激黏膜,使分泌物增加。先吸气道再吸口、鼻腔,吸痰前给予充分气道湿化、翻身叩背,吸纯氧 3 分钟,吸痰管最大外径不超过气管导管内径的 1/2,迅速插入吸痰管至气管插管,感到阻力后撤回吸痰管 1～2 cm,打开负压边后退边旋转吸痰管,吸痰时间不应超过 15 秒。吸痰后密切观察痰液的颜色、性状、量及患者心率、心律、血压和血氧饱和度的变化,一旦出现心律失常和呼吸窘迫,立即停止吸痰,给予吸氧。

4)用加温湿化器对吸入气体进行湿化,根据病情需要加入盐酸氨溴索、异丙托溴铵等,每天3 次雾化吸入。湿化满意标准为痰液稀薄,无泡沫、不附壁,能顺利吸出。

5)呼吸机使用过程中注意电源插头要牢固,不要与其他仪器共用一个插座;机器外部要保持清洁,上端不可放置液体;开机使用期间定时倒掉管道及集水瓶内的积水,集水瓶安装要牢固;定时检查管道是否漏气、有无打折、压缩机工作是否正常。

(4)维持有效循环,维持出入量轻度负平衡。循环支持治疗的目的是恢复和提供充分的全身灌注,保证组织的灌流和氧供,促进受损组织的恢复,在能保持酸碱平衡和肾功能前提下达到最低水平的血管内容量。①护士应迅速帮助完成该治疗目标。选择大血管,建立 2 个以上的静脉通道,正确补液,改善循环血容量不足。②严格记录出入量、每小时尿量。出入量管理的目标是在保证血容量、血压稳定前提下,24 小时出量大于入量 500～1 000 mL,有利于肺内水肿液的消退。充分补充血容量后,护士遵医嘱给予利尿剂,消除肺水肿。观察患者对治疗的反应。

(5)俯卧位通气护理:由仰卧位变为俯卧位,可使 75 %ARDS 患者的氧合改善。可能与血流重新分布、改善背侧肺泡的通气、使部分萎陷肺泡再膨胀达到"开放肺"的效果有关。随着通气/血流比例的改善进而改善了氧合。但存在血流动力学不稳定、颅内压增高、脊柱外伤、急性出血、骨科手术、近期腹部手术、妊娠等,禁忌实施俯卧位。①患者发病 24～36 小时取俯卧位,翻身前给予纯氧吸入 3 分钟。预留足够的管路长度,注意防止气管插管过度牵拉致脱出。②为减少特殊体位给患者带来的不适,用软枕垫高头部 15°～30°,嘱患者双手放在枕上,并在髋、膝、踝部放软枕,每 1～2 小时更换 1 次软枕的位置,每 4 小时更换 1 次体位,同时考虑患者的耐受程度。③注意血压变化,因俯卧位时支撑物放置不当,可使腹压增加,下腔静脉回流受阻而引起低血压,必要时在翻身前提高吸氧浓度。④注意安全,防坠床。

(6)预防感染的护理:①注意严格无菌操作,每天更换气管插管切口敷料,保持局部清洁、干燥,预防或消除继发感染;②加强口腔及皮肤护理,以防护理不当而加重呼吸道感染及发生压疮;③密切观察体温变化,注意呼吸道分泌物的情况。

(7)心理护理,减轻恐惧,增加心理舒适度:①评估患者的焦虑程度,指导患者学会自我调整心理状态,调控不良情绪;主动向患者介绍环境,解释治疗原则,解释机械通气、监测及呼吸机的报警系统,尽量消除患者的紧张感;②耐心向患者解释病情,对患者提出的问题要给予明确、有效和积极的信息,消除其心理紧张和顾虑;③护理患者时保持冷静和耐心,表现出自信和镇静;④如果患者由于呼吸困难或人工通气不能讲话,可提供纸笔或以手势与患者交流;⑤加强巡视,了解患者的需要,帮助患者解决问题;⑥帮助并指导患者及其家属应用松弛疗法、按摩等。

(8)营养护理:ARDS 患者处于高代谢状态,应及时补充热量和高蛋白、高脂肪的营养物质。能量的摄取既应满足代谢的需要,又应避免糖类的摄取过多,蛋白摄取量一般为每天 1.2～1.5 g/kg(体重)。

尽早采用肠内营养,协助患者取半卧位,充盈气囊,证实胃管在胃内后,用加温器和输液泵匀速泵入营养液。若有肠鸣音消失或胃潴留,暂停鼻饲,给予胃肠减压。一般留置 5～7 天拔除,更换到对侧鼻孔,以减少鼻窦炎的发生。

(三)健康教育

在疾病的不同阶段,根据患者的文化程度做好有关知识的宣传和教育,让患者了解病情的变化过程。

(1)提供舒适安静的环境以利于患者休息,指导患者正确卧位休息,讲解由仰卧位改变为俯卧位的意义,尽可能减少特殊体位给患者带来的不适。

(2)向患者解释咳嗽、咳痰的重要性,指导患者掌握有效咳痰的方法,鼓励并协助患者咳嗽,排痰。

(3)指导患者自己观察病情变化,如有不适及时通知医护人员。

(4)嘱患者严格按医嘱用药,按时服药,不要随意增减药物剂量及种类。服药过程中,需密切观察患者用药后反应,以指导用药剂量。

(5)指导患者出院后仍以休息为主,活动量要循序渐进,注意劳逸结合。此外,患者病后生活方式的改变需要家属的积极配合和支持,应指导患者家属给患者创造一个良好的身心休养环境。出院后 1 个月内来院复查 1～2 次,出现情况随时来院复查。

第四节　急性肺血栓栓塞症

肺栓塞是以各种栓子阻塞肺动脉系统为其发病原因的一组疾病或临床综合征的总称,包括肺血栓栓塞症、脂肪栓塞综合征、羊水栓塞、空气栓塞等。其中,肺血栓栓塞症占肺栓塞中的绝大多数,该病在我国绝非少见病,且发病率有逐年增高的趋势,病死率高,但临床上易漏诊或误诊,如果早期诊断和治疗得当,生存的希望甚至康复的可能性是很大的。

肺血栓栓塞症是静脉系统或右心的血栓阻塞肺动脉或其分支而导致疾病,以肺循环和呼吸功能障碍为其主要临床和病理生理特征。引起肺血栓栓塞症的血栓主要来源于深静脉血栓。

急性肺血栓栓塞症造成肺动脉较广泛阻塞时,可引起肺动脉高压,在一定程度上可导致右心失代偿、右心扩大,出现急性肺源性心脏病。

一、病理与病理生理

引起肺血栓栓塞症的血栓可以来源于下腔静脉径路、上腔静脉径路或右心腔,其中大部分来源于下肢深静脉,特别是从腘静脉上端到髂静脉段的下肢近端深静脉。肺血栓栓塞症栓子的大小有很大的差异,可单发或多发,一般多部位或双侧性的血栓栓塞更为常见。

(一)对循环的影响

栓子阻塞肺动脉及其分支达一定程度后,通过机械阻塞作用,加之神经体液因素和低氧引起的肺动脉收缩,使肺循环阻力增加,肺动脉高压,继而引起右室扩大与右侧心力衰竭。右室扩大导致室间隔左移,使左室功能受损,导致心排血量下降,进而引起体循环低血压或休克;主动脉内低血压和右心房压升高,使冠状动脉灌注压下降,心肌血流减少,特别是右心室内膜下心肌处于低灌注状态。

(二)对呼吸的影响

肺动脉栓塞后不仅引起血流动力学的改变,同时还可因栓塞部位肺血流减少,肺泡无效腔量增大;肺内血流重新分布,通气血流比例失调;神经体液因素引起支气管痉挛;肺泡表面活性物质分泌减少,肺泡萎陷,呼吸面积减小,肺顺应性下降等因素导致呼吸功能不全,出现低氧血症和低碳酸血症。

二、危险因素

肺血栓栓塞症的危险因素包括任何可以导致静脉血液淤滞、静脉系统内皮损伤和血液高凝状态的因素。原发性危险因素由遗传变异引起。继发性危险因素包括骨折、严重创伤、手术、恶性肿瘤、口服避孕药、充血性心力衰竭、心房颤动、因各种原因的制动或长期卧床、长途航空或乘车旅行和高龄等。上述危险因素可以单独存在,也可同时存在、协同作用。年龄可作为独立的危险因素,随着年龄的增长,肺血栓栓塞症的发病率逐渐增高。

三、临床特点

肺血栓栓塞症临床表现的严重程度差别很大,可以从无症状到血流动力学不稳定,甚至发生猝死,主要取决于栓子的大小、多少,肺栓塞范围,发作的急缓程度,以及栓塞前的心肺状况。肺血栓栓塞症的临床症状也多种多样,不同患者常有不同的症状组合,但均缺乏特异性。

(一)症状

1.呼吸困难及气促(80%～90%)

呼吸困难及气促是肺栓塞最常见的症状,呼吸频率>20次/分,伴有或不伴有发绀。呼吸困难严重程度多与栓塞面积有关,栓塞面积较小,可基本无呼吸困难,或呼吸困难发作较短暂;栓塞面积大,呼吸困难较严重,且持续时间长。

2.胸痛

胸痛包括胸膜炎性胸痛(40%～70%)或心绞痛样胸痛(4%～12%),胸膜炎性胸痛多为钝痛,是栓塞部位附近的胸膜炎症导致的,常与呼吸有关。心绞痛样胸痛为胸骨后疼痛,与肺动脉高压和冠状动脉供血不足有关。

3.晕厥(11%～20%)

晕厥主要表现为突然发作的一过性意识丧失,多合并有呼吸困难和气促表现。多由巨大栓塞导致,晕厥与脑供血不足有关;巨大栓塞可导致休克,甚至猝死。

4.烦躁不安、惊恐甚至濒死感(55%)

烦躁不安、惊恐甚至濒死感主要由严重的呼吸困难和胸痛导致。当出现该症状时,往往提示栓塞面积较大,预后差。

5.咯血(11%～30%)

咯血常为小量咯血,大量咯血少见;咯血主要反映栓塞局部肺泡出血性渗出。

6.咳嗽(20%～37%)

咳嗽多为干咳,有时可伴有少量白痰,合并肺部感染时可咳黄色脓痰。主要与炎症反应刺激呼吸道有关。

(二)体征

(1)呼吸急促(70%):常见的体征,呼吸频率>20次/分。

(2)心动过速(30%～40%):心率>100次/分。

(3)血压变化:严重时出现低血压甚至休克。

(4)发绀(11%～16%):并不常见。

(5)发热(43%):多为低热,少数为中等程度发热。

(6)颈静脉充盈或搏动(12%)。

(7)肺部可闻及哮鸣音或细湿啰音。

(8)胸腔积液的相应体征(24%～30%)。

(9)肺动脉瓣区第二音亢进,$P_2 > A_2$,三尖瓣区收缩期杂音。

四、辅助检查

(一)动脉血气分析

动脉血气分析常表现为低氧血症,低碳酸血症,肺泡—动脉血氧分压差$[P_{(A-a)}O_2]$增大。部分患者的血气分析结果可以正常。

(二)心电图检查

大多数患者表现有非特异性的心电图异常。较为多见的表现包括V_1—V_4的T波改变和ST段异常;部分患者可出现$S_1Q_{III}T_{III}$征(I导S波加深,III导出现Q/q波及T波倒置);其他心电图改变包括完全性或不完全性右束支传导阻滞、肺性P波、电轴右偏、顺钟向转位等。心电图的动态演变对于诊断具有更大意义。

(三)血浆D-二聚体检查

D-二聚体是交联纤维蛋白在纤溶系统作用下产生的可溶性降解产物,对急性肺血栓栓塞有排除诊断价值。若其含量低于$500\,\mu g/L$,可基本除外急性肺血栓栓塞症。

(四)胸部X线检查

胸部X线片多有异常表现,但缺乏特异性。可表现为:①区域性肺血管纹理变细、稀疏或消失,肺野透亮度增加;②肺野局部浸润性阴影,尖端指向肺门的楔形阴影,肺不张或膨胀不全;③右下肺动脉干增宽或伴截断征,肺动脉段膨隆及右心室扩大征;④患侧横膈抬高;⑤少到中量胸腔积液征。仅凭胸部 X 线片不能确诊或排除肺栓塞,但在提供疑似肺栓塞线索和除外其他疾病方面具有重要作用。

(五)超声心动图检查

超声心动图是无创的能够在床旁进行的检查,可为急性肺血栓栓塞症的诊断提供重要线索。该检查不仅能够诊断和除外其他心血管疾患,而且对于严重的肺栓塞患者,可以发现肺动脉高压、右室高负荷和肺源性心脏病的征象,提示或高度怀疑肺栓塞。若在右心房或右心室发现血栓,同时患者临床表现符合肺栓塞,可以做出诊断。超声检查偶可因发现肺动脉近端的血栓而确定诊断。

(六)核素肺通气/灌注扫描(V/Q 显像)

核素肺通气/灌注扫描是肺血栓栓塞症重要的诊断方法。典型征象是呈肺段分布的肺灌注缺损,并与通气显像不匹配。但由于许多疾病可以同时影响患者的通气及血流状况,使通气灌注扫描在结果判定上较为复杂,需密切结合临床。通气/灌注显像的肺栓塞诊断分为高度可能、中度可能、低度可能及正常。如显示中度可能及低度可能,应进一步行其他检查以明确诊断。

(七)螺旋 CT 和 CT 肺动脉造影(CTPA)

CT 肺动脉造影是无创的检查而且方便,现相关指南中将其作为首选的肺栓塞诊断方法。该项检查能够发现段以上肺动脉内的栓子,是确诊肺栓塞的手段之一,但 CT 对亚段肺栓塞的诊断价值有限。直接征象为肺动脉内的低密度充盈缺损,部分或完全包在不透光的血流之间,或者呈完全充盈缺损,远端血管不显影;间接征象包括肺野楔形密度增高影,条带状的高密度区或盘状肺不张,中心肺动脉扩张及远端血管分支减少或消失等。CT 扫描还可以同时显示肺及肺外的其他胸部疾患。电子束 CT 扫描速度更快,可在很大程度上避免因心搏和呼吸的影响而产生伪影。

(八)肺动脉造影

肺动脉造影为诊断肺栓塞的金标准,是一种有创性检查,且费用昂贵。发生致命性或严重并发症的可能性分别为 0.1% 和 1.5%,应严格掌握其适应证。

(九)下肢深静脉血栓形成的检查

有超声技术、肢体阻抗容积图(IPG)、放射性核素静脉造影等。

五、诊断与鉴别诊断

(一)诊断

肺血栓栓塞症的诊断分 3 个步骤:疑诊—确诊—求因。

1.根据临床情况疑诊肺血栓栓塞症

(1)对存在危险因素,特别是并存多个危险因素的患者,要有较强的诊断意识。

(2)结合临床症状、体征,特别是在高危患者出现不明原因的呼吸困难、胸痛、晕厥和休克,或伴有单侧或双侧不对称性下肢肿胀、疼痛时。

(3)结合心电图、胸部 X 线片、动脉血气分析、D-二聚体、超声心动图联合下肢深静脉超声。

2.对疑诊肺血栓栓塞症患者安排进一步检查以明确肺栓塞诊断

(1)核素肺通气/灌注扫描。

(2)CT肺动脉造影(CTPA)。

(3)肺动脉造影。

3.寻找肺血栓栓塞症的成因和危险因素

只要疑诊肺血栓栓塞症,即要明确有无深静脉血栓形成,并安排相关检查,尽可能发现其危险因素,并加以预防或采取有效的治疗措施。

(二)急性肺血栓栓塞症临床分型

1.大面积肺栓塞

临床上以休克和低血压为主要表现,即体循环动脉收缩压<12.0 kPa(90 mmHg)或较基础血压下降幅度≥5.3 kPa(40 mmHg),持续15分钟以上。需排除新发生的心律失常、低血容量或感染中毒症等其他原因引起的血压下降。

2.非大面积肺栓塞

不符合以上大面积肺血栓栓塞症的标准,即未出现休克和低血压的肺血栓栓塞症。非大面积肺栓塞中有一部分患者属于次大面积肺栓塞,即超声心动图显示右心室运动功能减退或临床上出现右心功能不全。

(三)鉴别诊断

肺血栓栓塞症应与急性心梗、ARDS、肺炎、胸膜炎、支气管哮喘、自发性气胸等相鉴别。

六、急诊处理

急性肺血栓栓塞症病情危重的,须积极抢救。

(一)一般治疗

(1)应密切监测呼吸、心率、血压、心电图及血气分析的变化。

(2)要求患者绝对卧床休息,不要过度屈曲下肢,保持大便通畅,避免用力。

(3)对症处理:有焦虑、惊恐症状的患者可给予适当镇静药;胸痛严重者可给予吗啡5～10 mg皮下注射,昏迷、休克、呼吸衰竭者禁用。对有发热或咳嗽的患者给予对症治疗。

(二)呼吸循环支持

对有低氧血症者,给予吸氧,严重者可使用经鼻(面)罩无创性机械通气或经气管插管行机械通气,应避免行气管切开,以免在抗凝或溶栓过程中发生不易控制的大出血。

对出现右心功能不全、心排血量下降但血压尚正常的患者,可给予多巴酚丁胺和多巴胺治疗。合并休克者给予增大剂量,或使用其他血管加压药物,如间羟胺、肾上腺素等。可根据血压调节剂量,使血压维持在12.0/8.0 kPa(90/60 mmHg)以上。对支气管痉挛明显者,应给予氨茶碱0.25 g静脉滴注,必要时加地塞米松,同时积极进行溶栓、抗凝治疗。

(三)溶栓治疗

可迅速溶解血栓,恢复肺组织再灌注,改善右心功能,降低病死率。溶栓时间窗为14天,溶栓治疗指征:主要适用于大面积肺栓塞患者,对于次大面积肺栓塞,若无禁忌证也可以进行溶栓;对于血压和右心室运动功能均正常的患者,则不宜溶栓。

1.溶栓治疗的禁忌证

(1)绝对禁忌证:有活动性内出血,近期自发性颅内出血。

(2)相对禁忌证:2 周以内的大手术、分娩、器官活检或不能以压迫止血部位的血管穿刺;2个月以内的缺血性脑卒中;10 天以内的胃肠道出血;15 天以内的严重创伤;1 个月以内的神经外科和眼科手术;难以控制的重度高血压;近期曾行心肺复苏;血小板计数低于 $100 \times 10^9/L$;妊娠;细菌性心内膜炎及出血性疾病;严重肝肾功能不全。

大面积肺血栓栓塞症,因其对生命的威胁性大,上述绝对禁忌证应视为相对禁忌证。

2.常用溶栓方案

(1)尿激酶 2 小时法:尿激酶 20 000 U/kg 加入 0.9%氯化钠液 100 mL 持续静脉滴注 2 小时。

(2)尿激酶 12 小时法:尿激酶负荷量 4 400 U/kg,加入 0.9%氯化钠液 20 mL 静脉注射 10 分钟,随后以 2 200 U/(kg·h)加入 0.9%氯化钠液 250 mL 持续静脉滴注 12 小时。

(3)重组组织型纤溶酶原激活物 50 mg 加入注射用水 50 mL 持续静脉滴注 2 小时。使用尿激酶溶栓期间不可同用肝素。溶栓治疗结束后,应每 2~4 小时测定部分活化凝血活酶时间,当其水平低于正常值的 2 倍,即应开始进行规范的肝素治疗。

3.溶栓治疗的主要并发症

主要并发症为出血,为预防出血的发生,或发生出血时能得到及时处理,用药前要充分评估出血的危险性,必要时应配血,做好输血准备。溶栓前最好留置外周静脉套管针,以方便溶栓中能够取血化验。

(四)抗凝治疗

抗凝治疗可有效防止血栓再形成和复发,是肺栓塞和深静脉血栓的基本治疗方法,常用的抗凝药物为普通肝素、低分子量肝素、华法林。

1.普通肝素

采取静脉滴注和皮下注射的方法。持续静脉泵入法:首剂负荷量 80 U/kg(或 5 000~10 000 U)静脉注射,然后以 18 U/(kg·h)持续静脉滴注。在开始治疗后的最初 24 小时内,每 4~6 小时测定 APTT,根据 APTT 调整肝素剂量,尽快使 APTT 达到并维持于正常值的 1.5~2.5 倍(表 3-2)。

表 3-2　根据 APTT 监测结果调整静脉肝素用量的方法

APTT/s	初始剂量及调整剂量	下次 APTT 测定的间隔时间/h
测基础 APTT	初始剂量:80 U/kg 静脉注射,然后 18 U/(kg·h)静脉滴注	4~6
<35	给予 80 U/kg 静脉注射,然后增加静脉滴注剂量 4 U/(kg·h)	6
35~45	给予 40 U/kg 静脉注射,然后增加静脉滴注剂量 2 U/(kg·h)	6
46~70	无须调整剂量	6
71~90	减少静脉滴注剂量 2 U/(kg·h)	6
>90	停药 1 小时,然后减少剂量 3 U/(kg·h)后恢复静脉滴注	6

2. 低分子量肝素

采用皮下注射低分子量肝素。应根据体重给药,每天 1～2 次。对于大多数患者不需要监测 APTT 和调整剂量。

3. 华法林

在肝素或低分子量肝素开始应用后的第 24～48 小时,加用口服抗凝剂华法林,初始剂量为 3.0～5.0 mg/d。由于华法林需要数天才能发挥全部作用,因此与肝素需至少重叠应用 4～5 天,当连续 2 天测定的国际标准化比率(INR)达到 2.5(2.0～3.0),或 PT 延长至 1.5～2.5 倍时,即可停止使用肝素或低分子量肝素,单独口服华法林治疗,应根据 INR 或 PT 调节华法林的剂量。在达到治疗水平前,应每天测定 INR,其后 2 周每周监测 2～3 次,以后根据 INR 的稳定情况每周监测 1 次或更少。若行长期治疗,每4 周测定 INR 并调整华法林剂量 1 次。

(五)深静脉血栓形成的治疗

70%～90%急性肺栓塞的栓子来源于深静脉血栓形成的血栓脱落,下肢深静脉尤为常见。深静脉血栓形成的治疗原则是卧床、患肢抬高、溶栓(急性期)、抗凝、抗感染及使用抗血小板聚集药等。为防止血栓脱落肺栓塞再发,可于下腔静脉安装滤器,同时抗凝。

(六)手术治疗

肺动脉血栓摘除术适用于以下情况。

(1)大面积肺栓塞,肺动脉主干或主要分支次全阻塞,不合并固定性肺动脉高压(尽可能通过血管造影确诊)。

(2)有溶栓禁忌证。

(3)经溶栓和其他积极的内科治疗无效。

七、急救护理

(一)基础护理

为了防止栓子脱落,患者绝对卧床休息 2 周。如果已经确认肺栓塞的位置应取健侧卧位。避免突然改变体位,禁止搬动患者。肺栓塞栓子 86%来自下肢深静脉,而下肢深静脉血栓者 51%发生肺栓塞,因此有下肢静脉血栓者应警惕肺栓塞的发生。抬高患肢,并高于肺平面 20～30 cm。密切观察患肢的皮肤有无青紫、肿胀,以及发冷、麻木等感觉障碍。一经发现及时通知医师处理,严禁挤压、热敷、针刺、按摩患肢,防止血栓脱落,再次造成肺栓塞。指导患者进食高蛋白、高维生素、粗纤维、易消化的饮食,多饮水,保持大便通畅,避免便秘、咳嗽等,以免增加腹腔压力,影响下肢静脉血液回流。

(二)维持有效呼吸

对于低氧血症患者。给予高流量氧疗,5～10 L/min,可以储氧面罩给氧,既能消除高流量给氧对患者鼻腔的冲击所带来的不适,又能提供高浓度的氧,注意及时根据血氧饱和度指数或血气分析结果来调整氧流量。年老体弱或痰液黏稠难以咳出患者,每天给予生理盐水 2 mL,加盐酸氨溴索 15 mg,雾化吸入 2 次,使痰液稀释,易于咳出。必要时吸痰,注意观察痰液的量、色、气味、性质。呼吸平稳后指导患者做深呼吸运动,使肺早日膨胀。

(三)加强症状观察

肺栓塞临床表现多样化及无特异性,据报道典型的胸痛、咯血、呼吸困难三联征所占比例不到1/3,而胸闷、呼吸困难、晕厥、咯血、胸痛等都是肺栓塞首要症状。因此,接诊的护士除了询问现病史,还应了解患者的基础疾病。目前已知肺栓塞危险因素有静脉血栓、静脉炎、血液黏滞度增加、高凝状态、恶性肿瘤、术后长期静卧、长期使用皮质激素等。患者接受治疗后,注意观察发绀、胸闷、憋气、胸部疼痛等症状有无改善。部分患者胸痛较剧,导致呼吸困难加重,血氧饱和度为 72 %~84 %,宜提高吸氧浓度,同时以氨茶碱 0.25 g＋生理盐水 50 mL 微泵静脉推注 5 mL/h,盐酸哌替啶 50 mg 肌内注射。经以上处理,患者的胸痛、呼吸困难缓解,病情趋于稳定。

(四)监测生命体征

持续多参数监护仪监护,专人特别护理。每 15～30 分钟记录 1 次,严密观察心率、心律、血氧饱和度、血压、呼吸的变化,发现异常及时报告医师,患者平稳后测 P、R、BP,每小时 1 次。

(五)溶栓及抗凝护理

肺栓塞一旦确诊,最有效的方法是用溶栓和抗凝疗法,使栓塞的血管再通,维持有效的肺循环血量,迅速降低心前阻力。溶栓治疗最常见的并发症是出血,发生率为 5 %～7 %,致死性出血约为 1 %。因此,要注意观察有无出血倾向,注意皮肤、黏膜、牙龈及穿刺部位有无出血,是否有咯血、呕血、便血等现象。严密观察患者意识、神志的变化,发现有头痛、呕吐症状,及时报告医师处理。谨防脑出血的发生。溶栓期间要备好除颤器、利多卡因等各种抢救用品,防止溶栓后血管再通使部分未完全溶解的栓子随血流进入冠状动脉,发生再灌注心律失常。用药期间应监测凝血时间及凝血酶原时间。

(六)心理护理

胸闷、胸痛、呼吸困难,易给患者带来紧张、恐惧的情绪,甚至造成濒死感。有文献报道,情绪过于激动也可诱发栓子脱落,因此要耐心指导患者保持情绪稳定。尽量帮助患者适应环境,接受患者这个特殊的角色,同时向患者讲解治疗的目的、要求、方法,使其对诊疗情况心中有数,减少不必要的猜疑和忧虑。及时取得患者家属的理解和配合。指导加强心理支持,采取心理暗示和现身说教,帮助患者树立信心,使其积极配合治疗。

第四章　心内科护理

第一节　原发性高血压

原发性高血压是指原因未明的以动脉血压升高为主要临床表现的综合征。通常简称为高血压,是多种心脑血管疾病的重要病因和危险因素,影响心、脑、肾等重要脏器的结构和功能,最终导致这些器官的功能衰竭。目前仍是心血管疾病死亡的主要原因之一。约5%的高血压患者,血压升高是由某些确定的疾病或病因引起的,称为继发性高血压。我国流行病学调查显示,高血压患病率呈明显上升趋势,北方高于南方,沿海高于中原,城市高于农村。青年期男性高于女性,中年后女性略高于男性。且高血压患病率、发病率及血压水平随年龄增加而升高。

一、病因与发病机制

(一)病因

目前,认为原发性高血压是在一定的遗传背景下,由多种后天环境因素作用、正常血压调节机制失代偿所致的。其中,遗传因素约占40%,环境因素约占60%。

1.遗传因素

高血压具有明显的家族聚集性,父母均有高血压的正常血压子女,以后发生高血压的概率增高。提示其有遗传学基础或伴有遗传生化异常。

2.环境因素

(1)饮食:流行病学和临床观察均显示食盐摄入量与高血压的发生和血压水平呈正相关。钠盐摄入越多,血压水平和患病率越高。低钾、低钙、低动物蛋白的膳食更加重钠对血压的不良影响。

(2)精神应激:长期紧张、压力、焦虑或长期环境噪声、视觉刺激也可引起高血压,因此城市中从事脑力劳动者高血压的患病率超过体力劳动者,从事精神紧张度高的职业和长期在噪声环境中工作的患高血压较多。

3.其他因素

肥胖、服避孕药也与高血压的发生有关,肥胖是血压升高的重要危险因素,一般采用体重指数(BMI)来衡量肥胖程度,即体重(kg)/[身高(m)]^2(20～24为正常范围)。约1/3高血压患者有不同程度的肥胖。服避孕药的妇女血压升高发生率及程度与服用时间长短有关,口服避孕药引起的高血压一般为轻度,并且可逆转。另外,阻塞型睡眠呼吸暂停低通气综合征(OSAS)也与高血压有关,50% OSAS患者有高血压。

(二)发病机制

影响血压的因素众多,从血流动力学角度,主要取决于心排血量及体循环的外周阻力。平均动脉血压(MAP)=心排血量(CO)×外周血管阻力(PVR)。高血压的血流动力学特征主要是总外周血管阻力相对或绝对增高。高血压的发病机制包括以下 5 个方面。

1.交感神经系统活性亢进

各种病因使大脑皮质兴奋与抑制过程失调,皮层下神经中枢功能发生变化,各种神经递质浓度与活性异常,导致交感神经系统活性亢进,血浆儿茶酚胺浓度升高,阻力小动脉收缩增强。

2.肾性水钠潴留

各种原因引起肾性水钠潴留,机体为避免心排血量增高使组织过度灌注,全身阻力小动脉收缩增强,导致外周血管阻力增高。也可能通过排钠激素分泌释放增加使外周血管阻力增高。

3.肾素—血管紧张素—醛固酮系统(RAAS)激活

肾小球入球动脉的球旁细胞分泌肾素,作用于肝脏产生血管紧张素原,生成血管紧张素Ⅰ,再经血管紧张素转换酶(ACE)的作用生成血管紧张素Ⅱ,作用于血管紧张素Ⅱ受体,使小动脉平滑肌收缩,外周血管阻力增加。并可刺激肾上腺皮质分泌醛固酮,使水钠潴留,血容量增加。还可通过交感神经末梢使去甲肾上腺素分泌增加,这些作用均可使血压升高。

4.胰岛素抵抗

近年认为胰岛素抵抗是 2 型糖尿病和高血压发生的共同病理生理基础,胰岛素抵抗表现为继发性高胰岛素血症,使肾脏水钠重吸收增加,交感神经系统活性亢进,动脉弹性减退,从而使血压升高。

5.其他

细胞膜离子转运异常,血管内皮系统生成、激活和释放的各种血管活性物质代谢异常,饮酒过多等均可导致心排血量及外周血管阻力增加,而引起血压升高。

以上机制主要从总外周血管阻力增高出发,但此机制尚不能解释单纯收缩性高血压和脉压明显增大。通常情况下,收缩压和脉压的主要决定因素是大动脉弹性和外周血管的压力反射波,因而近年来重视动脉弹性功能在高血压发病中的作用。

二、血压分类和定义

目前,我国采用国际上统一的血压分类和标准(表 4-1),适用于任何年龄的成人。高血压定义为收缩压≥140 mmHg 和(或)舒张压≥90 mmHg,根据血压升高水平,又进一步将高血压分为 1、2、3 级。

当收缩压和舒张压属于不同分级时,以较高的级别作为标准;既往有高血压病史者,目前正服降压药,虽然血压<140/90 mmHg(18.7/12 kPa)也应诊断为高血压。

三、危险度分层

可根据血压水平、其他心血管危险因素、糖尿病、靶器官损害及并发症情况将高血压患者分为低危、中危、高危和极高危,见表 4-2。

表 4-1　血压水平分类

类　别	收缩压/mmHg(kPa)		舒张压/mmHg(kPa)
理想血压	<120(16)		<80(10.7)
正常血压	<130(17.3)	和	<85(11.3)
正常高值	130～139(17.3～18.5)		85～89(11.3～11.9)
1级高血压(轻度)	140～159(18.7～21.2)	和(或)	90～99(12～13.2)
亚组:临界高血压	140～149(18.7～19.9)	和(或)	90～94(12～12.5)
2级高血压(中度)	160～179(21.3～23.9)	和(或)	100～109(13.3～14.5)
3级高血压(重度)	≥180(24)	和(或)	≥110(14.7)
单纯收缩期高血压	≥140(18.7)	和	<90(12)
亚组:临界收缩期高血压	140～149(18.7～19.9)	和	<90(12)

表 4-2　高血压患者心血管危险分层标准

其他危险因素和病史	血压水平		
	1级高血压	2级高血压	3级高血压
无其他危险因素	低危	中危	高危
1～2个危险因素	中危	中危	极高危
3个以上危险因素或糖尿病,或靶器官损伤	高危	高危	极高危
有并发症	极高危	极高危	极高危

(1)心血管疾病危险因素:男性>55岁,女性>65岁;吸烟;血胆固醇>5.72 mmol/L;早发心血管疾病家族史。

(2)靶器官的损害:左心室肥厚、蛋白尿和(或)血肌酐轻度升高,有动脉粥样斑块、视网膜动脉狭窄。并发症有心脏疾病、脑血管疾病、肾脏疾病、血管疾病和视网膜病变。

(3)低度危险组:高血压1级,不伴有上列危险因素,采取以改善生活方式为主的治疗。

(4)中度危险组:高血压1级伴1～2个危险因素或高血压2级不伴有或伴有不超过2个危险因素。除改善生活方式的治疗外,应给予药物治疗。

(5)高度危险组:高血压1～2级伴至少伴有3个危险因素,必须应用药物治疗。

(6)极高度危险组:高血压3级或高血压1～2级伴靶器官损害及相关的临床疾病(包括糖尿病),应尽快给予强化治疗。

四、临床表现

(一)一般表现

1.症状

大多数起病缓慢、渐进,早期症状不明显,一般缺乏特殊的临床表现。只是在精神紧张、情绪激动后才出现血压暂时性升高,随后即可恢复正常;部分患者没有症状,常见症状有头痛、头晕、颈项板紧、疲劳、心悸等,在紧张或劳累后加重,不一定与血压水平有关,多数症状可自行缓解。也可出现视物模糊、鼻出血等较重症状。约1/5患者无症状,仅在测量血压时或发生心、脑、肾等并发症时才被发现。

2.体征

血压随季节、昼夜、情绪等因素有较大波动。冬季血压较高,夏季则较低;血压有明显昼夜波动,一般夜间血压较低,清晨起床活动后血压迅速升高,形成清晨血压高峰。患者在家中的自测血压值往往低于在医院所测的血压值。心脏听诊时可有主动脉瓣区第二心音亢进、收缩期杂音或收缩早期喀喇音。高血压后期的临床表现常与心、脑、肾损害程度有关。

(二)临床特殊类型

1.恶性高血压

恶性高血压发病急骤,多见于青、中年。临床特点为血压明显升高,舒张压持续在130 mmHg(17.3 kPa)以上。眼底出血、渗出或视神经盘水肿,出现头痛、视力迅速减退。肾脏损害明显,持续的蛋白尿、血尿及管型尿,可伴有肾功能不全。本病进展快,如不给予及时治疗,预后差,可死于肾衰竭、脑卒中或心力衰竭。

2.高血压危重症

(1)高血压危象:在高血压病程中,由于血管阻力突然上升,血压明显增高,收缩压达260 mmHg(34.7 kPa)、舒张压＞120 mmHg(16 kPa),患者出现头痛、烦躁、心悸、多汗、恶心、呕吐、面色苍白或潮红、视物模糊等症状。伴靶器官损害病变者可出现心绞痛、肺水肿或高血压脑病。控制血压后病情可迅速好转,但易复发。其发生机制是交感神经兴奋性增加导致儿茶酚胺分泌过多。

(2)高血压脑病:在高血压病程中发生急性脑血液循环障碍,引起脑水肿和颅内压增高而产生的临床征象。发生机制可能为血压过高,超过了脑血管的自身调节机制,使脑灌注过多,导致液体渗入脑血管周围组织,引起脑水肿。临床表现为严重头痛、呕吐、神志改变,重者意识模糊、抽搐、癫痫样发作,甚至昏迷。

五、并发症

(一)心脏病变

血压长期升高使心脏尤其是左心室后负荷过重,致使左心室肥厚、扩大,形成高血压性心脏病,最终导致左心衰竭。高血压可促使冠状动脉粥样硬化的形成,并使心肌耗氧量增加,可出现心绞痛、心肌梗死和猝死。

(二)脑病变

长期高血压易形成颅内微小动脉瘤,血压突然增高可引起动脉瘤破裂而致脑出血。血压急剧升高还可发生一过性脑血管痉挛,导致短暂性脑缺血发作及脑血栓形成,出现头痛、失语、肢体瘫痪。血压极度升高可发生高血压脑病。

(三)肾脏病变

长期而持久的血压升高,可引起肾小动脉硬化,导致肾功能减退,出现蛋白尿,晚期可出现氮质血症及尿毒症。

(四)眼底病变

眼底可反映高血压的严重程度,分为4级。①Ⅰ级:视网膜动脉痉挛、变细、反光增强。②Ⅱ级:视网膜动脉狭窄,动静脉交叉压迫。③Ⅲ级:上述血管病变基础上有眼底出血或棉絮状渗出。④Ⅳ级:出血或渗出伴有视神经盘水肿。

(五)血管病变

除心、脑、肾血管病变外,严重高血压可促使主动脉夹层形成并破裂,常可致命。

六、护理

(一)护理目标

患者血压控制在合适的范围,头痛减轻;无意外发生;能增进保健知识,坚持合理用药;无并发症的发生。

(二)护理措施

1.用药护理

用药一般从小剂量开始,遵医嘱调整剂量,不可自行增减或突然撤换药物,多数患者需长期服用维持量;注意降压不可过快、过低,某些降压药物有直立性低血压反应,应指导患者在改变体位时动作缓慢,警惕服降压药后可能发生的低血压反应,服药后如有晕厥、恶心、乏力,则应立即平卧,头低足高位,以促进静脉回流,增加脑部血流量;服药后不要站立太久,长时间站立会使腿部血管扩张,血液淤积于下肢,脑部血流量减少;避免用过热的水洗澡或蒸汽浴,防止周围血管扩张导致晕厥。

2.高血压危重症的护理

(1)一旦发生高血压急症,患者应绝对卧床休息,抬高床头,避免一切不良刺激和不必要的活动,协助生活护理。必要时使用镇静剂。

(2)保持呼吸道通畅,吸氧量为 $4\sim5$ L/min。

(3)立即建立静脉通道,遵医嘱尽早准确给药,以达到快速降压和脱水降颅内压的目的。硝普钠静脉滴注过程中应避光,调整给药速度,严密监测血压,脱水剂滴速宜快等。

(4)定期监测血压,严密观察病情变化,做好心电、血压、呼吸监测,一旦发现血压急剧升高,有剧烈头痛、呕吐、大汗、视物模糊、面色及神志改变、肢体运动障碍等症状,立即通知医师。

(5)制止抽搐,发生抽搐时用牙垫置于上、下臼齿间防止唇舌咬伤;患者意识不清时应加床挡,防止坠床;避免屏气或用力排便。

3.健康教育

(1)合理膳食:坚持低盐饮食,减少膳食中脂肪摄入,补充适量蛋白质,多食蔬菜和水果,摄入足量钾、镁、钙。进食应少量多餐,避免暴饮暴食及饮用刺激性饮料,戒烟酒。

(2)预防便秘:采用适当的措施,如多食粗纤维食物、饮蜂蜜水等,保持大便通畅。便秘会使降压药的吸收量增加或变得不规则而引起危险的低血压反应。同时,排便时用力会使胸腔内压、腹压上升,极易引起收缩压升高,甚至造成血管破裂,因此应预防便秘。

(3)适当运动:可根据年龄及身体状况选择慢跑、太极拳等不同方式的运动,应避免提重物或自高处取物,屏气用力会导致血压升高。鼓励患者参加有兴趣的休闲娱乐活动,不应有压力,如养花、养鸟。

(4)指导用药:告诉患者及其家属有关降压药的名称、剂量、用法、作用与不良反应和应用注意事项,并提供书面材料。教育患者服药剂量必须遵医嘱执行,不可随意增减药量或突然撤换药物。

（5）自测血压：建议患者自备血压计，教会患者或其家属定时测量血压并记录，定期到门诊复查。

（6）减少压力，保持情绪稳定：创造安静、舒适的休养环境，避免过度兴奋，减少导致患者激动的因素。教会患者训练自我控制能力，消除紧张和压力，保持最佳心理状态。

（三）护理评价

患者能正确认识疾病，避免加重高血压的诱发因素，懂得自我护理方法，改变不良的生活方式；患者坚持按医嘱服降压药，减少并发症的发生，无高血压急症发生。

第二节　心脏瓣膜病

心脏瓣膜病是由炎症、黏液瘤样变性、退行性改变、缺血性坏死、先天性畸形、创伤等原因引起的单个或多个瓣膜（包括瓣叶、瓣环、腱索、乳头肌等）的功能或结构异常，导致瓣口狭窄和（或）关闭不全。二尖瓣最常受累，约占 70%，其次为主动脉瓣，二尖瓣合并主动脉病变者占 20%～30%，单纯主动脉病变占 2%～5%，而三尖瓣和肺动脉瓣病变者少见。

风湿性心脏病简称风心病，是风湿性炎症过程导致的瓣膜损害，主要累及 40 岁以下人群，女性多于男性。近年发病率已有所下降，但仍是我国常见的心脏病之一。老年人的瓣膜钙化和瓣膜黏液瘤样变性在我国日渐增多。

一、常见的心脏瓣膜病

（一）二尖瓣狭窄

1.病因

二尖瓣狭窄的最常见病因为风湿热。急性风湿热后，至少需 2 年形成明显的二尖瓣狭窄。风湿性二尖瓣狭窄仍是我国主要的瓣膜病，2/3 的患者为女性。约有半数患者无急性风湿热史，但多有反复链球菌扁桃体炎或咽峡炎史。反复风湿活动、呼吸道感染、心内膜炎、妊娠、分娩等诱因均可促使病情加重。多次发作急性风湿热较一次发作后出现二尖瓣狭窄早。

2.临床表现

（1）早期患者可无症状，一般在二尖瓣中度狭窄时方有明显症状。①呼吸困难：是最常见的早期症状，主要由肺的顺应性降低所致。患者首次呼吸困难发作常以运动、精神紧张、性交、感染、妊娠或心房颤动为诱因，并先有劳力性呼吸困难，严重者出现阵发性夜间呼吸困难、静息时呼吸困难、端坐呼吸，甚至发生急性肺水肿。②咯血：突然咯大量鲜血，通常见于严重二尖瓣狭窄，可为首发症状。支气管静脉同时回流入体循环静脉和肺静脉，当肺静脉压突然升高时，黏膜下瘀血扩张而壁薄的支气管静脉破裂引起大咯血，咯血后肺静脉压减低，咯血可自然停止；血性痰或带血丝痰伴阵发性夜间呼吸困难或咳嗽；急性肺水肿时咳大量粉红色泡沫痰；肺梗死伴咯血，为本病晚期并发慢性心力衰竭时少见的情况。③咳嗽：常见，尤其在冬季明显。表现为卧床时干咳，可能与支气管黏膜瘀血水肿易引起慢性支气管炎，或左心房增大压迫主支气管有关。④声音嘶哑：较少见，与扩张的左心房增大且压迫主支气管有关。⑤其他：如乏力、心悸，前者由心功能减退、心排血量减少、供血不足引起，后者由心律失常尤其是心房颤动引起。食欲减退、腹胀、肝区胀痛、下肢水肿由右心衰竭引起的体循环瘀血导致。

（2）体征：①二尖瓣重度狭窄常有"二尖瓣面容"，双颧绀红；②心尖部可触及舒张期震颤；③听诊可闻及舒张中晚期隆隆样杂音，是二尖瓣狭窄最重要的体征；④心尖部第一心音亢进，呈拍击样及二尖瓣开瓣音，存在则高度提示二尖瓣狭窄，以及瓣膜仍有一定的柔顺性和活动力，对决定手术治疗的方法有一定的意义；⑤肺动脉瓣区第二心音亢进伴分裂；⑥右心功能不全可有颈静脉怒张、肝肿大、下肢水肿等。

3.并发症

（1）心律失常：以心房颤动最为常见，是相对早期的并发症，起始可为阵发性，此后可发展为慢性心房颤动。心房颤动的发生率随左心房增大和年龄增长而增加。心房颤动降低心排血量更诱发或加重心力衰竭。

（2）急性肺水肿：重度二尖瓣狭窄的严重并发症，如不及时救治，可能致死。

（3）血栓：以脑动脉栓塞最为常见，20％的患者可发生体循环栓塞，其余依次为外周（下肢、视网膜）动脉、内脏（脾、肾、肠系膜）动脉和肺动脉等栓塞。栓塞栓子大多来自左心耳，多发生在伴心房颤动时，因左心房扩张和瘀血易形成血栓，血栓脱落引起动脉栓塞。

（4）其他：以并发肺部感染最为常见，可诱发或加重心力衰竭。晚期常有右心衰竭，是晚期常见并发症及主要死亡原因。也可并发感染性心内膜炎，但较少见。

（二）二尖瓣关闭不全

二尖瓣关闭不全常与二尖瓣狭窄同时存在，也可单独存在。

1.病因

心脏收缩期二尖瓣关闭依赖二尖瓣装置（瓣叶、瓣环、腱索、乳头肌）和左心室结构与功能的完整性，其中任何部分的异常均可致二尖瓣关闭不全。风湿性炎症引起瓣叶纤维化、增厚、僵硬和缩短，使心室收缩时两瓣叶不能紧密闭合，如有乳头肌纤维化、融合和缩短，更加重关闭不全。

2.临床表现

（1）症状。①急性：轻度二尖瓣反流仅有轻微劳力性呼吸困难；严重反流（如乳头肌断裂）很快发生急性左心衰竭，甚至出现急性肺水肿或心源性休克。②慢性：轻度二尖瓣关闭不全可终身无症状，严重反流有心排血量减少，首先出现的突出症状是疲乏无力，肺瘀血的症状如呼吸困难则出现较晚。风心病无症状期常超过20年，一旦出现症状，多有不可逆的心功能损害，急性肺水肿和咯血较二尖瓣狭窄少见；二尖瓣脱垂多无症状，或仅有不典型胸痛、心悸、乏力、头晕、体位性晕厥和焦虑等，严重的二尖瓣关闭不全晚期出现左心衰竭。

（2）体征。①急性：心尖冲动为高动力型；第二心音肺动脉瓣成分亢进；心尖区反流性杂音于第二心音前终止，而非全收缩期，低调，呈递减型，不如慢性者响。②慢性：心尖冲动呈高动力型，左心室增大时向左下移位。风心病时第一心音减弱，可闻及全收缩期吹风样的高调一贯型杂音，向左腋下和左肩胛下区传导；二尖瓣脱垂和冠心病时第一心音大多正常，在典型的二尖瓣脱垂之后的收缩晚期杂音；冠心病乳头肌功能失常时可有收缩早期、中期、晚期或全收缩期杂音。

3.并发症

并发症与二尖瓣狭窄相似,但感染性心内膜炎发生率较二尖瓣狭窄多见,而体循环栓塞较二尖瓣狭窄少见。

(三)主动脉瓣狭窄

1.病因

先天性二叶瓣畸形为最常见的先天性主动脉瓣狭窄的病因。风湿性炎症导致主动脉瓣膜交界处粘连融合,瓣叶纤维化、僵硬、钙化和挛缩畸形,因而瓣口狭窄。老年人单纯主动脉瓣狭窄的常见原因是退行性钙化。

2.临床表现

(1)症状出现较晚,呼吸困难、心绞痛和晕厥为典型主动脉瓣狭窄常见的三联征。①呼吸困难:劳力性呼吸困难见于90%的有症状患者,进而可发生阵发性夜间呼吸困难、端坐呼吸和急性肺水肿。②心绞痛:见于60%的有症状患者,常由运动诱发,休息后缓解,主要由心肌缺血引起。③晕厥:见于33%的有症状患者,多发生于直立、运动中或运动后即刻,少数在休息时发生,由脑缺血引起。

(2)体征。①心尖冲动相对局限、持续有力,主动脉瓣第一听诊区可触及收缩期震颤,并可闻及粗糙而响亮的喷射性收缩期吹风样杂音,向颈部、胸骨左下缘和心尖区传导,主动脉区粗糙而响亮的收缩期杂音是主动脉瓣狭窄的最重要体征。②第二心音减弱。老年人钙化性主动脉瓣狭窄者杂音在心底部。③心尖区抬举性搏动。④脉压缩小。

3.并发症

(1)心律失常:10%的患者可发生心房颤动,可致严重低血压、晕厥或肺水肿。主动脉钙化侵及传导系统可致房室传导阻滞,左心室肥厚、心内膜下心肌缺血可致心律失常。以上两种情况均可导致晕厥,甚至猝死。猝死一般发生于先前有症状者。患者若发生左心衰竭,自然病程明显缩短,因此终末期的右心衰竭少见。

(2)心脏性猝死:仅见于1%～3%的患者。

(3)感染性心内膜炎:不常见,年轻人的较轻瓣膜畸形比老年人的钙化性瓣膜狭窄发生感染性心内膜炎的危险性大。

(4)其他:体循环栓塞、心力衰竭和胃肠道出血少见。

(四)主动脉瓣关闭不全

1.病因

(1)急性:主动脉瓣膜穿孔或瓣周脓肿、创伤,主动脉夹层和人工瓣撕裂。

(2)慢性:约2/3的主动脉瓣关闭不全由风心病所致,由于风湿性炎性病变使瓣叶纤维化、增厚、缩短、变形,影响舒张期瓣叶边缘对合,可造成关闭不全。感染性心内膜炎的感染性赘生物妨碍主动脉瓣闭合而引起关闭不全。另外,先天畸形和主动脉瓣黏液样变性也可引起主动脉瓣关闭不全。

2.临床表现

(1)症状。①急性:轻者无症状,重者出现急性左心衰竭和低血压。②慢性:多年可无症状,常有体位性头晕。心悸是最先出现的症状,伴心前区不适,由左心室明显增大、心尖冲动增强所致;因舒张压过低,快速改变体位时可产生脑缺血而眩晕,脉压增大明显时可有颈部搏动感;左心衰竭是晚期出现的表现;心绞痛较主动脉瓣狭窄少见,由冠状动脉供血减少所致。

(2)体征。①心尖冲动向左下移位,呈心尖抬举样搏动。②胸骨左缘第3~4肋间主动脉瓣第二听诊区可闻及高调舒张期叹气样递减型杂音,是主动脉瓣关闭不全的最重要体征,舒张早期向心尖部传导,前倾坐位和深呼气时易听到。③主动脉瓣区第二心音减弱或消失,多见于瓣膜活动很差或反流严重时。④心尖冲动向左下移位,呈抬举性搏动。⑤严重主动脉瓣关闭不全时,收缩压升高,舒张压降低,脉压增大。可出现周围血管征如颈动脉搏动明显,随心脏搏动的点头征,毛细血管搏动征,水冲脉,枪击音等。

3.并发症

(1)左心衰竭为主要并发症,也是主动脉瓣关闭不全的主要死亡原因。

(2)感染性心内膜炎较常见。

(3)可发生室性心律失常,心脏性猝死少见。

二、护理

(一)护理目标

患者焦虑减轻,体温得到控制,未发生感染或发生后得到及时的控制;未发生并发症;患者及其家属了解整个疾病的发生发展过程。

(二)护理措施

1.一般护理

(1)休息与活动:心功能代偿期,一般体力活动不限制,但要注意多休息,以降低耗氧量,减轻心脏负担。心功能失代偿期,卧床休息,限制活动量,协助生活护理,待病情好转,实验室检查正常后逐渐增加活动。左心房内有巨大附壁血栓应绝对卧床休息,以防血栓脱落造成其他部位栓塞。病情允许时应鼓励并协助患者翻身、活动下肢或下床活动,防止下肢深静脉血栓形成。

(2)饮食:给予高热量、高蛋白、高维生素、易消化饮食。有心力衰竭时应限制钠盐摄入,少量多餐,多吃蔬菜、水果,保持大便通畅。

2.病情观察

监测生命体征,尤其是心率、心律、血压、脉搏,呼吸频率、节律及伴随症状,注意患者的精神状态及意识变化。观察有无风湿活动的表现,如皮肤环行红斑、皮下结节、关节红肿及疼痛等。观察患者有无呼吸困难、乏力、食欲减退、尿少等心力衰竭的征象。密切观察有无栓塞的征象,一旦发生,立即报告医师并给予相应的处理。

3.对症护理

根据病情给予患者间断或持续吸氧。每4小时测量1次体温,超过38.5℃时给予物理降温并记录降温效果。大量出汗者应勤换衣裤、被褥,防止受凉。关节炎时可局部热敷以减轻关节炎性水肿对神经末梢的压迫,改善血液循环,使疼痛减轻。

4.用药护理

遵医嘱给予抗生素及抗风湿药物,观察其疗效和不良反应,如阿司匹林可致胃肠道反应、柏油便、牙龈出血等。注意药物不良反应,如低血钾、洋地黄中毒等。

5.心理护理

加强与患者的沟通,耐心向患者解释病情,消除患者的焦虑从、紧张情绪,使其积极配合治疗。向患者及其家属详细介绍治疗的方法和目的,缓解患者及其家属因不了解介入或手术治疗的效果和顾虑费用而产生的压力。

6.健康教育

(1)疾病知识:告诉患者及其家属本病的病因和病程进展特点,说明本病治疗的长期性,鼓励患者树立信心。有手术适应证者应尽早择期进行手术。提高生活质量。

(2)休息与活动:保持室内空气流通、温暖、干燥、阳光充足,避免居住环境具有潮湿、阴暗等不良条件。帮助患者根据心功能情况协调好活动与休息,避免重体力劳动和剧烈运动。教育患者家属理解患者并给予支持。

(3)预防感染:防治链球菌感染,避免上呼吸道感染、咽炎、扁桃体炎,注意防寒保暖、一旦发生上呼吸道感染、咽炎、扁桃体炎应立即用药治疗。扁桃体反复发炎者在风湿活动控制后2～4个月可手术摘除扁桃体。行拔牙、内镜检查、导尿术、分娩、人工流产等手术操作要预防性使用抗生素。风湿活动期禁止拔牙、导尿等侵入性操作。保持口腔清洁,预防口腔感染。

(4)用药指导:告诉患者坚持服药的重要性,按医嘱服用抗风湿药物、抗心力衰竭药物及抗生素。并定期门诊复查,防止病情进展。

(5)妊娠指导:育龄妇女要根据心功能情况在医师指导下控制好妊娠与分娩时机,病情较重不能妊娠与分娩者,做好患者及其家属的思想工作。

(三)护理评价

患者能保持一定的活动耐力,生活自理;自我保护意识增强,感染减少;了解疾病的特点,理解治疗的长期性,能积极配合;家庭成员能从各个方面给予患者支持与鼓励,积极配合医院治疗。

第三节　心肌病

心肌病是指伴有心肌功能障碍的疾病。WHO 和国际心脏病学会工作组将心肌病分为 4 型,即扩张型心肌病、肥厚型心肌病、限制型心肌病和致心律失常型心肌病。其中以扩张型心肌病的发病率最高,肥厚型心肌病次之。

一、扩张型心肌病

扩张型心肌病的主要特征是一侧或双侧心腔扩大,室壁变薄,心肌收缩功能减退,伴有或不伴有充血性心力衰竭,常合并心律失常,病死率较高。男＞女(2.5∶1),发病率为(13～84)/10 万。

(一)病因及病理

病因尚不清楚,除特发性、家族遗传性外,近年认为病毒感染是其重要病因。本病的病理改变以心腔扩张为主,室壁变薄,纤维瘢痕形成,常伴附壁血栓。组织学非特异性心肌细胞肥大、变性,特别是程度不同的纤维化等病变混合存在。

（二）临床表现

起病缓慢,逐渐出现活动后气急、心悸、胸闷、乏力,甚至端坐呼吸、水肿和肝肿大等充血性心力衰竭。常合并各种心律失常,如室性期前收缩、房性期前收缩、心房颤动,晚期常发生室性心动过速甚至室颤,可导致猝死,部分可发生心、脑、肾等栓塞。主要体征:心脏扩大及全心衰竭的体征,75%可听到第三或第四心音。

（三）实验室及其他辅助检查

1.胸部 X 线检查

胸部 X 线检查可见心影明显增大,有肺部瘀血征象。

2.心电图检查

心电图检查可见心房颤动、房室传导阻滞等心律失常改变及 ST－T 改变。

3.超声心动图检查

超声心动图检查可见各心腔均扩大,左心室扩大早且显著,室壁运动普遍减弱。

4.其他检查

如心导管检查,核素显影。

（四）治疗要点

尚无特殊治疗,主要是对症治疗,目前的治疗原则是针对心力衰竭和心律失常。限制体力活动,低盐饮食,应用洋地黄和利尿药物减轻心脏负荷,及时有效地控制心律失常,晚期条件允许进行心脏移植。

二、肥厚型心肌病

肥厚型心肌病是以左心室或右心室肥厚为特征,常为非对称性肥厚型心肌病,心室腔变小,以左心室血液充盈受阻,舒张期顺应性下降为基本病态的心肌病。临床上根据左心室流出道有无梗阻分为梗阻性肥厚型心肌病和非梗阻性肥厚型心肌病。

（一）病因及病理

本病常有明显家族史(约占 1/3),目前认为是常染色体显性遗传疾病。本病的主要病理改变在心肌,尤其是左心室形态学改变,其特征为不均等的心室间隔增厚。组织学特征为心肌细胞肥大、形态特异、排列紊乱。

（二）临床表现

部分患者可无自觉症状,因猝死或在体检中才被发现。非梗阻性肥厚型心肌病的临床表现类似扩张型心肌病。梗阻性轻者无症状,重者因心排血量下降而出现重要脏器供血不足的表现,如劳累后心悸、胸痛、乏力、头晕、昏厥,甚至猝死。突然站立、运动,应用硝酸甘油等使回心血量下降,加重左心室流出道梗阻,上述症状加重,部分患者因肥厚心肌耗氧量上升致心绞痛,但含服硝酸甘油或休息多不能缓解。主要体征有心脏轻度增大,胸骨左缘第 3～4 肋间闻及收缩期杂音。

（三）实验室及其他辅助检查

1.胸部 X 线检查

心影左缘明显突出,提示左心室大块肥厚。但有些患者增大不明显,如合并心力衰竭则心影明显增大。

2.心电图检查

最常见为左心室肥大伴劳损(ST－T 改变),病理性 Q 波出现为本病的一个特征。

3.超声心动图检查

超声心动图检查对本病的诊断有重要意义,可显示左心室和室间隔的非对称性肥厚。

4.其他检查

左心室造影及左心导管术对确诊有重要价值。

(四)诊断要点

对不能用已知心脏病来解释的心肌肥厚应考虑本病可能。结合心电图、超声心动图及心导管检查做出诊断。有阳性家族史(猝死、心脏增大等)更有助于诊断。

(五)治疗要点

治疗原则为延缓肥厚的心肌,防止心动过速及维持正常窦性心律,减轻左心室流出道狭窄和控制室性心律失常。目前主张应用 β 受体阻滞药及钙通道阻滞药治疗,减轻流出道肥厚心肌的收缩,降低流出道梗阻程度,增加心室充盈,增加心排血量,并可治疗室性心律失常。对重度梗阻性肥厚型心肌病可做介入或手术治疗,消除或切除肥厚的室间隔心肌。

三、护理

(一)护理评估

1.健康史

询问家族中有无心肌病患者;发病前有无病毒感染、酒精中毒及代谢异常的情况;有无情绪激动、高强度运动、高血压等诱因。

2.身体状况

有无疲劳、乏力、心悸和气促及胸痛,有无呼吸困难、肿肝大、水肿或胸腹腔积液的心力衰竭表现。

3.心理—社会状况

患者有无恐惧心理,能否正确认识该疾病。

4.实验室检查

超声心动图检查结果,心电图检查,心导管检查确诊。

(二)主要护理诊断

1.疼痛:胸痛

与肥厚型心肌耗氧量增加、冠状动脉供血相对不足有关。

2.气体交换受损

与心力衰竭有关。

3.潜在并发症

潜在并发症有心力衰竭、心律失常、猝死。

(三)护理目标

(1)患者呼吸困难得以改善或消失。

(2)患者胸痛改善或消失。

(3)无并发症发生。

(四)护理措施

1.一般护理

（1）饮食：给予高蛋白、富含维生素的清淡饮食。多食蔬菜和水果，少食多餐，避免便秘。合并心力衰竭的患者，限制钠水摄入。

（2）活动和休息：限制体力活动尤为重要，可减轻心脏负荷、改善心功能。有心力衰竭的患者应该绝对卧床休息。当心力衰竭得到控制后仍应限制活动量。另外，肥厚型心肌病患者体力活动时有晕厥或猝死的危险，故应避免持重、屏气及剧烈运动，并避免单独外出。

（3）吸氧：根据缺氧程度调节流量。

2.病情观察

（1）观察患者的生命体征，必要时进行心电监护。

（2）严密观察有无并发症发生，观察患者有无乏力、呼吸困难、肝肿大、水肿等心力衰竭的表现，准确记录出入量，定期测体重；附壁血栓易脱落导致动脉栓塞，观察患者有无偏瘫、失语、胸痛、咯血等表现；及时发现心律失常的先兆，防止晕厥及猝死。

（3）准备好抢救药物和用品。

3.用药护理

遵医嘱用药，以控制心力衰竭为主，观察药物疗效及不良反应，严格控制滴速。扩张型心肌病患者对洋地黄的耐受性差，要避免洋地黄中毒。

4.心理护理

不良情绪可使交感神经兴奋、心肌耗氧量增加，护理人员需耐心解释，安慰鼓励患者。

5.健康教育

保证充足的休息和睡眠，避免劳累和上呼吸道感染。保持大便通畅和情绪稳定。遵医嘱服药，教会患者及其家属观察其疗效和不良反应。

(五)护理评价

患者胸痛改善或消失；呼吸困难改善或消失；未发生并发症。

第四节　心源性猝死

一、概述

(一)概念和特点

心源性猝死（sudden cardiac death，SCD）是指由心脏原因引起的急性症状发作后以意识突然丧失为特征的自然死亡。WHO 将发病后立即或 24 小时以内的死亡定为猝死，2007 年美国 ACC 会议将发病1小时以内的死亡定为猝死。

据统计，全世界每年有数百万人因心源性猝死丧生，占死亡人数的 15%～20%。美国每年有约 30 万人发生心源性猝死，占全部心血管病死亡人数的 50%以上，而且是 20～60 岁男性的首位死因。在我国，心源性猝死也居死亡原因的首位，虽然没有大规模的临床流行病学资料报道，但心源性猝死比例在逐年增高，且随年龄增加其发病率也逐渐增高，老年人心源性猝死的概率为 80%～90%。

心源性猝死的发病率男性比女性高,美国弗雷明汉心脏研究 20 年的随访发现男性的发病率是女性的3.8 倍;北京市的流行病学资料显示,心源性猝死的年平均发病率男性为10.5/10 万,女性为3.6/10 万。

(二)相关病理生理

冠状动脉粥样硬化是最常见的病理表现,病理研究显示心源性猝死患者急性冠状动脉内血栓形成的概率为 15%～64%。陈旧性心梗也是心源性猝死的病理表现,这类患者也可见心肌肥厚、冠状动脉痉挛、心电不稳与传导障碍等病理改变。

心律失常是心源性猝死的重要原因,通常包括致命性快速心律失常、严重缓慢性心律失常和心室停顿。致命性快速心律失常导致冠状动脉血管事件、心肌损伤、心肌代谢异常和(或)自主神经张力改变等因素相互作用,从而引起一系列病理生理变化,引发心源性猝死,但其最终作用机制仍无定论。严重缓慢性心律失常和心室停顿的电生理机制是当窦房结和(或)房室结功能异常时,次级自律细胞不能承担起心脏的起搏功能,常见于病变弥漫累及心内膜下浦肯野纤维的严重心脏疾病。

非心律失常导致的心源性猝死较少,常由心脏破裂、心脏流入和流出道的急性阻塞、急性心脏压塞等原因导致。心肌电机械分离是指心肌细胞有电兴奋的节律活动,而无心肌细胞的机械收缩,是心源性猝死较少见的原因之一。

(三)病因与危险因素

1.基本病因

绝大多数心源性猝死发生在有器质性心脏病的患者。Braunward 认为心源性猝死的病因有 10 大类:①冠状动脉疾患;②心肌肥厚;③心肌病和心力衰竭;④心肌炎症、浸润、肿瘤及退行性变;⑤瓣膜疾病;⑥先天性心脏病;⑦心电生理异常;⑧中枢神经及神经体液影响的心电不稳;⑨婴儿猝死综合征及儿童猝死;⑩其他。

(1)冠状动脉疾患:主要包括冠心病及其引起的冠状动脉栓塞或痉挛等。而另一些较少见的,如先天性冠状动脉异常、冠状动脉栓塞、冠状动脉炎、冠状动脉机械性阻塞等都是引起心源性猝死的原因。

(2)心肌问题和心力衰竭:心肌问题引起的心源性猝死常在剧烈运动时发生,其机制认为是心肌电生理异常的作用。慢性心力衰竭患者其射血分数较低而常常引发猝死。

(3)瓣膜疾病:在瓣膜病中最易引发猝死的是主动脉瓣狭窄,瓣膜狭窄引起心肌突发性、大面积的缺血而导致猝死。梅毒性主动脉炎、主动脉扩张引起主动脉瓣关闭不全引起的猝死也不少见。

(4)电生理异常及传导系统的障碍:心传导系统异常、Q－T 间期延长综合征、不明或未确定原因的室颤等都是引起心源性猝死的病因。

2.主要危险因素

(1)年龄:从年龄关系而言,心源性猝死有两个高峰期,即出生至 6 个月以内及 45～75 岁。成年人心源性猝死的发病率随着年龄增长而增长,而老年人是成年人心源性猝死的主要人群。随着年龄的增长,高血压、高脂血症、心律失常、糖尿病、冠心病和肥胖的概率增加,这些危险因素促进了心源性猝死的概率。

(2)冠心病和高血压:在西方国家,心源性猝死约 80 % 是由冠心病及其并发症引起。冠心病患者发生心肌梗死后,左室射血分数降低是心源性猝死的主要因素。高血压是冠心病的主要危险因素,且在临床上两种疾病常常并存。高血压患者左室肥厚,维持血压应激能力受损,交感神经控制能力下降易出现快速心律失常而导致猝死。

(3)急性心功能不全和心律失常:急性心功能不全患者心脏机械功能恶化时,可出现心肌电活动紊乱,引发心力衰竭而发生猝死。临床上多种心脏病理类型几乎都是由心律失常恶化引发心源性猝死的。

(4)抑郁:机制可能是抑郁患者交感或副交感神经调节失衡,引起心脏的电调节失调所致。

(5)时间:美国 38 年随访资料显示,猝死发生以 7:00—10:00 和 16:00—20:00 为两个高峰期,这可能与此时生活、工作紧张,交感神经兴奋,诱发冠状动脉痉挛,导致的心律失常有关。

(四)临床表现

心源性猝死可分为 4 个临床时期:前驱期、终末事件期、心搏骤停期与生物学死亡期。

1.前驱期

前驱症状表现形式多样,具有突发性和不可测性,如在猝死前数天或数月,有些患者可出现胸痛、气促、疲乏、心悸等非特异性症状,但也可无任何前驱症状,瞬间发生心搏骤停。

2.终末事件期

终末事件期是指心血管状态出现急剧变化到心搏骤停发生前的一段时间,时间从瞬间到 1 小时不等。心源性猝死所定义时间多指该时期持续的时间。其典型表现包括:严重胸痛、急性呼吸困难、突发心悸或眩晕等。在猝死前常有心电活动改变,其中以致命性快速心律失常和室性异位搏动为主。因室颤猝死者,常先有室性心动过速,少部分以循环衰竭为死亡原因。

3.心搏骤停期

心搏骤停后脑血流急剧减少,患者出现意识丧失,伴有局部或全身的抽搐。心搏骤停刚发生时可出现叹息样或短促痉挛性呼吸,随后呼吸停止伴发绀,皮肤苍白或发绀,瞳孔散大,脉搏消失,二便失禁。

4.生物学死亡期

从心搏骤停至生物学死亡的时间长短取决于原发病的性质和复苏开始时间。心搏骤停后 4～6 分钟脑部出现不可逆性损害,随后经数分钟发展至生物学死亡。心搏骤停后立即实施心肺复苏和除颤是避免发生生物学死亡的关键。

(五)急救方法

1.识别心搏骤停

在最短时间内判断患者是否发生心搏骤停。

2.呼救

在不影响实施救治的同时,设法通知急救医疗系统。

3.初级心肺复苏

初级心肺复苏即基础生命活动支持,包括人工胸外按压、开放气道和人工呼吸,被简称为 CBA 三部曲。如果具备 AED 自动电除颤仪,应联合应用心肺复苏和电除颤。

4.高级心肺复苏

高级心肺复苏即高级生命支持,是在基础生命支持的基础上,应用辅助设备、特殊技术等建立更为有效的通气和血运循环,主要措施包括气管插管、电除颤转复心律、建立静脉通道并给药维护循环等。在这一救治阶段应给予心电、血压、血氧饱和度及呼气末二氧化碳分压监测,必要时还需进行有创血流动力学监测,如动脉血气分析、动脉压、中心动脉压、肺动脉压、肺动脉楔压等。早期电除颤对于救治心搏骤停至关重要,如有条件越早进行越好。心肺复苏的首选药物是肾上腺素,每3~5分钟重复静脉推注1 mg,可逐渐增加剂量到5 mg。低血压时可使用去甲肾上腺素、多巴胺、多巴酚丁胺等,抗心律失常药物常用胺碘酮、利多卡因、β受体阻滞药等。

5.复苏后处理

处理原则是维护有效循环和呼吸功能,特别是维持脑灌注,预防再次发生心搏骤停,维护水、电解质和酸碱平衡,防治脑水肿、急性肾衰竭和继发感染等,其中重点是脑复苏,提高营养补充。

(六)预防

1.识别高危人群,采用相应预防措施

对高危人群,针对其心脏基础疾病采用相应的预防措施能减少心源性猝死的发生率,如对冠心病患者采用减轻心肌缺血、预防心梗或缩小梗死范围等措施;对急性心梗、心梗后充血性心衰的患者应用β受体阻滞药;对充血性心衰患者应用血管紧张素转换酶抑制剂。

2.抗心律失常

胺碘酮在心源性猝死的二级预防中优于传统的Ⅰ类抗心律失常药物。抗心律失常的外科手术治疗对部分药物治疗效果欠佳的患者有一定的预防心源性猝死的作用。近年研究证明,植入型心律转复除颤器能改善一些高危患者的预后。

3.健康知识和心肺复苏技能的普及

高危人群尽量避免独居,对这些患者及其家属进行相关健康知识和心肺复苏技能普及。

二、护理评估

(一)一般评估

(1)识别心搏骤停:当发现无反应或突然倒地的患者时,首先观察其对刺激的反应,并判断有无呼吸和大动脉搏动。判断心搏骤停的指标包括:意识突然丧失或伴有短阵抽搐;呼吸断续,喘息,随后呼吸停止;皮肤苍白或明显发绀,瞳孔散大,大小便失禁;颈、股动脉搏动消失;心音消失。

(2)患者主诉:胸痛、气促、疲乏、心悸等前驱症状。

(3)相关记录:记录心搏骤停和复苏成功的时间。

(4)复苏过程中须持续监测血压、血氧饱和度,必要时进行有创血流动力学监测。

(二)身体评估

1.头颈部

轻拍肩部呼叫,观察患者反应、瞳孔变化情况,气道内是否有异物。手指于胸锁乳突肌内侧沟中检测颈总动脉搏动(耗时不超过10秒)。

2.胸部

视诊患者胸廓起伏,感受呼吸情况,听诊呼吸音判断自主呼吸恢复情况。

3.其他

观察全身皮肤颜色及肢体活动情况,触诊全身皮肤温湿度等。

(三)心理－社会评估

复苏后应评估患者的心理反应与需求,家庭及社会支持情况,引导患者正确配合疾病的治疗与护理。

(四)辅助检查结果评估

(1)心电图:显示心室颤动或心电停止。

(2)各项生化检查情况和动脉血气分析结果。

(五)常用药物治疗效果的评估

1.血管升压药的评估要点

(1)用药剂量和速度、用药的方法(静脉滴注、注射泵/输液泵泵入)的评估与记录。

(2)血压的评估,患者意识是否恢复,血压是否上升到目标值,尿量、肤色和肢端温度的改变等。

2.抗心律失常药的评估要点

(1)持续监测心电,观察心律和心率的变化,评估药物疗效。

(2)不良反应的评估:应观察用药后不良反应是否发生,如使用胺碘酮可能引起窦性心动过缓、低血压等现象;使用利多卡因可能引起感觉异常、窦房结抑制、房室传导阻滞等。

三、主要护理诊断/问题

(一)循环障碍

与心脏收缩障碍有关。

(二)清理呼吸道无效

与微循环障碍、缺氧和呼吸形态改变有关。

(三)潜在并发症

潜在并发症有脑水肿、感染、胸骨骨折等。

四、护理措施

(一)快速识别心搏骤停,正确及时进行心肺复苏和除颤

心源性猝死抢救成功的关键是快速识别心搏骤停和启动急救系统,尽早进行心肺复苏和复律治疗。快速识别是进行心肺复苏的基础,而及时行心肺复苏和尽早除颤是避免发生生物学死亡的关键。

(二)合理饮食

多摄入水果、蔬菜和黑鱼等易消化的清淡食物,可通过改善心律变异性预防心源性猝死。

(三)用药护理

应严格按医嘱用药,并注意观察常用药的疗效和不良反应,发现问题及时处理等。

(四)心理护理

复苏后部分患者会对曾发生的猝死产生明显的恐惧和焦虑心情,应帮助患者正确评估所

面对情况,鼓励患者积极参与治疗和护理计划的制订,使之了解心源性猝死的高危因素和救治方法。帮助患者建立良好有效的社会支持系统,帮助患者克服恐惧和焦虑的情绪。

(五)健康教育

1.高危人群

对高危人群,如冠心病患者应教会患者及其家属了解心源性猝死早期出现的症状和体征,做到早发现、早诊断、早干预。教会患者家属基本救治方法和技能,患者外出时随身携带急救物品和救助电话,以方便得到及时救助。

2.用药原则

按时、正确服用相关药物,让患者了解常用药物不良反应及自我观察要点。

五、急救效果的评估

(1)患者意识清醒。

(2)患者恢复自主呼吸和心跳。

(3)患者瞳孔缩小。

(4)患者大动脉搏动恢复。

第五节　心力衰竭

心力衰竭简称心衰,是指心肌收缩力下降使心排血量不能满足机体代谢的需要,器官组织血液灌注不足,同时出现肺循环和(或)体循环静脉瘀血表现的临床综合征,故也称充血性心力衰竭。心力衰竭临床上按发展的速度可分为急性心衰和慢性心衰,以慢性为多;按病变的性质又可分为收缩性心衰和舒张性心衰;按其发生的部位可分为左心衰、右心衰和全心衰;按排血量多少可分为低排血量型心衰和高排血量型心衰。

一、慢性心力衰竭

(一)病因与发病机制

1.基本病因

(1)原发性心肌损害:冠心病心肌缺血、心肌梗死,心肌炎和心肌病;继发性心肌损害:糖尿病、心肌病、维生素 B_1 缺乏和心肌淀粉样变性等。

(2)心脏负荷过重:①前负荷过重,主动脉瓣关闭不全、二尖瓣关闭不全、房室间隔缺损、动脉导管未闭、慢性贫血、甲亢、动静脉瘘;②后负荷过重,高血压、主动脉瓣狭窄、肺动脉高压、肺动脉瓣狭窄。

2.诱因

(1)感染:呼吸道感染最常见,其次为感染性心内膜炎。

(2)心律失常:心房颤动是诱发心力衰竭的最重要因素。

(3)生理或心理压力过大:如过度劳累、情绪激动、精神过于紧张。

(4)心脏负担加重:如妊娠和分娩。

(5)血容量增加:如钠盐摄入过多、输液和输血过快过多。

(6)其他:如药物使用不当、环境与气候、情绪改变、合并其他疾病等。

3.发病机制

(1)心肌损害与心室重构。

(2)神经内分泌的激活。

(3)血流动力学异常。

(二)临床表现

1.左心功能不全的表现

病理基础主要是肺循环静脉瘀血及心排血量降低。

(1)症状:①呼吸困难,劳力性呼吸困难是最早出现的症状,随病情进展可出现夜间阵发性呼吸困难,为左心功能不全的典型表现,严重心衰竭时患者可出现端坐呼吸;②咳嗽、咳痰和咯血;③低心排血量症状,心、脑、肾及骨骼等脏器、组织血液灌流不足引起乏力、头晕、嗜睡或失眠、尿少、夜尿等。

(2)体征:两肺底可闻及湿啰音,随病情加重,可遍及全肺,有时伴有哮鸣音;心脏向左下扩大,心尖部可闻及舒张期奔马律,肺动脉瓣区第二心音亢进可出现心律失常。

2.右心功能不全的表现

病理基础主要是体循环静脉瘀血。

(1)胃肠道症状:食欲缺乏、恶心、呕吐、腹痛、腹胀、尿少、夜尿等,伴呼吸困难。

(2)体征:颈静脉充盈或怒张,肝肿大和压痛,水肿。

(3)心脏体征:右心室或全心室扩大,胸骨左缘3~4肋间闻及舒张期奔马律。

3.全心功能不全的表现

左右心衰的临床表现同时存在或以一侧表现为主。因右心衰竭、右心排血量减少常可使夜间阵发性呼吸困难减轻。

4.心功能分级

Ⅰ级:体力活动不受限,日常活动不出现心悸、气短、乏力、心绞痛。

Ⅱ级:体力活动轻度受限,休息时无症状,一般日常活动即可出现心悸、气短、乏力、心绞痛。

Ⅲ级:体力活动明显受限,小于日常活动即可出现上述症状。

Ⅳ级:不能从事任何体力活动,休息时也出现上述症状,任何活动后明显加重。

(三)辅助检查

1.胸部X线检查

心脏扩大,左心衰时还有肺门阴影增大、肺纹理增粗等肺瘀血征象,右心衰可有胸腔积液。

2.心电图检查

左室肥厚劳损、右室扩大。

3.超声心动图检查

测算左室射血分数、二尖瓣前叶舒张中期关闭速度、快速充盈期和心房收缩期二尖瓣血流速度等能较好地反映左室的收缩和舒张功能。

4.创伤性血流动力学检查

左心衰时肺毛细血管楔嵌压升高,右心衰时中心静脉压升高。

(四)诊断要点

依据肺静脉瘀血、体循环静脉瘀血的表现明显,心脏病的体征,辅助检查结果。诊断应包括基本心脏病的病因、病理解剖和病理生理诊断及心功能分级。

(五)治疗要点

(1)去除或限制基本病因。

(2)消除诱因。

(3)减轻心脏负荷。①休息,包括体力休息和精神休息。②控制钠盐摄入。③利尿剂:消除水肿,减少循环血容量,减轻心脏前负荷。常用药有氢氯噻嗪和呋塞米(排钾利尿剂)、螺内酯和氨苯蝶啶(保钾利尿剂)。④血管扩张剂:扩张静脉和肺小动脉为主的药可降低心脏前负荷,常用药有硝酸甘油、硝酸异酸梨醇酯等。以扩张小静脉为主的药可降低心脏后负荷,常用药有血管紧张素转换酶抑制剂如卡托普利、依那普利和α受体阻滞剂如酚妥拉明、乌拉地尔等。同时扩张小动脉及静脉的药可同时降低心脏的前后负荷,常用药有硝普钠等。

(4)增强心肌收缩力。①洋地黄类药物:常用制剂有毒毛花苷 K、毛花苷 C(毛花苷丙)、地高辛、洋地黄毒苷等。②其他正性肌力药:常用有 β 受体兴奋剂,如多巴胺和多巴酚丁胺,磷酸二酯酶抑制剂如氨力农和米力农。

二、急性心功能不全

急性心功能不全主要指急性左心衰,是某种病因使心排血量在短时间内急剧下降,甚至丧失排血功能,而导致组织器官供血不足和急性瘀血的综合征。

(一)病因与发病机制

1.病因

(1)急性弥漫性心肌损害。

(2)严重突发的心脏排血受阻。

(3)严重心律失常。

(4)急性瓣膜反流。

(5)高血压危象。

2.发病机制

以上病因主要导致左心室排血量急剧下降或左室充盈障碍引起肺循环压力骤然升高而出现急性肺水肿,严重者伴心源性休克。

(二)临床表现

突发严重呼吸困难(呼吸频率为 30~40 次/分),端坐呼吸,频繁咳嗽,咳大量粉红色泡沫样痰,面色青灰,口唇发绀,大汗淋漓,极度烦躁。严重者可因脑缺氧而神志模糊,心尖部可闻及舒张期奔马律,两肺满布湿啰音和哮鸣音。

(三)诊断要点

根据典型症状和体征不难做出诊断。

(四)治疗要点

(1)体位:两腿下垂坐位,减少静脉回流。

(2)吸氧:高流量酒精湿化吸氧,氧流量为 6～8 L/min。

(3)镇静:吗啡 5 mg 皮下注射或静脉推注,必要时隔 15 分钟重复一次,共 2～3 次。

(4)快速利尿:呋塞米快速注射。

(5)血管扩张剂:硝普钠或硝酸甘油静脉滴注。

(6)洋地黄制剂:毛花苷 C 或毒毛花苷 K 等快速制剂静脉推注。

(7)氨茶碱:0.25 g 加入 5 ％葡萄糖注射液 20 mL 内静脉注射。

(8)其他:积极治疗原发病,去除诱因等。

第五章　神经内科护理

第一节　三叉神经痛

三叉神经痛是指三叉神经分布范围内反复发作短暂性剧烈疼痛,分为原发性及继发性两种。前者病因未明,可能是某些致病因素使三叉神经脱髓鞘而产生异位冲动或伪突触传递,近年来显微血管减压术的开展,多数认为主要原因是邻近血管压迫三叉神经根。继发性三叉神经痛常见原因有鼻咽癌颅底转移、中颅窝脑膜瘤、听神经瘤、半月节肿瘤、动脉瘤压迫、颅底骨折、脑膜炎、颅底蛛网膜炎、三叉神经节带状疱疹病毒感染等。

一、病因和发病机制

近年来显微血管减压术的开展,认为三叉神经痛的病因是邻近血管压迫三叉神经根。绝大部分为小脑上动脉从三叉神经根的上方或内上方压迫神经根,少数为小脑前下动脉从三叉神经根的下方压迫神经根。血管对神经的压迫,使神经纤维挤压在一起,逐渐使其发生脱髓鞘改变,从而引起相邻纤维之间的短路现象,轻微的刺激即可形成一系列的冲动通过短路传入中枢,引起一阵阵剧烈的疼痛。

二、临床表现

三叉神经痛多发生于40岁以上人群,女性略多于男性,多为单侧发病。突发闪电样、刀割样、钻顶样、烧灼样剧痛,严格限于三叉神经感觉支配区内,伴有面部抽搐,又称"痛性抽搐",每次发作持续数秒至一两分钟即骤然停止,间歇期无任何疼痛。在疲劳或紧张时发作较频。

三、治疗原则

三叉神经痛,无论原发性或继发性,在未明确病因或难以查出病因的情况下均可用药物治疗或封闭治疗,以缓解症状,倘若一旦确诊病因,应针对病因治疗,除非因高龄、身患严重疾患等因素难以接受者或病因去除治疗后疼痛仍发作,可继续采用药物治疗或封闭疗法。若服药不良反应大者也可先选择封闭疗法。

四、治疗方法

(一)药物治疗

三叉神经痛的药物治疗,主要用于患者发病初期或症状较轻者。经过一段时间的药物治疗,部分患者可达到完全治愈或症状得到缓解,表现为发作程度减轻、发作次数减少。

目前应用最广泛、最有效的药物是抗癫痫药。在用药方面应根据患者的具体情况进行具体分析,各药可单独使用,也可联合应用。在采用药物治疗过程中,应特别注意各种药物不良反应,进行必要的检测,以免发生不良反应。

1.痛痉宁

痛痉宁也称卡马西平、痛可宁等。该药对三叉神经脊束核及背侧丘脑中央内侧核部位的突触传导有显著的抑制作用。用药达到有效治疗量后多数患者于 24 小时内发作性疼痛即消失或明显减轻,文献报道卡马西平可使 70％以上的患者完全止痛,20％患者疼痛缓解,此药需长期服用才能维持疗效,多数停药后疼痛再现。不少患者服药后疗效有时会逐渐下降,需加大剂量。此药不能根治三叉神经痛,复发者再次服用仍有效。

用法与用量:口服开始时一次 0.1～0.2 g,每天 1～2 次,然后逐日增加 0.1 g。每天最大剂量不超过1.6 g,取得疗效后,可逐日逐次地减量,维持在最小有效量。如最大剂量应用 2 周后疼痛仍不消失或减轻,则应停止服用,改用其他药物或治疗方法。

不良反应有眩晕、嗜睡、步态不稳、恶心,数天后消失,偶有白细胞减少、皮疹,可停药。

2.苯妥英钠

苯妥英钠为一种抗癫痫药,在未开始应用卡马西平之前,该药曾被认为是治疗三叉神经痛的首选药物。本药疗效不如卡马西平,止痛效果不完全,长期使用止痛效果减弱,因此目前已列为第二位选用药物。

本品主要通过增高周围神经对电刺激的兴奋阈值及抑制脑干三叉神经脊髓束的突触间传导而起作用。其疗效仅次于卡马西平,文献报道有效率为 88％～96％,但需长期用药,停药后易复发。

用法与用量:成人开始时每次 0.1 g,每天 3 次,口服。如用药后疼痛不见缓解,可加大剂量到每天0.2 g,每天 3 次,但最大剂量不超过 0.8 g/d。取得疗效后再逐渐递减剂量,以最小量维持。肌内注射或静脉注射:一次 0.125～0.25 g,每天总量不超过 0.5 g。临用时用等渗盐水溶解后方可使用。

不良反应为长期服用该药或剂量过大出现头痛、头晕、嗜睡、共济失调及神经性震颤等。一般减量或停药后可自行恢复。本品对胃有刺激性,易引起厌食、恶心、呕吐及上腹痛等症状。饭后服用可减轻上述症状。长期服用可出现黏膜溃疡,多见于口腔及生殖器,并可引起牙龈增生,同时服用钙盐及抗过敏药可减轻。苯妥英钠可引起白细胞减少、视力减退等症状。大剂量静脉注射,可引起心肌收缩力减弱、血管扩张、血压下降,严重时可引起心脏传导阻滞,心脏骤停。

3.氯硝安定

氯硝安定为抗癫痫药物,对三叉神经痛也有一定疗效。服药 4～12 天,血浆药浓度达到稳定水平,为30～60 μg/mL。口服氯硝基安定(硝西泮)后,30～60 分钟作用逐渐显著,维持 6～8 小时,一般在最初 2 周内可达最大效应,其效果次于卡马西平和苯妥英钠。

用法与用量:氯硝安定药效强,开始 1 mg/d,分 3 次服,即可产生治疗效果。之后每 3 天调整药量0.5～1 mg,直至达到满意的治疗效果,至维持剂量为 3～12 mg/d。最大剂量为 20 mg/d。

不良反应有嗜睡、行为障碍、共济失调、眩晕、言语不清、肌张力低下等,对肝肾功能也有一定的损害,有明显肝脏疾病的患者禁用。

4.山莨菪碱(654-2)

山莨菪碱为从我国特产茄科植物山莨菪中提取的一种生物碱,其作用与阿托品相似,可使平滑肌松弛,解除血管痉挛(尤其是微血管),同时具有镇痛作用。本药对三叉神经痛有一定疗效,近期效果满意,据文献报道有效率为 76.1％～78.4％,止痛时间一般为 2～6 个月,个别达 5

年之久。

用法与用量。①口服:每次 5～10 mg,每天 3 次,或每次 20～30 mg,每天 1 次。②肌内注射:每次 10 mg,每天 2～3 次,待疼痛减轻或疼痛发作次数减少后改为每次 10 mg,每天 1 次。

不良反应有口干、面红、轻度扩瞳、排尿困难、视近物模糊及心率增快等。以上反应多在 3 小时内消失,长期用药不会蓄积中毒。有青光眼和心脏病患者忌用。

5.巴氯芬

巴氯芬[化学名 β-(对-氯苯基)γ-氨基丁酸]是抑制性神经递质 γ 氨基丁酸的类似物,临床实验研究表明本品能缓解三叉神经痛。用法:巴氯芬开始每次 10 mg,每天 3 次,隔天增加每天 10 mg,直到治疗的第 2 周结束时,将用量递增至每天 60～80 mg。每天平均维持量:单用者为 50～60 mg,与卡马西平或苯妥英钠合用者为 30～40 mg。文献报道,治疗三叉神经痛的近期疗效,巴氯芬与卡马西平几乎相同,但远期疗效不如卡马西平,巴氯芬与卡马西平或苯妥英钠均有协同作用,且比卡马西平更安全,这一特点使巴氯芬在治疗三叉神经痛方面颇受欢迎。

6.麻黄碱

本品可以兴奋脑啡肽系统,因而具有镇痛作用,其镇痛程度为吗啡的 1/12～1/7。用法:每次 30 mg,肌内注射,每天 2 次。甲亢、高血压、动脉硬化、心绞痛等患者禁用。

7.硫酸镁

本品在眶上孔或眶下孔注射可治疗三叉神经痛。

8.维生素 B_{12}

文献报道,用大剂量维生素 B_{12},对治疗三叉神经痛确有较好疗效。方法:维生素 B_{12} 4 000 μg 加维生素 B_1 200 mg 加 2％普鲁卡因 4 mL 对准扳机点做深浅上下左右四点式注药,对放射的始端做深层肌下进药,放射的终点做浅层四点式进药,药量可根据疼痛轻重适量进入。但由于药物作用扳机点可能变位,治疗时可酌情根据变位更换进药部位。

9.哌咪清(匹莫齐特)

文献报道,用其他药物治疗无效的顽固性三叉神经痛患者对本品有效,且其疗效明显优于卡马西平。开始剂量为每天 4 mg,逐渐增加至每天 12～14 mg,分 2 次服用。不良反应以锥体外系反应较常见,也可有口干、无力、失眠等。

10.维生素 B_1

在神经组织蛋白合成过程中起辅酶作用,参与胆碱代谢,其止痛效果差,只能作为辅助药物。用法与用量:①肌内注射 1 mg/d,每天 1 次,10 天后改为每周 2～3 次,持续 3 周为一个疗程。②三叉神经分支注射:根据疼痛部位可做眶上神经、眶下神经、上颌神经和下颌神经注射。每次剂量 500～1 000 μg,每周 2～3 次。③穴位注射:每次 25～100 μg,每周 2～3 次。常用颊车、下关、四白及阿是穴等。

11.激素

原发性三叉神经痛和继发性三叉神经痛的病例,其病理改变在光镜和电镜下都表现为三叉神经后根有脱髓鞘改变。在临床治疗中发现,许多用卡马西平、苯妥英钠等治疗无效的患者,改用强的松(泼尼松)、地塞米松等治疗有效。这种激素治疗的原理与治疗脱髓鞘疾病相同,利用激素的免疫抑制作用达到治疗三叉神经痛的目的。由于报道的病例少,只是对一部分卡马西平、苯妥英钠治疗无效者应用有效,其长期效果和机制有待进一步观察。剂量与用量:①强的松(泼尼松、去氧可的松),每次 5 mg,每天3次。②地塞米松(氟美松),每次0.75 mg,每天3次。注射剂:一支 5 mg,每次 5 mg,每天 1 次,肌内注射或静脉注射。

(二)神经封闭治疗

神经封闭法主要包括三叉神经半月节及其周围支酒精封闭术和半月节射频热凝法,其原理是通过酒精的化学作用或热凝的物理作用于三叉神经纤维,使其发生坏变,从而阻断神经传导而达到止痛目的。

1.三叉神经酒精封闭法

封闭用酒精一般在浓度80%左右(因封闭前注入局部麻醉药,故常用98%浓度)。

(1)眶上神经封闭:适用于三叉神经第1支痛。方法为:患者取坐位或卧位,位于眶上缘中内1/3交界处触及切迹,皮肤消毒及局麻后,用短细针头自切迹刺入皮肤直达骨面,找到骨孔后刺入,待患者出现放射痛时,先注入 2%利多卡因 0.5～1 mL,待眶上神经分布区针感消失,再缓慢注入酒精0.5 mL左右。

(2)眶下神经封闭:在眶下孔封闭三叉神经上颌支的眶下神经。适用于三叉神经第2支痛(主要疼痛局限在鼻旁、下眼睑、上唇等部位)。方法为:患者取坐位或卧位,位于距眶下缘约1 cm,距鼻中线 3 cm,触及眶下孔,该孔走向与矢状面成 40°～45°,长约 1 cm,故穿刺时针头由眶下孔做 40°～45°向外上、向后进针,深度不超过 1 cm,患者出现放射痛时,以下操作同眶上神经封闭。

(3)后上齿槽神经封闭:在上颌结节的后上齿槽孔处进行。适用于三叉神经第2支痛(痛区局限在上白齿及其外侧黏膜者)。方法:患者取坐位或卧位,头转向健侧,穿刺点在颧弓下缘与齿槽嵴成角处,即相当于过眼眶外缘的垂线与颧骨下缘相交点。局部消毒后,先用左手指将附近皮肤向下前方拉紧,继之以4～5 cm长穿刺针自穿刺点稍向后上方刺入直达齿槽嵴的后侧骨面,然后紧贴骨面缓慢深入 2 cm 左右,即达后上齿槽孔处,先注入 2%利多卡因,再注入酒精。

(4)颏神经封闭:在下颌骨的颏孔处进行,适用于三叉神经第3支痛(主要局限在颏部、下唇)。方法:在下颌骨上、下缘间之中点相当于咬肌前缘和颏正中线之间中点找到颏孔,然后自后上方并与皮肤成 45°角向前下进针刺入骨面,插入颏孔,以下操作同眶上神经封闭。

(5)上颌神经封闭:用于三叉神经第2支痛(痛区广泛及眶下神经封闭失效者)。上颌神经主干自圆孔穿出颅腔至翼腭窝。方法(常用侧入法):穿刺点位于眼眶外缘至耳道间连线中点下方,穿刺针自该点垂直刺入深约 4 cm,触及翼突板,继之退针 2 cm 左右稍改向前方成15°角重新刺入,滑过翼板前缘,再深入 0.5 cm 即入翼腭窝内,患者有放射痛时,回抽无血后,先注入2%利多卡因,待上颌部感觉麻后,注入酒精 1 mL。

(6)下颌神经封闭:用于三叉神经第3支痛(痛区广泛及眶下神经封闭失效者)。下颌神经主干自卵圆孔穿出。方法(常用侧入法):穿刺点同上颌神经穿刺点,垂直进针达翼突板后,退针 2 cm 再改向上后方 15°角进针,患者出现放射痛后,注药同上颌神经封闭。

(7)半月神经节封闭:用于三叉神经第2、第3支痛或第1、第2、第3支痛,方法(常用前入法):穿刺点在口角上方及外侧约3 cm 处,自该点进针,向后、向上、向内即正面看应对准向前直视的瞳孔,侧面看朝颧弓中点,约进针 5 cm 处达颅底,当刺入卵圆孔时,患者即出现放射痛(下颌区),则再推进0.5 cm,上颌部也出现剧痛即确入半月节内。回抽无血、无脑脊液,先注入2％利多卡因0.5 mL,同侧面部麻木后,再缓慢注入酒精 0.5 mL。

以上酒精封闭法的治疗效果差异较大,短者数月,长者可达数年。复发者可重复封闭,但难以根治。

2.三叉神经半月节射频热凝法

首先由 Sweat(1974 年)提出,通过穿刺半月节插入电极后用电刺激确定电极位置,从而有选择地用射频温控定量灶性破坏法,达到止痛目的。具体方法如下。

(1)半月节穿刺:同半月节封闭术。

(2)电刺激:穿入成功后,插入电极通入 0.2～0.3 V 的电流,用 50～75 W/s 的方波电流,这时患者感觉有刺激区的蚁行感。

(3)射频温探破坏:电刺激准确定位后,打开射频发生器,产生射频电场,此时为进一步了解电极位置,可将温度控制在 42 ～44 ℃,这种电流可造成可逆性损伤并刺激产生疼痛,一旦电极位置无误,即可将温度增高,每次 5 ℃,增高至 60 ～80 ℃,每次 30～60 秒,在破坏第 1 支时,稍缓慢加热并检查角膜反射。此方法有效率为 85％左右,但仍易复发而不能根治。

3.三叉神经痛 γ 刀放疗法

1991 年,有学者利用 MRI 定位像输入 HP-9000 计算机,使用 Gamma plan 进行定位和定量计算,选择三叉神经感觉根进脑干区为靶点照射,达到缓解症状目的,其疗效尚不明确。

五、护理

(一)护理评估

1.健康史评估

(1)原发性三叉神经痛是一种病因尚不明确的疾病。但三叉神经痛可继发于脑桥、小脑脚占位性病变压迫三叉神经及多发性硬化等。因此,应询问患者是否患有多发性硬化,检查有无占位性病变,每次面部疼痛有无诱因。

(2)评估患者年龄。此病多发生于中老年人。40 岁以上起病者占 70％～80％,女性略多于男性,女性与男性发病比例为3：1。

2.临床观察与评估

(1)评估疼痛的部位、性质、程度、时间。通常疼痛无预兆,大多数人为单侧,开始和停止都很突然,间歇期可完全正常。发作表现为电击样、针刺样、刀割样或撕裂样的剧烈疼痛,每次数秒至2分钟。疼痛以面颊、上下颌及舌部最为明显;口角、鼻翼、颊部和舌部为敏感区。轻触即可诱发,称为扳机点;当碰及触发点如洗脸、刷牙时疼痛发作,或因咀嚼、呵欠和讲话等引起疼痛,以致患者不敢做这些动作。表现为面色憔悴、精神抑郁和情绪低落。

(2)严重者伴有面部肌肉的反复性抽搐、口角牵向患侧,称为痛性抽搐。还可伴有面部发红、皮温增高、结膜充血和流泪等。严重者可昼夜发作,夜不成眠或睡后痛醒。

(3)病程可呈周期性。每次发作期可为数天、数周或数月不等;缓解期也可数天至数年不等。病程愈长,发作愈频繁愈重。神经系统检查一般无阳性体征。

(4)心理评估。使用焦虑量表评估患者的焦虑程度。

(二)护理问题

1.疼痛

疼痛主要由三叉神经受损引起面颊、上下颌及舌的疼痛。

2.焦虑

焦虑与疼痛反复、频繁发作有关。

(三)护理目标

(1)患者自感疼痛减轻或缓解。

(2)患者述舒适感增加,焦虑症状减轻。

(四)护理措施

1.治疗护理

(1)药物治疗。原发性三叉神经痛首选卡马西平治疗,其不良反应有头晕、嗜睡、口干、恶心、皮疹、再生障碍性贫血、肝功能损害、智力和体力衰弱等。护理者必须注意观察,每1～2个月复查肝功和血常规。偶有皮疹、肝功能损害和白细胞减少,需停药;也可按医师建议单独或联合使用苯妥英钠、氯硝西泮、巴氯芬、野木瓜等治疗。

(2)封闭治疗。三叉神经封闭是注射药物于三叉神经分支或三叉神经半月节上,阻断其传导,导致面部感觉丧失,获得一段时间的止痛效果。注射药物有无水乙醇、甘油等。封闭术的止痛效果往往不够满意,远期疗效较差,还有可能引起角膜溃疡、失明、颅神经损害、动脉损伤等并发症,且对三叉神经第1支疼痛不适用。但对全身状况差、不能耐受手术的患者,以及鉴别诊断,为手术创造条件的过渡性治疗仍有一定的价值。

(3)经皮选择性半月神经节射频电凝治疗。在 X 线监视下或经 CT 导向将射频电极针经皮插入半月神经节,通电加热至 65 ～75 ℃维持 1 分钟,可选择性破坏节后无髓鞘的传导痛温觉的 Aβ 和 C 细纤维,保留有髓鞘的传导触觉的 Aα 和粗纤维,疗效在 90% 以上,但有面部感觉异常、角膜炎、咀嚼无力、复视和带状疱疹等并发症。长期随访复发率为 21%～28%,但重复应用仍有效。本方法尤其适用于年老体弱、不适合手术治疗的患者,手术治疗后复发者,以及不愿意接受手术治疗的患者。

射频电凝治疗后并发症的观察护理:观察患者的恶心、呕吐反应,随时处理污物,遵医嘱补液补钾;询问患者有无局部皮肤感觉减退,观察其是否有同侧角膜反射迟钝、咀嚼无力、面部异样不适感觉。并注意给患者进软食,洗脸水温要适宜。如有术中穿刺方向偏内、偏深误伤视神经引起视力减退、复视等并发症,应积极遵医嘱给予治疗并防止患者活动摔伤、碰伤。

(4)外科治疗。①三叉神经周围支切除及抽除术:两者手术较简单,因神经再生而容易复发,故有效时间短,目前较少采用,仅限于第1支疼痛者姑息使用。②三叉神经感觉根切断术:经枕下入路三叉神经感觉根切断术,三叉神经痛均适用此种入路,手术操作较复杂,危险性大,术后反应较多,但常可发现病因,可很好地保护运动根及保留部分面部和角膜触觉,复发率低,至今仍广泛使用。③三叉神经脊束切断术:此手术危险性大,术后并发症严重,现很少采用。④微血管减压术:已知有85%～96%的三叉神经痛是由三叉神经根存在血管压迫引起的,用手术方法将压迫神经的血管从三叉神经根部移开,疼痛就会消失,这就是微血管减压术。因为微血管减压术是针对三叉神经痛的主要病因进行治疗,去除血管对神经的压迫后,约 90% 的患者疼痛可以完全消失,面部感觉完全保留,而达到根治的目的。微血管减压术可以保留三叉神经功能,运用显微外科技术进行手术,减小手术创伤,很少遗留永久性神经功能障碍,术中手术探查可以发现引起三叉神经痛的少见病因,如影像学未发现的小肿瘤、蛛网膜增厚及粘连等,因而成为原发性三叉神经痛的首选手术治疗方法。

三叉神经微血管减压术的手术适应证:正规药物治疗一段时间后,药物效果不明显或疗效明显减退的患者;药物过敏或严重不良反应不能耐受的患者;疼痛严重,影响工作、生活和休息者。

微血管减压术治疗三叉神经痛的临床有效率为 90%～98%,影响其疗效的因素很多,其中压迫血管的类型、神经受压的程度及减压方式的不同对其临床治疗和预后判断有着重要的意义。微血管减压术治疗三叉神经痛存在 5%～10% 的复发率,不同术者和手术方法的不同差异很大。研究表明,患者的性别、年龄、疼痛的支数、疼痛部位、病程、近期疗效及压迫血管的类型可能与复发存在一定的联系。三叉神经痛后复发的主要原因:①病程大于 8 年;②静脉为压迫因素;③术后无即刻症状消失者。三叉神经痛复发最多见于术后 2 年内,2 年后复发率明显降低。

2.心理支持

由于本病为突然发作的反复的阵发性剧痛,患者易出现精神抑郁和情绪低落等表现,护士应关心、理解、体谅患者,帮助其减轻心理压力,增强战胜疾病的信心。

3.健康教育

指导患者生活有规律,合理休息、娱乐;鼓励患者运用指导式想象、听音乐、阅读报刊等方式分散注意力,消除紧张情绪。

第二节　脑血管疾病

一、概述

脑血管疾病是由各种病因使脑血管发生血液循环障碍而导致脑功能缺损的一组疾病的总称。脑血管疾病是常见病和多发病,病死率、致残率均高,是目前人类疾病三大死亡原因之一。

脑卒中又称中风或脑血管意外,是一组以急性起病、局限性或弥漫性脑功能缺损为共同特征的脑血管病。通常包括短暂性脑缺血发作、脑出血、脑梗死、蛛网膜下隙出血。依据病理性质可分为缺血性脑卒中和出血性脑卒中,前者又称为脑梗死,包括脑血栓形成和脑栓塞等;后者包括脑出血和蛛网膜下隙出血。

(一)病因

1.血管壁病变

动脉粥样硬化最常见,其次为动脉炎(由风湿、钩端螺旋体、结核、梅毒等所致)、先天性血管病(如动脉瘤、血管畸形、先天性血管狭窄)、外伤、颅脑手术、插入导管和穿刺导致的血管损伤等。

2.心脏病和血流动力学改变

如高血压、低血压、心功能障碍、心律失常、风湿性心脏病、先天性心脏病、细菌性心内膜炎、心房纤颤等。

3.血液成分和血液流变学改变

如白血病、严重贫血、红细胞增多症、血液黏固状态改变、血液黏滞度增高等。

4.其他原因

如空气、脂肪、癌细胞和寄生虫等引起的脑栓塞、脑血管痉挛、受压和外伤等。

(二)脑卒中危险因素

许多因素与脑卒中发生及发展密切相关。共有两类危险因素:一类是无法干预的因素,如年龄、性别、遗传因素等;另一类是可以干预的因素,如高血压、心脏病、糖尿病和短暂性脑缺血发作,是脑血管病发病的最重要危险因素。吸烟、酗酒、高脂血症、高同型半胱氨酸血症、眼底动脉硬化、肥胖、不良饮食习惯(盐及动物脂肪摄入过多)、药物滥用、口服避孕药等均与脑卒中发生相关,若能对这些因素给予有效干预,可降低脑卒中发病率。其中高血压是脑卒中最重要的独立危险因素。

脑血管病一旦发生,无论何种类型,迄今均缺乏有效的治疗方法,且病死率和致残率较高,因此,预防非常重要,除了对危险因素进行非药物性干预,主要的预防性药物有阿司匹林、噻氯匹定和华法林等。

二、短暂性脑缺血发作

短暂性脑缺血发作(transient ischemic attack,TIA)是局灶性脑缺血导致突发短暂性可逆性神经功能障碍。症状通常在几分钟内达到高峰,发作持续5~30分钟可完全恢复,但会反复发作。传统的TIA定义时限为24小时内恢复。TIA是公认的缺血性脑卒中最重要的独立危险因素。近期频繁发作的TIA是脑梗死的特级警报,应予高度重视。

(一)病因及发病机制

TIA病因尚不完全清楚。基础病因是动脉粥样硬化,这种反复发作主要是供应脑部的大动脉痉挛、缺血,小动脉发生微栓塞引起的;也可能是血流动力学改变、血液成分异常等引起的局部脑缺血症状。治疗上以祛除病因、减少和预防复发、保护脑功能为主,对由明确的颈部血管动脉硬化斑块引起明显狭窄或闭塞者可选择手术治疗。

(二)临床表现

1.颈内动脉系统TIA

持续时间短,发作频率降低,较易发生脑梗死。常见症状有对侧单肢无力或轻度偏瘫,感觉异常或减退、病变侧单眼一过性黑蒙是颈内动脉分支眼动脉缺血的特征性症状,优势半球受累可出现失语症。

2.椎-基底动脉系统TIA

持续时间长,发作频率增高,进展至脑梗死机会少。常见症状有阵发性眩晕、平衡障碍,一般不伴耳鸣。其特征性症状为跌倒发作(患者转头或仰头时下肢突然失去张力而跌倒,发作时无意识丧失)和短暂性全面性遗忘症(发作性短时间记忆丧失,持续数分钟至数十分钟)。还可能出现复视、眼震、构音障碍、共济失调、吞咽困难等。

（三）护理

1.护理目标

能够对疾病的病因和诱发因素有一定的了解，积极治疗相关疾病，患者的焦虑有所减轻。

2.护理措施

（1）去除危险因素。帮助患者寻找和祛除自身的危险因素，积极治疗原发病，让患者了解肥胖、吸烟、酗酒、饮食结构不合理与本病的关系，改变不良生活方式，养成良好的生活习惯，防止发生高血压和动脉粥样硬化，从而预防 TIA 的发生。

（2）饮食护理。让患者了解高盐、低钙、高肉类、高动物脂肪饮食，以及吸烟、酗酒等与本病的关系；指导患者进食低脂、低胆固醇、低盐、低糖、有充足蛋白质和丰富维生素的食物，戒除烟酒，忌刺激性及辛辣食物，避免暴饮暴食。

（3）用药护理。按医嘱服药，在用抗凝药治疗时，应密切观察有无出血倾向。抗血小板聚集药如阿司匹林宜饭后服，以防胃肠道刺激，并注意观察有无上消化道出血征象。详细告知药物的作用机制、不良反应及用药注意事项，并注意观察药物的疗效情况。

TIA 治疗的目的是消除病因、减少及预防复发、保护脑功能，对短时间内反复发作者，应采取有效治疗，防止脑梗死发生。病因明确者应针对病因进行治疗。目前对短暂性脑缺血发作的治疗性和预防性用药主要是抗血小板聚集药和抗凝药物两大类。抗血小板聚集药可减少微栓子及 TIA 复发，常见药物有阿司匹林和噻氯匹定。抗凝治疗适用于发作次数多、症状较重、持续时间长，且每次发作症状逐渐加重，又无明显禁忌证的患者，常见药物有肝素和华法林，还可给予钙通道阻滞剂、脑保护治疗和中医中药治疗。抗凝治疗首选肝素。

（4）健康教育。①疾病知识指导：详细告知患者本病的病因、常见症状、预防及治疗知识。帮助患者消除恐惧心理，同时强调本病的危害性。②适当运动：坚持适当的体育锻炼和运动，注意劳逸结合。鼓励患者坚持慢跑、快走、打太极拳、练气功等，促进心血管功能，改善脑血液循环。对频繁发作的患者应尽量减少独处时间，避免发生意外。③用药指导：嘱患者按医嘱服药，不要随意更改药物及停药；告知患者药物的作用、不良反应及用药注意事项。如发现 TIA 反复发作，症状加重，应及时就医。④保持心情愉快、情绪稳定，避免精神紧张和过度疲劳。

（5）心理护理。帮助患者了解本病治疗和预后的关系，消除患者的紧张、恐惧心理，保持乐观心态，积极配合治疗，并自觉改变不良生活方式，建立良好生活习惯。

3.护理评价

患者对疾病相关知识有了一定的认识，知道如何服用药物和自我监测病情，学会积极地配合治疗，患者的焦虑减轻或消失，有效地预防了并发症的发生。

三、脑梗死

脑梗死或称缺血性脑卒中，是脑血液供应障碍引起缺血缺氧，导致局限性脑组织缺血性坏死或脑软化，约占全部脑卒中的 70%，临床最常见的类型为脑血栓形成和脑栓塞。

脑血栓形成是脑血管疾病中最常见的一种，是脑动脉主干或皮质支动脉粥样硬化导致血管增厚、管腔狭窄闭塞和血栓形成，造成脑局部血流减少或供血中断，脑组织缺血缺氧导致软化坏死，出现相应的神经系统症状体征。

脑栓塞是各种栓子（血流中异常的固体、液体、气体）沿血液循环进入脑动脉，造成血流中断而引起相应供血区的脑功能障碍。

(一)病因及发病机制

1.脑血栓形成

在脑血管壁病变的基础上,动脉内膜损害破裂或形成溃疡。当血流缓慢、血压下降时,胆固醇易于沉积在内膜下层,引起血管壁脂肪透明变性、纤维增生、动脉变硬、血小板及纤维素沉着,血栓形成。血栓逐渐扩大,使动脉管腔狭窄,最终完全闭塞。缺血区的脑组织出现不同程度、不同范围的梗死。

(1)血管病变:最常见的为脑动脉粥样硬化,常伴高血压,与动脉粥样硬化互为因果,糖尿病和高脂血症也可加速动脉粥样硬化的进程。其次为脑动脉炎,如结缔组织病和细菌、病毒、螺旋体感染等。

(2)血液成分的改变:如真性红细胞增多症、血小板增多症、血栓栓塞性血小板减少性紫癜、弥漫性血管内凝血等疾病均使血栓易于形成。

(3)血液速度的改变:血压改变是影响局部血流量的重要因素。

2.脑栓塞

(1)心源性因素:为脑栓塞最常见的原因。一半以上为风湿性心脏病二尖瓣狭窄合并心房颤动,另外心肌梗死或心肌病时心内膜病变形成的附壁血栓脱落形成的栓子,以及心脏手术、心脏导管等也可发生脑栓塞。

(2)非心源性因素:常见的是主动脉弓及其发出的大血管的动脉粥样硬化斑块和附着物脱落引起栓塞。

(3)其他:败血症的脓栓、长骨骨折的脂肪栓子等。

(二)临床表现

患者意识清楚或有轻度意识障碍,生命体征一般无明显改变。神经系统体征视脑血管闭塞的部位及梗死的范围而定,常见为各种类型的偏瘫、失语。

1.完全型脑梗死

神经功能缺失症状、体征较严重、较完全,进展较迅速,常于6小时内病情达高峰。

2.进展型脑梗死

神经功能缺失症状较轻,但呈渐进性加重,在48小时内仍不断恶化,直至出现较严重的神经功能缺损。

3.可逆性缺血性神经功能缺失

神经功能缺失症状较轻,但持续存在,可在3周内恢复。

(三)护理

1.护理目标

患者能掌握各种运动锻炼及语言康复训练方法,躯体活动能力和语言表达能力逐步增强;防止肌肉萎缩、关节畸形;不发生误吸、受伤、压疮等;情绪稳定。

2.护理措施

(1)一般护理。①体位:患者宜采取平卧位,以便使较多血液供给脑部,禁用冰袋等冷敷头部,以免血管收缩、血流减少而加重病情。②饮食护理:给予低盐、低脂饮食,如有吞咽困难、饮水呛咳时,可给予糊状流食或半流食,从健侧小口慢慢喂食,必要时给予鼻饲流质饮食,并按鼻饲要求做好相关护理。苹果、香蕉等高纤维素食物可以减少便秘;肥肉、蛋类、动物内脏等含胆固醇高的食物要少吃或不吃。③生活护理:指导和协助卧床患者完成日常生活(如穿衣、洗漱、沐浴、大小便等),及时更换衣服、床单,定时翻身、叩背,以免发生压疮。恢复期尽量要求患者独立完成生活自理活动,如鼓励患者用健侧手进食、洗漱等。指导患者保持口腔清洁,保持大小便通畅和会阴部清洁。④安全护理:对有意识障碍和躁动不安的患者,床周应加护栏,以防坠床;对步行困难、步态不稳等运动障碍的患者,地面应保持干燥平整,以防跌倒;走道和卫生间等患者活动场所均应设置扶手。

(2)病情观察。密切观察病情变化,如患者再次出现偏瘫或原有症状加重等,应考虑是否为梗死灶扩大及合并颅内出血,立即报告医师。①注意监测患者的意识状态、瞳孔及生命体征的变化。②注意有无呼吸障碍、发绀及气管分泌物增加等现象。必要时协助医师行气管内插管及使用呼吸器来辅助患者呼吸。及时吸痰保持呼吸道通畅。③做好出入量记录,限制液体的摄入量,防止脑水肿加剧。

(3)用药护理。急性脑卒中是神经内科的急症,治疗以挽救生命、降低病残、预防复发为目的,除应及时进行病因治疗外,临床超早期治疗非常重要,可选用尿激酶、链激酶等药物溶栓治疗,其目的是溶解血栓,迅速恢复梗死区血流灌注,挽救尚未完全死亡的脑细胞,力争超早期恢复脑血流。尽快使用溶栓药是治疗成功的关键。根据病情适当采用脑保护治疗、抗凝治疗,必要时外科手术治疗。因血管扩张剂可加重脑水肿或使病灶区的血流量降低,故一般不主张使用。

护理人员应了解各类药物的作用、不良反应及注意事项:如静脉滴注扩血管药物时,滴速宜慢,并随时观察血压的变化,根据血压情况调整滴速;甘露醇用量不当、持续时间过长易出现肾损害、水及电解质紊乱,应注意尿常规及肾功能检查;用溶栓、抗凝药物时,严格注意药物剂量,监测出凝血时间、凝血酶原时间,发现皮疹、皮下瘀斑、牙龈出血等立即报告医师处理。

(4)康复护理。康复治疗应早期进行,主要目的是促进神经功能的恢复,包括患肢运动和语言功能等的训练和康复治疗,应从起病到恢复期,贯穿于医疗和护理各个环节和全过程。①在患者病情稳定、心功能良好、无出血倾向时及早进行。一般是在发病1周后即开始。②教会患者及其家属保持关节功能位置,教会患者及其家属锻炼和翻身技巧,训练患者平衡和协调能力,在训练时保持环境安静,使患者注意力集中。③鼓励患者做力所能及的活动,锻炼患者日常生活活动能力,训练时不可操之过急,要循序渐进,被动与主动运动、床上与床下运动相结合,语言训练与肢体锻炼相结合。

(5)心理护理。脑血栓形成的患者因偏瘫、失语、生活不能自理,常常产生自卑、消极的不良情绪,甚至变得性情急躁,好发脾气,这样会使血压升高,病情加重。护理人员应主动关心体贴患者,同时嘱患者家属给予患者物质和精神上的支持,树立战胜疾病的信心。增强患者自我照顾的能力。

(6)健康教育。①疾病知识指导:向患者及其家属介绍脑血栓形成的基本知识,说明积极治疗原发病、祛除诱因、养成良好的生活习惯,是干预危险因素、防止脑血栓形成的重要环节。使患者及其家属了解超早期治疗的重要性和必要性,发病后立即就诊。②康复护理:教会患者及其家属康复训练的基本方法,积极进行被动和主动锻炼,鼓励患者做力所能及的事情,不要过度依赖别人。③饮食指导:平时生活起居要有规律,克服不良嗜好。饮食宜低盐、低脂、低胆固醇、高维生素,忌烟酒,忌暴饮暴食或过分饥饿。④适当锻炼:根据病情,适当参加体育活动,以促进血液循环。⑤注意安全:老年人晨间睡醒时不要急于起床,最好安静 10 分钟后缓慢起床,以防直立性低血压致脑血栓形成;外出时要防摔倒,注意保暖,防止感冒。

3.护理评价

患者能按要求进行适当的肢体和语言功能康复训练,肢体活动及言语功能逐渐恢复,具有一定的生活自理能力;无肌肉萎缩、关节畸形;未发生各种并发症;情绪稳定,积极配合治疗及护理。

四、脑出血

脑出血是指原发性非外伤性脑实质内的出血,好发于 50～70 岁中老年人,占全部脑卒中的10%～30%。出血多在基底节、内囊和丘脑附近,脑水肿、颅内压增高和脑疝形成是患者死亡的主要原因。脑出血病死率高,致残率高。

(一)病因及发病机制

1.病因

高血压合并小动脉硬化是脑出血最常见的病因,脑出血的其他病因还有血液病、脑淀粉样血管病、动脉瘤、动静脉畸形、烟雾病、脑动脉炎、夹层动脉瘤、原发性或转移性肿瘤、抗凝及溶栓治疗不良反应等。

2.发病机制

(1)长期高血压导致脑内小动脉或深穿支动脉壁纤维素样坏死或脂质透明变性、小动脉瘤或微夹层动脉瘤形成,当情绪激动、活动用力时,使血压进一步升高,病变血管易于破裂而发生脑出血。

(2)高血压引起脑小动脉痉挛,造成其远端脑组织缺氧、坏死而出血。

(3)脑动脉壁薄弱,肌层和外膜结缔组织较少,缺乏外弹力层,易破裂出血。

(4)大脑中动脉与其所发出的深穿支——豆纹动脉成直角,后者是由动脉主干直接发出一个小分支,故豆纹动脉所受的压力高,而且此处也是微动脉瘤多发部位,受高压血流冲击最大,是脑出血最好发部位。

(二)临床表现

患者通常在活动和情绪激动时发病,出血前多无预兆,半数患者出现剧烈头痛,常见呕吐,出血后血压明显升高,临床症状常在数分钟至数小时达到高峰,临床症状、体征因出血部位及出血量不同而异。基底核、丘脑与内囊出血引起轻偏瘫是常见的早期症状;少数病例出现痫性发作,常为局灶性;重症者迅速转入意识模糊或昏迷。

1.运动和语言障碍

运动障碍以偏瘫为多见,言语障碍主要表现为失语和言语含糊不清。

2.呕吐

约有一半的患者发生呕吐,可能与脑出血时颅内压增高、眩晕发作、脑膜受到血液刺激有关。

3.意识障碍

意识障碍表现为嗜睡或昏迷,程度与脑出血的部位、出血量和速度有关。在脑较深部位的短时间内大量出血,大多会出现意识障碍。

4.眼部症状

瞳孔不等大,常发生于颅内压增高出现脑疝的患者;还可能有偏盲和眼球活动障碍。脑出血患者在急性期常常两眼凝视大脑的出血侧(凝视麻痹)。

5.头痛、头晕

头痛是脑出血的首发症状,常常位于出血一侧的头部;有颅内压力增高时,疼痛可以发展到整个头部。头晕常与头痛伴发,特别是在小脑和脑干出血时。

(三)护理

1.护理目标

患者意识障碍无加重,或神志逐渐清醒;能说出逐步进行功能锻炼的方法,能使用合适的器具增加活动量;生活自理能力逐渐增强,能满足基本生活需求;能说出训练语言功能的方法,语言功能好转或恢复;能说出引起患者受伤的危险因素,不发生外伤;生命体征稳定,不发生脑疝、消化道出血、感染及压疮等并发症。

2.护理措施

(1)一般护理。①休息:急性期应绝对卧床休息,发病24～48小时避免搬动,同时抬高床头15°～30°,以促进脑部静脉回流,减轻脑水肿;取侧卧位,防止呕吐物反流引起误吸;头置冰袋或冰帽,以减少脑细胞耗氧量;保持环境安静,保持情绪稳定,避免各种刺激,避免咳嗽和用力排便,进行各项护理操作均需动作轻柔,以免加重出血。②饮食护理:给予高蛋白、高维生素、高热量饮食,并且限制钠盐摄入。有意识障碍、消化道出血的患者禁食24～48小时,发病3天后,如不能进食者,鼻饲流食,以保证营养供给。恢复期患者应给予清淡、低盐、低脂、适量蛋白质、高维生素食物,戒烟酒。③二便护理:便秘者可用缓泻剂,排便时避免屏气用力,以免颅内压增高。尿潴留者,应及时导尿,给予膀胱冲洗,防止泌尿系统感染。

(2)病情观察。①脑疝的观察:脑出血的主要死亡原因之一,因此应严密观察患者神志、瞳孔和生命体征的变化。如发现患者烦躁不安、频繁呕吐、意识障碍进行性加重、两侧瞳孔大小不等、血压进行性升高、脉搏加快、呼吸不规则等脑疝前驱症状,应立即与医师联系,迅速采取措施降低颅内压。②上消化道出血的观察:急性期还应注意观察患者有无呕血、便血,及时发现有无消化道出血发生。每次鼻饲前要抽吸胃液,若胃液呈咖啡色或患者大便呈黑色,应立即协助医师处理。③迅速出现的持续高热常由脑出血累及下丘脑体温调节中枢引起,应给予物理降温,头部置冰袋或冰帽,并予以氧气吸入,提高脑组织对缺氧的耐受性。④随时给患者吸痰、翻身拍背,做好口腔护理,清除呼吸道分泌物,以防误吸。

(3)用药护理。遵医嘱快速给予脱水剂等药物。甘露醇应在30分钟内滴完,注意防止药液外渗,注意尿量与电解质的变化,尤其应注意有无低血钾发生。

(4)康复护理。急性期患者绝对卧床休息,每2小时翻身1次,以免局部皮肤长时间受压,翻身后保持肢体于功能位置。神经系统症状稳定48～72小时,患者即应开始早期康复训练,包括肢体功能康复训练、语言功能康复训练等。

(5)心理护理。应鼓励患者增强生活的信心,消除不良心理反应。在康复护理时向患者及其家属说明早期锻炼的重要性,告知患者病情稳定后即尽早锻炼,越早疗效越好。告诉患者只要坚持功能锻炼,许多症状、体征可在 1～3 年逐渐改善,以免因心理压力而影响脑功能的恢复。

(6)健康教育。①避免诱发因素:告知患者避免情绪激动和不良刺激,勿用力大便。生活规律,保证充足睡眠,适当锻炼,劳逸结合。②饮食指导:饮食以清淡为主,多吃蔬菜和水果,戒烟、忌酒。③积极治疗原发病,如高血压、糖尿病、心脏病等;按医嘱服药,将血压控制在适当水平,以防脑出血再发。④坚持康复训练:教会患者家属有关护理知识和改善后遗症的方法,尽量使患者做到日常生活自理,康复训练时注意克服急于求成的心理,做到循序渐进,持之以恒。⑤向患者及其家属介绍脑出血的先兆症状,如出现严重头痛、眩晕、肢体麻木、活动不灵、口齿不清时,应及时就诊,教会患者家属再次发生脑出血时现场急救处理措施。⑥教会患者家属测量血压的方法,每天定时监测血压,发现血压异常波动及时就诊。

3.护理评价

患者意识障碍减轻,或神志渐清醒;未发生或控制减轻脑和上消化道出血,无感染、压疮发生;积极配合和坚持肢体功能康复训练和语言康复训练,肢体功能和语言功能逐步增强。

五、蛛网膜下隙出血

蛛网膜下隙出血通常为脑底部动脉瘤或脑动静脉畸形破裂,血液直接流入蛛网膜下隙所致。临床表现为急骤起病的剧烈头痛、呕吐、意识障碍、脑膜刺激征、血性脑脊液等。蛛网膜下隙出血约占急性脑卒中的 10％,占出血性卒中的 20％。

(一)病因及发病机制

最常见的病因是粟粒样动脉瘤,约占 75％,可能与遗传和先天性发育缺陷有关,其次有动静脉畸形,约占 10％。多见于青年人,当重体力劳动或情绪变化、血压突然升高、酗酒或重体力劳动时,畸形血管团破裂出血。脑动脉炎也可造成血管壁病变,导致血管破裂出血,肿瘤可直接侵蚀血管而造成出血。

(二)临床表现

患者常表现为突然起病,以数秒或数分钟发生的头痛为最常见的起病方式。患者常能清楚地描述起病的时间和情景。发病前多有明显诱因,如剧烈运动、情绪激动、用力、排便、咳嗽、饮酒等,少数会在安静情况下发病。约 1/3 患者动脉瘤破裂前数天或数周有头痛、恶心、呕吐等症状。蛛网膜下隙出血典型临床表现为突然发生的剧烈头痛、恶心、呕吐和脑膜刺激征,伴有或不伴有局灶体征。剧烈活动中或活动后出现爆裂性局限性或全头部剧痛,难以忍受,呈持续性或持续进行性加重,有时上颈段也可出现疼痛。其始发部位常与动脉瘤破裂部位有关。常见伴随症状有呕吐、短暂意识障碍、项背部疼痛、畏光等。绝大多数病例发病后数小时内出现脑膜刺激征,以颈强直最明显,凯尔尼格征、布鲁辛斯基征可阳性。眼底检查可见视网膜出血、视神经盘水肿,约 25％的患者可出现精神症状,如欣快、谵妄、幻觉等,还可有癫痫发作、局灶神经功能缺损体征如动眼神经麻痹、失语、单瘫或轻偏瘫、感觉障碍等症状。部分患者,尤其是老年患者头痛、脑膜刺激征等临床表现常不典型,而精神症状较明显。原发性中脑出血的患者症状较轻,CT 表现为中脑或脑桥周围脑池积血,血管造影未发现动脉瘤或其他异常,一般不发生再出血或迟发型血管痉挛等情况,临床预后良好。

（三）护理

1.护理目标

患者的头痛减轻或消失;未发生严重并发症;基本生活需要得到满足。

2.护理措施

与脑出血护理相似,主要是防止再出血。

(1)一般护理:应绝对卧床休息4～6周,抬高床头15°～30°,避免搬动和过早离床活动,保持环境安静,严格限制探视,避免各种刺激。

(2)饮食护理:多食蔬菜、水果,保持大便通畅,避免过度用力排便;避免辛辣刺激性强的食物,戒烟酒。

(3)保持乐观情绪:避免精神刺激和情绪激动。防止咳嗽和打喷嚏,对剧烈头痛和躁动不安者,可应用止痛剂、镇静剂。

(4)密切观察病情:初次发病第2周最易发生再出血。如患者再次出现剧烈头痛、呕吐、昏迷、脑膜刺激征等情况,及时报告医师并处理。

3.护理评价

患者头痛逐渐得到缓解;情绪稳定,未发生严重并发症。

第三节　帕金森病

帕金森病由 James Parkinson(1817 年)首先描述,旧称震颤麻痹,是发生于中年的中枢神经系统慢性进行性变性疾病,病因至今不明。多缓慢起病,逐渐加重。其病变主要在黑质和纹状体。其他疾病累及锥体外系统也可引起同样的临床表现者,则称为震颤麻痹综合征或帕金森综合征。65 岁以上人群患病率为 1 000/10 万,随年龄增高,男性稍多于女性。

一、临床表现

（一）震颤

肢体和头面部不自主抖动,这种抖动在精神紧张时和安静时尤为明显,病情严重时抖动呈持续性,只有在睡眠后消失。

（二）肌肉僵直,肌张力增高

表现为手指伸直,掌指关节屈曲,拇指内收,腕关节伸直,头前倾,躯干俯屈,髋关节和膝关节屈曲等特殊姿势。

（三）运动障碍

运动减少,动作缓慢,字越写越小,精细动作不能完成,开步困难,慌张步态,走路前冲,呈碎步,面部缺乏表情。

（四）其他症状

多汗、便秘,油脂脸,直立性低血压,精神抑郁症状等,部分患者伴有智力减退。

二、体格检查

(一)震颤

检查可发现静止性、姿势性震颤,手部可有搓丸样动作。

(二)肌强直

患肢肌张力增高,可因均匀的阻力而出现"铅管样强直",如伴有震颤则似齿轮样转动,称为"齿轮样强直"。四肢躯干、颈部和面部肌肉受累出现僵直,患者出现特殊姿态。

(三)运动障碍

平衡反射、姿势反射和翻正反射等障碍,以及肌强直导致的一系列运动障碍,写字过小征及慌张步态等。

(四)自主神经系统体征

仅限于震颤一侧的大量出汗和皮脂腺分泌增加等体征,食管、胃及小肠的功能障碍导致吞咽困难和食管反流,以及顽固性便秘等。

三、辅助检查

(一)MRI 检查

唯一的改变为在 T_2 相上呈低信号的红核和黑质网状带间的间隔变窄。

(二)正电子发射计算机断层扫描(PET)

可检出纹状体摄取功能下降,其中又以壳核明显,尾状核相对较轻,即使症状仅见于单侧的患者也可查出双侧纹状体摄取功能降低。尚无明确症状的患者,PET 若检出纹状体的摄取功能轻度下降或处于正常下界,以后均会发病。

四、诊断及鉴别诊断

(一)诊断

(1)帕金森病实验室检查及影像学检查多无特殊异常,临床诊断主要依赖发病年龄、典型临床症状及治疗性诊断(应用左旋多巴有效)。

(2)帕金森病诊断明确后,还须进行 UPDRS 评分及分级,来评判帕金森病的严重程度并指导下步治疗。

(二)鉴别诊断

1.脑炎后帕金森综合征

通常所说的昏睡性脑炎所致帕金森综合征,已近 70 年未见报道,因此该脑炎引起脑炎后帕金森综合征也随之消失。近年报道病毒性脑炎患者可有帕金森病样症状,但本病有明显感染症状,可伴有颅神经麻痹、肢体瘫痪、抽搐、昏迷等神经系统损害的症状,脑脊液可有细胞数轻中度增高、蛋白增高、糖减低等。病情缓解后其帕金森病样症状随之缓解,可与帕金森病鉴别。

2.肝豆状核变性

为隐性遗传性疾病,约 1/3 有家族史,青少年发病,可有肢体肌张力增高、震颤、面具样脸、扭转痉挛等锥体外系症状。具有肝脏损害,角膜 K-F 环及血清铜蓝蛋白降低等特征性表现,可与帕金森病鉴别。

3.特发性震颤

特发性震颤属显性遗传病,表现为头、下颌、肢体不自主震颤,震颤频率可高可低,高频率者甚似甲状腺功能亢进,低频者甚似帕金森震颤。本病无运动减少、肌张力增高及姿势反射障碍,并于饮酒后消失,普萘洛尔治疗有效等,可与原发性帕金森病鉴别。

4.进行性核上性麻痹

本病也多发于中老年,临床症状可有肌强直、震颤等锥体外系症状。但本病有凸出的眼球凝视障碍,肌强直以躯干为重,肢体肌肉受累轻而较好地保持了肢体的灵活性、颈部伸肌张力增高致颈项过伸与帕金森病颈项屈曲显然不同,均可与帕金森病鉴别。

5.Shy-Drager 综合征

临床常有锥体外系症状,但因有突出的自主神经症状,如昏厥、直立性低血压、性功能及膀胱功能障碍,左旋多巴制剂治疗无效等,可与帕金森病鉴别。

6.药物性帕金森综合征

过量服用利血平、氯丙嗪、氟哌啶醇及其他抗抑郁药物均可引起锥体外系症状,因有明显的服药史,并于停药后减轻可资鉴别。

7.良性震颤

良性震颤指没有脑器质性病变的生理性震颤(肉眼不易觉察)和功能性震颤。功能性震颤包括:①生理性震颤加强(肉眼可见),多呈姿势性震颤,与肾上腺素能的调节反应增强有关;也见于某些内分泌疾病,如嗜铬细胞瘤、低血糖、甲状腺功能亢进;②可卡因和乙醇中毒,以及一些药物的不良反应;癔症性震颤,多有心因性诱因,分散注意力可缓解震颤;③其他,如情绪紧张和做精细动作时出现的震颤。良性震颤临床上无肌强直、运动减少和姿势异常等帕金森病的特征性表现。

五、治疗

(一)一般治疗

因本病的临床表现为震颤、强直、运动障碍、便秘和生活不能自理,故家属及医护人员应鼓励帕金森病早期患者多做主动运动,尽量继续工作,培养业余爱好,多吃蔬菜、水果或蜂蜜,防止摔跤,避免刺激性食物和烟酒。对晚期卧床患者,应勤翻身,多在床上做被动运动,以防发生关节固定、压疮及坠积性肺炎。

(二)药物治疗

帕金森病首选内科治疗,多数患者可通过内科药物治疗缓解症状。

各种药物治疗虽能使患者的症状在一定时期内获得一定程度的好转,但皆不能阻止本病的自然发展。药物治疗必须长期坚持,而长期服药则药效减退和不良反应难以避免。虽然有相当一部分患者通过药物治疗可获得症状改善,但即使目前认为效果较好的左旋多巴或复方多巴(美多芭及信尼麦),也对 15% 左右患者根本无效。用于治疗本病的药物种类繁多,现今最常用者仍为抗胆碱能药和多巴胺替代疗法。

1.抗胆碱能药物

抗胆碱能药物最早用于帕金森病的治疗,常用的是苯海索 2 mg,每天 3 次,口服,可酌情增加;东莨菪碱 0.2 mg,每天 3～4 次,口服;苯甲托品 2～4 mg,每天 1～3 次,口服等。因苯甲托品对周围副交感神经有阻滞作用,不良反应多,应用越来越少。

2.多巴胺替代药

多巴胺替代药主要补充多巴胺的不足,使乙酰胆碱—多巴胺系统重获平衡而改善症状。最早使用的是左旋多巴,但其可刺激外周多巴胺受体,引起多方面的外周不良反应,如恶心、呕吐、厌食等消化道症状和血压降低、心律失常等心血管症状。目前不主张单用左旋多巴治疗,使用它与苄丝肼或甲基多巴肼(卡比多巴)的复合制剂。常用的药物有美多芭、息宁或帕金宁。

(1)美多芭:左旋多巴和苄丝肼 4∶1 配方的混合剂。对病变早期的患者,开始剂量可用 62.5 mg,日服 3 次。如患者开始治疗时症状显著,则开始剂量可为 125 mg,每天 3 次;如效果不满意,可在第 2 周每天增加 125 mg,第 3 周每天再增加 125 mg。如果患者的情况仍不满意,则应每隔1周每天再增加 125 mg。如果美多芭的日剂量大于 1 000 mg,需再增加剂量只能每月增加 1 次。该药明显减少了左旋多巴的外周不良反应,但却不能改善其中枢不良反应。

(2)息宁:左旋多巴和甲基多巴肼(卡比多巴)10∶1 的复合物,开始剂量可用 125 mg,日服2 次,以后根据病情逐渐加量。其加药的原则和上述美多芭的加药原则是一致的。帕金宁是左旋多巴和甲基多巴肼10∶1的复合物控释片,它可使左旋多巴血浓度更稳定并持续 4～6 小时,有利于减少左旋多巴的剂末现象、开始现象和剂量高峰多动现象。但是,控释片也有一些缺陷,如起效慢,并且在体内释放缓慢,有可能在体内产生蓄积作用,反而有时出现异动症的现象,改用美多芭后消失。

3.多巴胺受体激动剂

多巴胺受体激动剂能直接激动多巴胺能神经细胞突触受体,刺激多巴胺释放。

(1)溴隐亭:最常用,对震颤疗效好,对运动减少和强直效果均不及左旋多巴,常用剂量维持在15～40 mg/d。

(2)协良行:患者使用时应逐步增加剂量,以达到不出现或少出现不良反应的目的。一般来讲,增加到每天 0.3 mg 是比较理想的剂量,但对于个别早期的患者,可能并不需要增加到这个剂量,可以在认为合适的剂量下长期服用而不再增加剂量。如果效果不理想,还可以根据病情的需要及对药物的耐受情况,每隔 5 天增加 0.025 mg 或 0.05 mg。

(3)泰舒达:使用剂量100～200 mg/d。可以从小剂量50 mg/d 开始,逐渐增加剂量。在帕金森病的早期,可以单独使用泰舒达治疗帕金森病,剂量最大可增加至150 mg/d。如果和左旋多巴合并使用,剂量可以维持在 50～150 mg/d。一般每使用 250 mg 左旋多巴,可考虑合并使用泰舒达 50 mg。

(三)外科手术治疗

1.立体定向手术治疗

立体定向手术包括脑内核团毁损、慢性电刺激和神经组织移植。

(1)脑内核团毁损。①第 1 次手术适应证:长期服药治疗无效或药物治疗不良反应严重者;疾病进行性缓慢发展已超过 3 年;年龄在 70 岁以下;工作能力和生活能力受到明显限制(按 Hoehn 和 Yahr 分级为Ⅱ～Ⅳ级);术后短期复发,同侧靶点再手术。②第 2 次对侧靶点毁损手术适应证:第 1 次手术效果好,术后震颤僵直基本消失,无任何并发症者;手术近期疗效满意并保持在 12 个月以上;年龄在 70 岁以下;2 次手术间隔时间 1 年;目前无明显自主神经功能紊乱症状或严重精神症状,病情仍维持在Ⅱ～Ⅳ级。

禁忌证:症状很轻,仍在工作者;年老体弱;出现严重关节挛缩或有明显精神障碍;严重的心、肝、肾功能不全,高血压脑动脉硬化或有其他手术禁忌者。

(2)脑深部电刺激(DBS)。目前DBS最常用的神经核团为丘脑腹外侧核,底丘脑核和苍白球腹后部。

慢性刺激术控制震颤的效果优于丘脑腹外侧核毁损术,后者发生并发症也常影响手术的成功。通过改变刺激参数可减少不必要的不良反应,远期疗效可靠。该法尚可用于非帕金森病性震颤,如多发性硬化和创伤后震颤。

底丘脑核也是刺激术时选用的靶点。有学者(1994年)报道应用此方法观察治疗一例运动不能的帕金森病患者。靶点定位方法为脑室造影,并参照立体定向脑图谱,同时根据慢性电极刺激和电生理记录进行调整。发现神经元活动自发增多的区域位于AC-PC平面下2～4 mm,AC-PC线中点旁10 mm。对该处进行130 Hz刺激,可立即缓解运动不能症状(主要在对侧肢体),但不诱发半身舞蹈症等运动障碍。上述观察表明,对STN进行慢性电刺激可用于治疗运动严重障碍的帕金森病患者。

2.脑细胞移植和基因治疗

帕金森病脑细胞移植术和基因治疗已在动物实验上取得很大成功,但最近临床研究显示,胚胎脑移植只能轻微改善60岁以下患者的症状,并且50%的患者在手术后出现不随意运动的不良反应,因此目前此手术还不宜普遍采用。基因治疗还停留在实验阶段。

六、护理

(一)护理评估

1.健康史评估

(1)询问患者职业,本病农民的发病率较高,主要是他们经常与杀虫剂、除草剂接触。

(2)评估患者家族中有无患此病的人,帕金森病与家族遗传有关,患者的家族发病率为7.5%～94.5%。

(3)评估患者居住、生活、工作的环境,农业环境中神经毒物(杀虫剂、除草剂),工业环境中暴露重金属等是帕金森病的重要危险因素。

2.临床观察评估

帕金森病的发病人群常为50岁以上的中老年人,发病年龄平均为55岁,男性稍多,起病缓慢,进行性发展,首发症状多为动作不灵活与震颤,随着病程的发展,可逐渐出现下列症状和体征。

(1)震颤:常为首发症状,多从一侧上肢远端(手指)开始,逐渐扩展到同侧下肢及对侧肢体,下颌、口唇、舌及头部通常最后受累,典型表现为静止性震颤,拇指与屈曲的示指间呈"搓丸样"动作,安静或休息时出现或明显,随意运动时减轻或停止,紧张时加剧,入睡后消失。

(2)肌强直:表现为屈肌和伸肌同时受累,被动运动关节时始终保持增高的阻力,类似弯曲软铅管的感觉,故称"铅管样强直";部分患者因伴有震颤,检查时可感到在均匀的阻力中出现断续停顿,如同转动齿轮感,称为"齿轮样强直",是肌强直与静止性震颤叠加引起的。

(3)运动迟缓:表现为随意动作减少,包括行动困难和运动迟缓,并因肌张力增高,姿势反射障碍而表现出一系列特征性运动症状,如起床、翻身、步行、方向变换等运动迟缓;面部表情肌活动减少,常常双眼凝视,瞬目运动减少,呈现"面具"脸;手指做精细动作如扣纽扣、系鞋带等困难;书写时字越写越小,呈现"写字过小征"。

(4)姿势及步态异常:站立时呈屈曲体姿,步态障碍甚为突出,患者自坐位、卧位起立困难,迈步后即以极小的步伐向前冲去,越走越快,不能及时停步或转弯,称慌张步态。

(5)其他症状:反复轻敲眉弓上缘可诱发眨眼不止。口、咽、腭肌运动障碍,讲话缓慢,语音低沉、单调,流涎,严重时可有吞咽困难。还有顽固性便秘、直立性低血压等;睡眠障碍;部分患者疾病晚期可出现认知功能减退、抑郁和视幻觉等,但常不严重。

3.诊断性检查评估

(1)头颅 CT:可显示脑部不同程度的脑萎缩表现。

(2)生化检测:采用高效液相色谱法(HPLC)可检测到脑脊液和尿中 HVA 含量降低。

(3)基因检测:DNA 印迹技术、PCR、DNA 序列分析等在少数家族性帕金森病患者可能会发现基因突变。

(4)功能显像检测:采用 PET 或 SPECT 与特定的放射性核素检测,可发现帕金森病患者脑内 DAT 功能显著降低,且疾病早期即可发现,D_2 型 DA 受体(D_2R)活性在疾病早期超敏、后期低敏,以及 DA 递质合成减少,对帕金森病的早期诊断、鉴别诊断及病情进展监测均有一定的价值。

(二)护理问题

1.运动障碍

帕金森病患者其基底核或黑质发生病变,以致负责运动的锥体外束发生功能障碍,患者运动的随意肌失去了协调与控制,产生运动障碍并随之带来一定的意外伤害。

(1)跌倒:震颤、关节僵硬、动作迟缓,协调功能障碍常是患者摔倒的原因。

(2)误吸:舌头、唇、颈部肌肉有明显的震颤及吞咽困难,导致易发生误吸。

2.营养摄取不足

患者常因手、头不自主的震颤,进食时动作太慢,无法独立吃完一顿饭,以致未能摄取日常所需热量,因此,约有 70% 的患者有体重减轻的现象。

3.便秘

由于药物的不良反应、患者缺乏运动、胃肠道中缺乏唾液(因吞咽能力丧失,唾液由口角流出),以及液体摄入不足及肛门括约肌无力,所以大多数患者有便秘。

4.尿潴留

吞咽功能障碍以致水分摄取不足,贮存在膀胱的尿液不足 300 mL 则不会有排尿的冲动感;排尿括约肌无力引起尿潴留。

5.精神障碍

疾病使患者协调功能不良、顺口角流唾液,而且又无法进行日常生活的活动,因此患者会有心情抑郁、产生敌意、罪恶感或无助感等情绪反应。另外,外观的改变导致有些患者还会发生因自我形象的改变而与社会脱离的问题。

（三）护理目标

（1）患者未发生跌倒或跌倒次数减少。

（2）患者有足够的营养；进食水时不发生呛咳。

（3）患者排便能维持正常。

（4）患者能维持部分自我照顾的能力。

（5）患者及其家属的焦虑症状减轻。

（四）护理措施

1.安全护理

（1）安全配备，由于患者行动不便，可在病房楼梯两旁、楼道、门把手附近的墙上，增设沙发或木制的扶手，以增加患者开、关门的安全性；配置牢固且高度适中的座厕、沙发或椅子，以利于患者坐下或站起，并在厕所、浴室增设可供扶持之物，以便于患者排便及穿脱衣服；应给患者配置助行器辅助设备；呼叫器置于患者床旁，日常生活用品放在患者伸手可及处。

（2）定时巡视，主动了解患者的需要，既要指导和鼓励患者增强自我照顾能力，做力所能及的事情，又要适当协助患者洗漱、进食、沐浴、如厕等。

（3）防止患者自伤。患者动作笨拙，常有失误，应谨防其进食时烫伤。端碗持筷困难者，尽量选择不易打碎的不锈钢餐具，避免使用玻璃和陶瓷制品。

2.饮食护理

（1）增加饮食中热量、蛋白质的含量及容易咀嚼的食物；吃饭少量多餐。定时监测体重变化；在饮食中增加纤维与液体的摄取，以预防便秘。

（2）进食时，营造愉快的气氛，因患者吞咽困难及无法控制唾液，所以有的患者喜欢单独进食；应将食物事先切成小块或磨研，并给予粗大把手的叉子或汤匙，使患者易于把持；给予患者充分的进食时间，若进食中食物冷却了，应予以加热。

（3）吞咽障碍严重者，吞咽可能极为困难，在进食或饮水时有呛咳的危险，而造成吸入性肺炎，故不要勉强进食，可改为鼻饲喂养。

3.保持排便畅通

给患者摄取足够的营养与水分，并教导患者解便与排尿时，吸气后闭气，利用增加腹压的方法解便与排尿。另外，依患者的习惯，在进食后半小时应试着坐于马桶上排便。

4.运动护理

告之患者运动锻炼的目的在于防止和推迟关节僵直和肢体挛缩，与患者和其家属共同制订锻炼计划，以克服运动障碍的不良影响。

（1）尽量参与各种形式的活动，如散步、太极拳、床边体操等。注意保持身体和各关节的活动强度与最大活动范围。

（2）对于已出现某些功能障碍或坐起已感到困难的患者，要有目的、有计划地锻炼。告诉患者知难而退或由他人包办只会加速功能衰退。如患者感到坐立位变化有困难，应每天做完一般运动后，反复练习起坐动作。

（3）必须指导患者注意姿势，以预防畸形。应小心观察头与颈部是否有弯曲的倾向。正确姿势有助于头、颈直立。躺于床上时，不应垫枕头，且患者应定期俯卧。

（4）本病常使患者起步困难和步行时突然僵住,因此嘱患者步行时思想要放松。尽量跨大步伐;向前走时脚要抬高,双臂摆动,目视前方而不要注视地面;转弯时,不要碎步移动,否则会失去平衡;护士和家属在协助患者行走时,不要强行拖着患者走;当患者感到脚黏在地上时,可告诉患者先向后退一步,再往前走,这样会比直接向前容易。

（5）过度震颤者让患者坐在有扶手的椅子上,手抓着椅臂,可以稍加控制震颤。

（6）晚期患者出现显著的运动障碍时,要帮助患者活动关节,按摩四肢肌肉,注意动作轻柔,勿给患者造成疼痛。

（7）鼓励患者尽量试着独立完成日常生活的活动,自己安排娱乐活动,培养兴趣。

（8）让患者穿轻便宽松的衣服,可减少流汗与活动的束缚。

5.合并抑郁症护理

帕金森病患者的抑郁与疾病程度呈正相关,即患者的运动障碍越重对其神经、心理的影响越严重。在护理患者时要教会患者一些心理调适技巧:重视自己的优点和成就;尽量维持过去的兴趣和爱好,积极参加文体活动,寻找业余爱好;向医师、护士及其家属倾诉内心想法,疏泄郁闷,获得安慰和同情。

6.睡眠异常护理

（1）创造良好的睡眠环境:建议患者要有舒适的睡眠环境,如室温和光线适宜;床褥不宜太软,以免翻身困难;为运动过缓和僵直较重的患者提供方便上下床的设施;卧室内放尿壶及便器,有利于患者夜间如厕等。避免在有限的睡眠时间内实施影响患者睡眠的医疗护理操作,必须进行的治疗和护理操作应穿插于患者的自然觉醒时,以减少被动觉醒次数。

（2）睡眠卫生教育:指导患者养成良好的睡眠习惯和方式,建立比较规律的活动和休息时间表。

（3）睡眠行为干预。①刺激控制疗法:只在有睡意时才上床;床及卧室只用于睡眠,不能在床上阅读、看电视或工作;若上床后 15～20 分钟不能入睡,则应考虑换别的房间,仅在又有睡意时才上床(目的是重建卧室与睡眠间的关系);无论夜间睡多久,清晨应准时起床;白天不打瞌睡。②睡眠限制疗法:教导患者缩短在床上的时间及实际的睡眠时间,直到允许躺在床上的时间与期望维持的有效睡眠时间一样长。当睡眠效率超过 90% 时,允许增加 15～20 分钟卧床时间。睡眠效率低于 80%,应减少15～20 分钟卧床时间。睡眠效率 80%～90%,则保持卧床时间不变。最终,通过周期性调整卧床时间直至达到适度的睡眠时间。③依据睡眠障碍的不同类型和药物的半衰期,遵医嘱有的放矢地选择镇静催眠药物,并主动告知患者及其家属使用镇静催眠药的原则,即最小剂量、间断、短期用药,注意停药反弹,规律停药等。

7.治疗指导

药物不良反应的观察如下。

（1）遵医嘱准时给药,预防或减少"开关"现象、剂末现象、异动症的发生。

（2）药物治疗初期可出现胃肠不适,表现为恶心、呕吐等,有些患者可出现幻觉。但这些不良反应可以通过逐步增加剂量或降低剂量的办法得到缓解。特别值得指出的是,有一部分患者过分担心药物的不良反应,表现为尽量推迟使用治疗帕金森病的药物,或过分减少药物的服用量,这不仅对疾病的症状改善没有好处,长期如此将导致患者的心、肺、消化系统等出现严重问题。

（3）精神症状：服用安坦（苯海索）、金刚烷胺等药物后，患者易出现幻觉，当患者表述一些离谱事时，护士应考虑到有可能是服药引起的幻觉，立即报告医师，遵医嘱给予停药或减药，以防其发生意外。

8.功能神经外科手术治疗护理

（1）手术方法：外科治疗方法目前主要有神经核团细胞毁损手术与脑深部电刺激器埋置手术两种方式。原理是抑制脑细胞的异常活动，达到改善症状的目的。

（2）手术适应证：诊断明确的原发性帕金森病患者都是手术治疗的适宜人群，尤其是对左旋多巴（美多芭或息宁）长期服用以后疗效减退，出现了开关波动现象、异动症和剂末恶化效应的患者。

（3）手术并发症：因手术靶点的不同，会有不同的并发症。苍白球腹后部切开术可出现偏盲或视野缺损，丘脑腹外侧核（VIM）毁损术可出现感觉异常如嘴唇、指尖麻木等，丘脑底核（STN）毁损术可引起偏瘫。

（4）手术前护理。①术前教育：相关知识教育。②术前准备：术前一天头颅备皮；对术中术后应用的抗生素遵医嘱做好皮试；嘱患者24:00后开始禁食、水、药；嘱患者清洁个人卫生，并在术前晨起为患者换好干净衣服。③术前30分钟给予患者哌替啶25 mg，肌内注射；并将一片美多芭备好交至接手术者以便术后备用。④患者离开病房后为其备好麻醉床、无菌小巾、一次性吸痰管、心电监护。

（5）手术后护理。①交接患者：注意术中是否顺利、有无特殊情况发生、术后意识状态、伤口的引流情况等。②安置患者于麻醉床上，头枕于无菌小巾上，取平卧位，嘱患者卧床2天，减少活动，以防诱发颅内出血；嘱患者禁食、水、药，6小时后逐渐改为流食、半流食、普通饮食。③术后治疗效果观察：原有症状改善情况并记录。④术后并发症的观察：术后患者会出现脑功能障碍、脑水肿、颅内感染、颅内出血等并发症。因此，术后严密观察患者神志、瞳孔变化，注意有无高热、头痛、恶心、呕吐等症状；有无偏盲、视野变窄及感知觉异常；观察患者伤口有无出血及分泌物等。⑤心电监测、颅脑监测24小时，低流量氧疗6小时。

9.给予患者及其家属心理支持

对于心情抑郁的患者，应鼓励其说出对别人依赖的感受。对于怀有敌意、罪恶感或无助感的患者，应给予帮助与支持，提供良好的照顾。寻找患者有兴趣的活动，鼓励患者参与。

10.健康教育

（1）指导术后服药，针对手术的患者，要让患者认识到手术虽然改善运动障碍，但体内多巴胺缺乏客观存在，仍需继续服药。

（2）指导日常生活中的运动训练。告知患者运动锻炼的目的在于防止和推迟关节僵直和肢体挛缩，与患者和其家属共同制订锻炼计划，以克服运动障碍的不良影响。①关节活动度的训练：脊柱、肩、肘、腕、指、髋、膝、踝及趾等各部位都应进行活动度训练。对于脊柱，主要进行前屈后伸、左右侧屈及旋转运动。②肌力训练：上肢可进行哑铃操或徒手训练；下肢股四头肌的力量和膝关节控制能力密切相关，可进行蹲马步或反复起坐练习；腰背肌可进行仰卧位的桥式运动或俯卧位的燕式运动；腹肌力量较差行仰卧起坐训练。③姿势转换训练：必须指导患者注意姿势,以预防畸形。应小心观察头与颈是否有弯曲的倾向。正确姿势有助于头、颈直立。躺于床上时,不应垫枕头,且患者应定期俯卧,注意翻身、卧位转为坐位、坐位转为站位训练。④重心转移和平衡训练:训练坐位平衡时可让患者重心在两臀间交替转移,也可训练重心的前后移动;训练站立平衡时双足分开 5~10 cm,让患者从前后方或侧方取物,待稳定后便可突然施加推或拉外力,最好能诱发患者完成迈步反射。⑤步行步态训练:对于下肢起步困难者,最初可用脚踢患者的足跟部向前,用膝盖推挤患者腘窝使之迈出第一步,以后可在患者足前地上放一矮小障碍物,提醒患者迈过时方能起步。抬腿低可进行抬高腿练习,步距短的患者行走时予以提醒;步频快则应给予节律提示。对于上下肢动作不协调的患者,一开始嘱患者做一些站立相的两臂摆动,幅度可较大;还可站于患者身后,两人左、右手分别共握一根体操棒,然后喊口令一起往前走,手的摆动频率由治疗师通过体操棒传给患者。⑥让患者穿轻便宽松的衣服,可减少流汗与活动的束缚。

第六章 神经外科护理

第一节 颅内压增高

颅内压增高是由颅内任何一种主要内容物(血液、脑脊液、脑组织)容积增加或者有占位性病变,其所增加的容积超过代偿限度所致的疾病。正常人侧卧位时,测定颅内压(ICP)为$0.8 \sim 1.8$ kPa($6 \sim 13.5$ mmHg),大于2.0 kPa(15 mmHg)为颅内压增高,$2.0 \sim 2.6$ kPa($15 \sim 20$ mmHg)为轻度增高,$2.6 \sim 5.3$ kPa($20 \sim 40$ mmHg)为中度增高,大于5.3 kPa(>40 mmHg)为重度增高。

一、病因与发病机制

引起颅内压增高的疾病很多,但发生颅内压增高的主要因素如下。

(一)脑脊液增多

(1)分泌过多,如脉络丛乳头状瘤。

(2)吸收减少,如交通性脑积水,蛛网膜下隙出血后引起蛛网膜粘连。

(3)循环交通受阻,如由脑室及脑中线部位的肿瘤引起的梗阻性脑积水或先天性脑畸形。

(二)脑血液增多

(1)脑外伤后小于24小时的脑血管扩张、充血,以及呼吸道梗阻、呼吸中枢衰竭引起的二氧化碳蓄积,高碳酸血症和丘脑下部、鞍区或脑干部位手术,使自主神经中枢或血管运动中枢受刺激引起脑血管扩张充血。

(2)颅内静脉回流受阻。

(3)出血。

(三)脑容积增加

正常情况下颅内容积除颅内容物体积外有$8\% \sim 10\%$的缓冲体积即代偿容积。因此颅内容积很大,但代偿调节作用很小。常见脑水肿:①血管源性脑水肿,多见于颅脑损伤、脑肿瘤、脑手术后;②细胞毒性脑水肿,多见于低氧血症、高碳酸血症、脑缺血和缺氧;③渗透性脑水肿,常见于严重电解质紊乱(Na^+丢失)致渗透压降低,水中毒。

(四)颅内占位性病变

颅内占位性病变常见于颅内血肿、颅内肿瘤、脑脓肿和脑寄生虫等。

二、临床表现

(一)头痛

颅内压增高最常见的症状,有时是唯一的症状,可呈持续性或间歇性,当用力、咳嗽、负重,早晨清醒和较剧烈活动时加重,是颅内压增高使脑膜、血管或神经受挤压、牵扯或炎症变化的刺激。急性和重度的颅内压增高可引起剧烈的头痛并常伴喷射性呕吐。

（二）恶心、呕吐

多数颅内压增高患者都伴有恶心、不思饮食，重度颅内压增高可引起喷射性呕吐，呕吐之后头痛随之缓解，小儿较成人多见，是由迷走神经中枢和神经受刺激引起的。

（三）视力障碍和眼底变化

长期颅内压增高，使视神经受压，眼底静脉回流受阻，引起视神经萎缩，造成视力下降、视物模糊和复视，眼底视神经盘水肿，严重者出现失明和眼底出血。

头痛、恶心呕吐、视神经盘水肿为颅内压增高的三大主要症状。

（四）意识障碍

意识障碍是反映脑受压的可靠及敏感指标，当大脑皮质、脑干网状结构广泛受压和损害即可出现意识障碍。颅内压增高早期患者可出现烦躁、嗜睡和定向障碍等意识不清的表现，晚期则出现蒙眬和昏迷。末期出现深昏迷。梗阻性脑积水所引起的颅内压增高一般无意识障碍。

（五）瞳孔变化

颅内压不断增高而引起脑移位，中脑和脑干移位压迫和牵拉动眼神经可引起瞳孔对光反射迟钝。瞳孔不圆，瞳孔忽大忽小，一侧瞳孔逐渐散大，对光反射消失；末期出现双侧瞳孔散大、固定。

（六）生命体征变化

颅内压增高，早期一般不会出现生命体征变化，急性或重度的颅内压增高可引起血压增高，脉压增大，呼吸、脉搏减慢综合征，随时有呼吸骤停及生命危险。常见于急性脑损伤患者，而脑肿瘤患者则很少出现血压升高。

（七）癫痫发作

约有20%的颅内压增高患者发生癫痫，为局限性癫痫小发作，如口角、单侧上、下肢抽搐，或癫痫大发作，大发作时可引起呼吸道梗阻，加重脑缺氧、脑水肿而加剧颅内压增高。

（八）颅内高压危象（脑疝形成）

1.颞叶钩回疝

幕上肿瘤、水肿、血肿引起急剧的颅内压增高，挤压颞叶向小脑幕裂孔或下方移位，同时压迫动眼神经、大脑后动脉和中脑，使脑干移位，产生剧烈的头痛、呕吐，血压升高，呼吸、脉搏减慢、不规则。很快进入昏迷，一侧瞳孔散大，对光反射消失，对侧肢体偏瘫，去大脑强直。此时如未进行及时的降颅压处理则会出现呼吸停止，双侧瞳孔散大、固定，血压下降，心搏停止。

2.枕骨大孔疝

枕骨大孔疝又称小脑扁桃体疝，主要是幕下肿瘤、血肿、水肿致颅内压力增高，挤压小脑扁桃体进入压力偏低的枕骨大孔，压迫延脑和颈1～2颈髓，患者出现剧烈头痛、呕吐、呼吸不规则、血压升高、心搏缓慢，随之很快出现昏迷、瞳孔缩小或散大、固定，呼吸停止。

三、护理

（一）护理目标

（1）了解引起颅内压增高的原因，及时对症处理。

（2）通过监测及早发现病情变化，避免意识障碍发生。

（3）颅内压得到控制，脑疝危象得以解除。

(4)患者主诉头痛减轻,自觉舒适,头脑清醒,睡眠改善。

(5)体液恢复平衡,尿比重在正常范围,无脱水症状和体征。

(二)护理措施

(1)观察神志、瞳孔变化,每小时 1 次。如出现神志不清及瞳孔改变,预示颅内压力增高,需及时报告医师进行降颅内压处理。

(2)观察头痛的程度,有无伴随呕吐,对剧烈头痛应及时对症降颅压处理。

(3)监测血压、脉搏、呼吸,每 1～2 小时 1 次,观察有无呼吸、脉搏慢,血压高,即"两慢一高"征。

(4)保持呼吸道通畅:呼吸道梗阻时,患者呼吸困难,可致胸腔内压力增高,$PaCO_2$ 增高致脑血管扩张,脑血流量增多进而使颅内压增高。护理时应及时清除呼吸道分泌物和呕吐物。抬高床头 15°～30°,持续或间断吸氧,改善脑缺氧,减轻脑水肿。

(5)脱水治疗的护理:应用高渗性脱水剂,使脑组织间的水分通过渗透作用进入血液循环再由肾脏排出,可达到降低颅内压的目的。常用 20% 甘露醇 250 mL,15～30 分钟滴完,每天 2～4 次;呋塞米 20～40 mg,静脉或肌内注射,每天 2～4 次。脱水治疗期间,应准确记录 24 小时出入量,观察尿量、色,监测尿素氮和肌酐含量,注意有无水、电解质紊乱和肝肾功能损害。脱水药物应严格按医嘱执行,并根据病情及时调整脱水药物的用量。

(6)激素治疗的护理:肾上腺皮质激素通过稳定血脑屏障,预防和缓解脑水肿,改善患者症状。常用地塞米松 5～10 mg,静脉注射;或氢化可的松 100 mg,静脉注射,每天 1～2 次。激素会引起消化道应激性溃疡出血、增加感染机会等不良反应,故用药的同时应加强观察,预防感染,避免发生并发症。

(7)颅内压监护。①监护方法:颅内压监护有植入法和导管法两种。植入法:将微型传感器植入颅内,传感器直接与颅内组织(硬脑膜外、硬脑膜下、蛛网膜下隙、脑实质等)接触而测压。导管法:以引流出的脑脊液或生理盐水充填导管,将传感器(体外传感器)与导管相连接,借导管内的液体与传感器接触而测压。两种方法的测压原理均是利用压力传感器将压力转换为与颅内压力大小成正比的电信号,再经信号处理装置将信号放大后记录下来。植入法中的硬脑膜外法及导管法中的脑室法优点较多,使用较广泛。②颅内压监护的注意事项:监护的零点参照点一般位于外耳道的位置,患者需平卧或头抬高 10°～15°;监护前注意记录仪与传感器的零点校正,并注意大气压改变而引起的"零点飘移";脑室法时在脑脊液引流期间每 4～6 小时关闭引流管测压,了解颅内压真实情况;避免非颅内情况而引起的颅内压增高,如出现呼吸不畅、躁动、高热或体位不舒适、尿潴留时应及时对症处理;监护过程严格无菌操作,监护时间以 72～96 小时为宜,防止颅内感染。③颅内压监护的优点:颅内压增高早期,由于颅内容积代偿作用,患者无明显颅内压增高的临床表现,而颅内压监护时可发现颅内压提高和基线不平稳;较重的颅内压升高(>40 mmHg)时,颅内压监护基线水平与临床症状出现及其严重程度一致;有些患者临床症状好转,但颅内压逐渐上升,预示迟发性(继发性)颅内血肿的形成;根据颅内压监护使用脱水剂,可以避免盲目使用脱水剂及减少脱水剂的用量,减少急性肾衰竭及电解质紊乱等并发症的发生。

（8）降低耗氧量：对严重脑挫裂伤、轴索损伤、脑干损伤的患者进行头部降温，降低脑耗氧量。有条件者行冬眠低温治疗。①冬眠低温疗法的目的：降低脑耗氧量，维持脑血流和脑细胞能量代谢，减轻乳酸堆积，降低颅内压；保护血脑屏障功能，抑制白三烯 B₄ 生成及内源性有害因子的生成，减轻脑水肿反应；调节脑损伤后钙调蛋白酶Ⅱ活性和蛋白激酶活力，保护脑功能；当体温降至30 ℃，脑的耗氧量约为正常的 55%，颅内压较降温前低 56%。②降温方法：根据医嘱首先给予足量冬眠药物，如冬眠Ⅰ号合剂（包括氯丙嗪、异丙嗪及哌替啶）或冬眠Ⅱ号合剂（哌替啶、异丙嗪、双氢麦角碱），待自主神经充分阻滞，御寒反应消失，患者进入昏睡状态后，方可加用物理降温措施。物理降温方法可采用头部戴冰帽，在颈动脉、腋动脉、肱动脉、股动脉等主干动脉表浅部放置冰袋，此外还可采用降低室温、减少被盖、体表覆盖冰毯等方法。降温速度以每小时下降 1 ℃为宜，体温降至肛温 33～34 ℃，腋温31～33 ℃较为理想。体温过低易诱发心律失常、低血压、凝血障碍等并发症；体温＞35 ℃，则疗效不佳。③缓慢复温：冬眠低温治疗一般为 3～5 天，复温应先停物理降温，再逐步减少药物剂量或延长相同剂量的药物维持时间直至停用；加盖被毯，必要时用热水袋复温，严防烫伤；复温不可过快，以免出现颅内压"反跳"、体温过高或中毒等。④预防并发症：定时翻身拍背，吸痰，雾化吸入，防止肺部感染；低温使心排血量减少，冬眠药物使外周血管阻力降低，在搬动患者或为其翻身时，动作应轻稳，以防发生直立性低血压；观察皮肤及肢体末端，冰袋外加用布套，并定时更换部位，定时局部按摩，以防冻伤。

（9）防止颅内压骤然升高：对烦躁不安的患者查明原因，对症处理，必要时给予镇静剂，避免剧烈咳嗽和用力排便；控制液体摄入量，成人每天补液量＜2 000 mL，输液速度应控制在每分钟 30～40 滴；保持病室安静，避免情绪紧张，以免血压骤升而增加颅内压。

第二节　颅脑损伤

颅脑损伤是暴力直接或间接作用于头部引起颅骨及脑组织的损伤。可分为开放性颅脑损伤和闭合性颅脑损伤。颅底骨折可出现脑脊液耳漏、鼻漏；脑干损伤时可出现意识障碍、去大脑强直，严重时发生脑疝危及生命。颅脑损伤的临床表现为意识障碍、头痛、恶心、呕吐、癫痫发作、肢体瘫痪、感觉障碍、失语及偏盲等。重度颅脑损伤以紧急抢救、纠正休克、清创、抗感染及手术为主要治疗方法。

一、颅脑损伤的分型

目前国际上通用的是格拉斯哥昏迷分级（glasgow coma scale，GCS）方法，是 1974 年英国Glasgow市一些学者设计的一种脑外伤昏迷评分法，经改进后被推广，现成为国际上公认的评判脑外伤严重程度的准绳，统一了对脑外伤严重程度的目标标准（表 6-1）。根据 GCS 对昏迷患者检查睁眼、言语和运动反应进行综合评分。正常总分为 15 分，病情越重，积分越低，最低3 分。总分越低表明意识障碍越重，伤情越重。总分在 8 分以下表明已达昏迷阶段。

表 6-1　脑外伤严重程度目标标准

项　目	记　分	项　目	记　分	项　目	记　分
睁眼反应		言语反应		运动反应	
正常睁眼	4	回答正确	5	按吩咐动作	6
呼唤睁眼	3	回答错乱	4	刺痛时能定位	5
刺痛时睁眼	2	词句不清	3	刺痛时躲避	4
无反应	1	只能发音	2	刺痛时肢体屈曲	3
		无反应	1	刺痛时肢体伸直	2
				无反应	1

我国的颅脑损伤分型大致划分为:轻型、中型、重型,(其中包括特重型)。轻型 13～15 分,意识障碍时间在 30 分钟内;中型 9～12 分,意识模糊至浅昏迷状态,意识障碍时间在 12 小时以内;重型5～8分,意识呈昏迷状态,意识障碍时间＞12 小时;特重型 3～5 分,伤后持续深昏迷。

(一)轻型(单纯脑震荡)

(1)原发意识障碍时间在 30 分钟以内。

(2)只有轻度头痛、头晕等自觉症状。

(3)神经系统和脑脊液检查无明显改变。

(4)可无或有颅骨骨折。

(二)中型(轻的脑挫裂伤)

(1)原发意识障碍时间不超过 12 小时。

(2)生命体征可有轻度改变。

(3)有轻度神经系统阳性体征,可有或无颅骨骨折。

(三)重型(广泛脑挫伤和颅内血肿)

(1)昏迷时间在 12 小时以上,意识障碍逐渐加重或有再昏迷的表现。

(2)生命体征有明显变化,即出现急性颅内压增高症状。

(3)有明显神经系统阳性体征。

(4)可有广泛颅骨骨折。

(四)特重型(有严重脑干损伤和脑干衰竭现象)

(1)伤后持续深昏迷。

(2)生命体征严重紊乱或呼吸已停止者。

(3)出现去大脑强直,双侧瞳孔散大等体征者。

二、重型颅脑损伤的护理

(一)卧位

依患者伤情取不同卧位。

(1)低颅压患者宜取平卧位,如头高位则头痛加重。

(2)颅内压增高时,宜取头高位,以利颈静脉回流,减轻颅内压。

（3）脑脊液漏时，取平卧位或头高位。

（4）重伤昏迷患者取平卧位、侧卧位与侧俯卧位，以利口腔与呼吸道分泌物向外引流，保持呼吸道通畅。

（5）休克时取平卧位或头低卧位，时间不宜过长，避免增加颅内瘀血。

（二）营养的维持与补液

重型颅脑损伤的患者由于创伤修复、感染和高热，机体消耗量增加，维持营养及水、电解质平衡极为重要。

（1）伤后2～3天一般禁食，每天静脉输液量1 500～2 000 mL，不宜过多或过快，以免加重脑水肿与肺水肿。

（2）应用脱水剂甘露醇时应快速输入。

（3）出血性休克的患者宜先输血。严重脑水肿患者先用脱水剂后酌情输液，补液须缓慢，限制入液量，以免脑水肿加重。

（4）脑损伤患者输浓缩人血清蛋白与血浆，既能增高血浆蛋白，也有利于减轻脑水肿。

（5）长期昏迷，营养与水分摄入不足，可输氨基酸、脂肪乳剂、间断小量输血。

（6）准确记录出入量。

（7）颅脑伤可致消化吸收功能减退，肠鸣音恢复后，可用鼻饲给予高蛋白、高热量、高维生素和易于消化的流质，常用混合奶（每1 000 mL含热量约4.6 kJ）或要素饮食用输液泵维持。

（8）患者吞咽反射恢复后，即可试行喂食，开始少量饮水，确定吞咽功能正常后，可喂少量流食，量逐渐增加，使胃肠功能逐渐适应，防止发生消化不良或腹泻。

（三）呼吸系统护理

（1）保持呼吸道通畅，防止缺氧、窒息及预防肺部感染。

（2）氧疗：术后（或入监护室后）常规持续吸氧3～7天，中等浓度吸氧（氧流量为2～4 L/min）。

（3）观察呼吸音和呼吸频率、呼吸节律并准确描述记录。

（4）深昏迷或长期昏迷、舌后坠影响呼吸道通畅者，早期行气管切开术。

（5）做好切开后护理，监护室做好空气消毒隔离，保持一定温度和湿度（温度为22～25 ℃，相对湿度约为60%）。

（6）吸痰要及时，按无菌操作，吸痰要充分和有效，动作要轻，防止损伤支气管黏膜，一次性吸痰管可防止交叉感染。一人一盘，每吸1次戴无菌手套，气管内滴入稀释的糜蛋白酶＋生理盐水＋庆大霉素有利于黏稠痰液的排出。

（7）做好给氧，辅助呼吸：呼吸异常，可给氧或进行辅助呼吸，呼吸频率每分钟低于9次或超过30次，血气分析氧分压过低，二氧化碳分压过高，呼吸无力，及呼吸不整等都是呼吸异常之征象。通过吸氧及氧浓度调整，使PaO_2维持在1.3 kPa以上，$PaCO_2$保持在3.3～4 kPa。代谢性酸中毒者静脉补充碳酸氢钠，代谢性碱中毒者可用静脉补生理盐水给予纠正。

（四）颅内伤情监护

重点是防治继发病理变化，在颅内血肿清除后脑水肿是颅脑损伤后最突出的继发变化，伤后48～72小时达到高峰，采用甘露醇或呋塞米＋清蛋白1/6小时交替使用。

（1）意识的判断。①清醒：回答问题正确，判断力和定向力正确。②模糊：意识蒙眬，可回答简单话但不一定确切,判断力和定向力差,呈嗜睡状。③浅昏迷:意识丧失,对痛刺激尚有反应,角膜、吞咽反射和病理反射均尚存在。④深昏迷:对痛的刺激已无反应,生理反射和病理反射均消失,可出现去大脑强直、尿潴留或充溢性失禁。如发现由清醒转为嗜睡或躁动不安,或有进行性意识障碍重时,可考虑有颅内压增高表现,可能有颅内血肿形成,要及时采取措施。应早行 CT 扫描确定是否颅内血肿。避免过度刺激和连续护理操作,以免引起颅内压持续升高。

(2)严密观察瞳孔(大小、对称、对光反射)变化,病情变化往往在瞳孔细微变化中发现。如瞳孔对称性缩小并有颈项强直、头剧痛等脑膜刺激征,常为伤后出现的蛛网膜下隙出血,可做腰椎穿刺放出 1~2 mL 脑脊液证实。如双侧瞳孔针尖样缩小、对光反射迟钝,伴有中枢性高热、深昏迷则多为脑桥损害。如瞳孔对光反射消失,眼球固定,伴深昏迷和颈项强直,多为原发性脑干伤。伤后伤侧瞳孔先短暂缩小继之散大,伴对侧肢体运动障碍,则往往提示伤侧颅内血肿。如一侧瞳孔进行性散大,对光反射逐渐消失,伴意识障碍加重、生命体征紊乱和对侧肢体瘫痪,是脑疝的典型改变。如瞳孔对称性扩大、对光反射消失则已濒危。

(3)生命体征对颅内继发伤的反映,以呼吸变化最为敏感和多变。颅脑损伤对呼吸功能的影响主要有:①脑损伤直接导致中枢性呼吸障碍;②间接影响呼吸道,发生支气管黏膜下水肿出血、意识障碍者,呼吸道分泌物不能主动排出、咳嗽和吞咽功能降低,引起呼吸道梗阻性通气障碍;③可引起肺部充血、瘀血、水肿和神经源性肺水肿致换气障碍,伤后脑细胞脆弱,血氧供给不足将加重脑细胞损害,呼吸功能障碍是颅脑外伤最常见的死亡原因,加强呼吸功能的监护对脑保护是至关重要的。

(4)护理操作时避免引起颅内压变化,头部抬高 30°,保持中位,避免前屈、过伸、侧转(均影响脑部静脉回流),避免胸腹腔压升高,如咳嗽、吸痰、抽搐(胸腹腔内压增高可致脑血流量增多)。

(5)掌握和准确执行脱水治疗,颅脑外伤在抢救治疗中,常用的脱水剂有甘露醇,该药静脉快速注射后,血中浓度迅速增高,产生一时性血中高渗压,将组织间隙中水分吸入血管中,由于脱水剂在体内不易代谢,因此仍以原形经肾脏排泄而利尿,能使组织脱水。颅脑外伤使用脱水剂后,可明显降低颅内压力,一般注射后 10 分钟可产生利尿,2~3 小时血中达到高峰,维持4~6 小时。甘露醇脱水静脉滴注时要求 15~30 分钟滴完,必要时进行静脉推注,及时准确收集记录尿量。

(五)消化系统护理

重型颅脑损伤对消化系统的影响,一般认为可能有两个方面:一是交感神经麻痹使胃肠血管扩张、瘀血,同时迷走神经兴奋使胃酸分泌增加,损害胃黏膜屏障,导致黏膜缺血,局部糜烂;二是重型颅脑损伤均有不同程度的缺氧,胃肠道黏膜也受累,缺氧水肿,影响胃肠道正常消化功能。对消化道功能监护主要是观察和防治胃肠道出血和腹泻,尤其是在亚低温状态下,胃肠道蠕动恢复慢。伤后几天内应放置胃管,待肠鸣音恢复后给予胃肠道营养。

重型颅脑损伤,特别是丘脑下部损伤的患者,可并发神经源性应激性胃肠道出血。出血之前患者多有呼吸异常、缺氧或并发肺炎、呃逆,随之出现咖啡色胃液及柏油样便,多次大量柏油便可导致休克和衰竭。在处理上,要改善缺氧,稳定生命体征,记录出血情况,禁食,药物止血,可给予西咪替丁、酚磺乙胺、氨甲苯酸、云南白药等。必要时胃内注入少量肾上腺素稀释液,对止血有帮助。同时采取抗休克措施、输血或血浆,注意水、电解质平衡,对于便秘 3 天以上者可给缓泻剂、润肠剂或开塞露,必要时戴手套掏出干结大便块。

(六)五官护理

(1)注意保护角膜,由于外伤造成眼睑闭合不全,故要防止角膜干燥坏死。一般可戴眼罩,眼部涂眼药膏,必要时暂时缝合上下眼睑。

(2)脑脊液漏及耳漏,宜将鼻、耳血迹擦净,禁用水冲洗,禁加纱条、棉球填塞。患者取半卧位或平卧位多能自愈。

(3)及时做好口腔护理,清除鼻咽与口腔内分泌物与血液。用 3% 过氧化氢溶液或生理盐水或 0.1% 呋喃西林清洗口腔,每天 4 次,长期应用多种抗生素者,可并发口腔霉菌,发现后宜用制霉菌素液每天清洗 3～4 次。

(七)皮肤护理

昏迷及长期卧床,尤其是衰竭患者易发生压疮,预防要点如下。

(1)勤翻身,至少每 2 小时翻 1 次身,避免皮肤连续受压,采用气垫床、海绵垫床。

(2)保持皮肤清洁干燥,床单平整,大小便浸湿后随时更换。

(3)交接班时,要检查患者皮肤,如发现皮肤发红,只要避免再受压即可消退。

(4)昏迷患者如需应用热水袋,一定按常规温度 50 ℃,避免烫伤。

(八)泌尿系统护理

(1)留置导尿管,每天冲洗膀胱 1～2 次,每周更换导尿管。

(2)注意会阴护理,防止泌尿系统感染,观察有无尿液带血,重型颅脑伤者每天记尿量。

(九)血糖监测

高血糖在脑损伤 24 小时后发生较为常见,它可进一步破坏脑细胞功能,因此对高血糖的监测防治也是必要的。监测方法应每天采血查血糖,应用床边血糖监测仪和尿糖试纸监测血糖和尿糖每天 4 次,脑外伤术后预防性应用胰岛素 12～24 U 静脉滴注,每天 1 次。

护理要点:①正确掌握血糖、尿糖测量方法;②掌握胰岛素静脉点滴的浓度,每 500 mL 液体中不超过 12 U,滴速<60 滴/分。

(十)伤口观察与护理

(1)开放伤或开颅术后,观察敷料有无血性浸透情况,及时更换,头下垫无菌巾。

(2)注意是否有脑脊液漏。

(3)避免伤口患侧受压。

(十一)躁动护理

颅脑伤急性期因颅内出血,血肿形成,颅内压急剧增高,常引起躁动。此外,缺氧、休克兴奋期、尿潴留、膀胱过度膨胀、脑外伤恢复期也可有躁动。对患者躁动应适当将四肢加以约束,防止自伤,防止坠床,分析躁动原因,针对原因加以处理。

(十二)高热护理

颅脑损伤患者出现高热时,急性期体温可达 39 ℃,经过 5～7 天逐渐下降。

(1)如体温持续不退或下降后又高热,要考虑伤口、颅内、肺部或泌尿系统并发感染。

（2）颅内出血，尤其脑室出血也常引起高热。

（3）因丘脑下部损伤发生的高热可以持续较长时间，体温可高达 41 ℃，部分患者因高热不退而死亡。

高热处理：①一般头部枕冰袋或冰帽，酌用冬眠药；②小儿及老年人应着重预防肺部并发症；③长期高热要注意补液；④冬眠低温是治疗重型颅脑伤、防治脑水肿的措施，也用于高热时；⑤目前采用亚低温，使患者体温降至 34 ℃ 左右，一般 3～5 天可自然复温；⑥冰袋降温时要外加包布，避免发生局部冻伤；⑦在降温时，观察患者需注意区别药物的作用与伤情变化引起的昏迷。

（十三）癫痫护理

颅骨凹陷骨折、急性脑水肿、蛛网膜下隙出血、颅内血肿、颅内压增高、高热等均可引起癫痫发作，应注意以下事项。

（1）防止误吸与窒息，有专人守护，将患者头转向一侧，上下牙之间加牙垫以防舌咬伤。

（2）自动呼吸停止时，应即行辅助呼吸。

（3）大发作频繁，连续不止，称为癫痫持续状态，可造成脑缺氧而加重脑损伤，一旦发现应及时通知医师作有效的处理。

（4）详细记录癫痫发作的形式与频度，以及用药剂量。

（5）癫痫持续状态，常用地西泮、冬眠药、苯妥英钠等药物。

（6）癫痫发作和发作后不安的患者，要倍加防范，避免坠床而发生意外。

（十四）亚低温治疗的护理

亚低温治疗重型颅脑伤是近几年临床开展的有效新方法。大量动物实验研究和临床应用结果都表明，亚低温对脑缺血和脑外伤具有肯定的治疗效果，但亚低温保护的确切机制尚不十分清楚，可能包括以下 6 个方面。

（1）降低脑组织氧耗量，减少脑组织乳酸堆积。

（2）保护血脑屏障，减轻脑水肿。

（3）抑制内源性毒性产物对脑细胞的损害作用。

（4）减少钙离子内流，阻断钙对神经元的毒性作用。

（5）减少脑细胞结构蛋白破坏，促进脑细胞结构和功能修复。

（6）减轻弥漫性轴索损伤，弥漫性轴索损伤是导致颅脑伤死残的主要病理基础，尤其是脑干网状上行激活系统轴索损伤是导致长期昏迷的确切因素。

亚低温能显著控制脑水肿，降低颅内压，减少脑组织细胞耗能，减轻神经毒性产物过度释放等。目前临床常用半导体冰毯制冷与药物降温相结合方法，使患者肛温一般维持在 30～34 ℃，持续 3～10 天。

亚低温治疗状态下的护理要点如下。①生命体征监测：亚低温状态下会引起血压降低和心率缓慢，护理工作中应该严密观察患者心率、心律、血压等，尤其是儿童和老年患者，心脏病、高血压患者应尤其重视，采用床边监护仪连续监测。②降温毯置于患者躯干部，背部和臀部皮肤温度较低,血液循环减慢,容易发生压疮,每小时翻身 1 次,避免长时间压迫,血运减慢而发生压疮。③防治肺部感染。亚低温状态下,患者自身抵抗力降低,气管切开后较易发生肺部感染。加强翻身叩背、吸痰,呼吸道冲洗时将冲洗液吸净是关键护理措施。

(十五)精神与心理护理

无论伤情轻重,患者都可能对脑损伤存在一定的忧虑,担心今后的工作能否适应、生活是否受影响。护士对患者从机体的代偿功能和可逆性多做解释,给患者安慰和鼓励,以增强其自信心。对饮食、看书、学习等不宜过分限制,早期锻炼有利康复。因器质性损伤引起失语、瘫痪者,宜早期进行训练与功能锻炼。

(十六)康复催醒治疗的护理

目前认为颅脑损伤患者伤后持续昏迷 1 个月以上为长期昏迷。长期昏迷催醒治疗应包括:预防各种并发症,使用催醒药物,减少或停用苯妥英钠和巴比妥类药物,交通性脑积水外科治疗等。

高压氧是目前用于长期昏迷患者催醒的行之有效的方法之一,颅脑伤昏迷患者一旦伤情平稳,应该尽早接受高压氧治疗,疗程通常在 30 天左右。对于高热、高血压、心脏病和活动性出血的昏迷患者应该慎用此类治疗,以防发生意外。

长期昏迷的正规康复治疗包括早期和后期康复治疗。早期康复治疗是指患者在伤后住院期间由医护人员所进行的康复治疗;后期康复治疗指是患者出院后转至康复中心,在康复体疗、心理等方面的医护人员指导下进行的康复训练和治疗。康复治疗的原则包括以下内容。

(1)从简单基本功能训练开始循序渐进。

(2)放大效应:例如收录机音量适当放大,选用大屏幕电视机、放大康复训练器材和生活用具,选择患者喜爱的音像带等。

(3)反馈效应:在整个训练康复过程中,医护人员要经常给患者鼓励、称赞和指导性批评。有条件时将患者整个康复治疗过程进行录像,定期放给患者看,使其感到康复的过程中,神经功能较前逐渐恢复,增强自信心。

(4)替代方法:若患者不能行走则教会患者如何使用各种辅助工具行走。

(5)重复训练,是在相当长的康复训练过程中,既要让患者反复训练以促进运动功能重建,又要不断改进训练方法和器材,才能不使患者产生厌倦情绪。迄今已经有大量随机双盲前瞻性临床观察结果表明,正规康复治疗对重型颅脑伤患者运动神经功能恢复较未接受正规康复治疗患者明显。早期(<35 天)较晚期(>35 天)开始正规康复治疗的患者神经功能恢复速度快1倍以上。对正规康复治疗伤后 7 天内开始与 7 天以上开始者进行评分,前者明显高于后者。一般情况下,早期康复治疗疗程1~3 个月,重残颅脑伤患者需要 1~2 年。

目前临床治疗颅脑伤者智能障碍的主要药物包括 3 大类:儿茶酚胺类、胆碱能类和智能增强剂。近年来发现神经节苷脂和促甲状腺释放激素对颅脑伤患者智能的恢复也有促进作用。

颅脑伤患者伤后智能障碍主要临床表现:记忆力障碍、语言障碍和计数能力障碍。记忆力障碍主要包括：视觉记忆力障碍、听觉记忆力障碍、空间记忆力障碍和颞叶定向障碍。语言障碍主要包括：阅读理解障碍、失认症、失写症、语言理解障碍、发音和拼音障碍等。近年来采用智能训练和药物结合治疗颅脑伤患者智能障碍已受到人们重视。智能康复训练加药物治疗有助于颅脑伤患者的智能恢复。然而，智能康复训练应与体能康复训练同期进行。目前的智能康复训练主要包括：仪器工具训练、反复操作程度训练及帮助记忆力的技巧训练等。

康复期患者需加强心理护理：对于轻型伤员应鼓励尽早自理生活，防止过度依赖医护人员。要鼓励他们树立战胜伤病的信心，清除脑外伤后综合征的顾虑。脑外伤后综合征是指脑外伤后患者所出现的临床神经、精神症状或主诉，主要包括头痛、眩晕、记忆力减退、软弱无力、四肢麻木、恶心、复视和听力障碍等。应该向患者做适当解释，让患者知道有些症状属于功能性的，可以恢复。对于遗留神经功能残疾患者的今后生活工作问题，偏瘫失语的锻炼等问题，应该积极向患者及其家属提出合理建议和正确指导，帮助患者恢复，鼓励患者面对现实，树立争取完全康复的信心。

第三节　脑出血

脑出血是指原发于脑实质内的出血，主要发生于高血压和动脉硬化的患者。脑出血多发生于 55 岁以上的老年人，多数患者有高血压病史。常在情绪激动或活动用力时突然发病，出现头痛、呕吐、偏瘫及不同程度昏迷等。

一、护理措施

（一）术前护理

（1）密切监测病情变化，包括意识、瞳孔、生命体征变化及肢体活动情况，定时监测呼吸、体温、脉搏、血压等，发现异常（瞳孔不等大、呼吸不规则、血压高、脉搏缓慢），及时报告医师立即抢救。

（2）绝对卧床休息，取头高位 15°～30°，头置冰袋可控制脑水肿，降低颅内压，有利于静脉回流。吸氧可改善脑缺氧，减轻脑水肿。翻身时动作要轻，尽量减少搬动，加床档以防坠床。

（3）神志清楚的患者谢绝探视，以免情绪激动。

（4）脑出血昏迷的患者 24～48 小时禁食，以防止呕吐物反流至气管造成窒息或吸入性肺炎，以后按医嘱进行鼻饲。

（5）加强排泄护理：若患者有尿潴留或不能自行排尿，应进行导尿，并留置尿管，定时更换尿袋，注意无菌操作，每天会阴冲洗 1～2 次，便秘时定期给予通便药或食用一些粗纤维的食物，嘱患者排便时勿用力过猛，以防再出血。

（6）遵医嘱静脉快速输注脱水药物，降低颅内压，适当使用降压药，使血压保持在正常水平，防止高血压引起再出血。

（7）预防并发症。①加强皮肤护理，每天擦浴 1～2 次，定时翻身，每 2 小时翻身 1 次，床铺干净平整，对骨隆突处的皮肤要经常检查和按摩，防止发生压疮。②加强呼吸道管理，保持口腔清洁,口腔护理每天 1～2 次;患者有咳痰困难,要勤吸痰,保持呼吸道通畅;若患者呕吐,应使其头偏向一侧,以防发生误吸。③急性期应保持偏瘫肢体的生理功能位。恢复期应鼓励患者早期进行被动活动和按摩,每天2～3 次,防止瘫痪肢体的挛缩畸形和关节的强直疼痛,以促进神经功能的恢复,对失语的患者应进行语言方面的锻炼。

(二)术后护理

1.卧位

患者清醒后抬高床头 15°～30°,以利于静脉回流,减轻脑水肿,降低颅内压。

2.病情观察

严密监测生命体征,特别是意识及瞳孔的变化。术后 24 小时内易再次脑出血,如患者意识障碍继续加重,同时脉搏缓慢、血压升高,要考虑再次脑出血可能,应及时通知医师。

3.应用脱水剂的注意事项

临床常用的脱水剂一般是 20%甘露醇,滴注时注意速度,一般 20%甘露醇 250 mL 应在 20～30 分钟输完,防止药液渗漏于血管外,以免造成皮下组织坏死;不可与其他药液混用;血压过低时禁止使用。

4.血肿腔引流的护理

注意引流液量的变化,若引流量突然增多,应考虑再次脑出血。

5.保持出入量平衡

术后注意补液速度不宜过快,根据出量补充入量,以免入量过多,加重脑水肿。

6.功能锻炼

术后患者常出现偏瘫和失语,加强患者的肢体功能锻炼和语言训练。协助患者进行肢体的被动活动,进行肌肉按摩,防止肌肉萎缩。

(三)健康教育

1.清醒患者

(1)应避免情绪激动,去除不安、恐惧、愤怒、忧虑等不利因素,保持心情舒畅。

(2)饮食清淡,多吃含水分、含纤维素多的食物,多食蔬菜、水果。忌烟、酒及辛辣、刺激性强的食物。

(3)定期测量血压,复查病情,及时治疗可能并存的动脉粥样硬化、高脂血症、冠心病等。

(4)康复活动。①应规律生活,避免劳累、熬夜、暴饮暴食等不利因素,保持心情舒畅,注意劳逸结合。②坚持适当锻炼。康复训练过程艰苦而漫长(一般为 1～3 年,长者甚至需终身训练),需要信心、耐心、恒心,在康复医师指导下,循序渐进、持之以恒。

2.昏迷患者

(1)昏迷患者注意保持皮肤清洁、干燥,每天床上擦浴,定时翻身,防止压疮形成。

(2)每天坚持被动活动,保持肢体功能位置。

(3)防止气管切开患者出现呼吸道感染。

(4)不能经口进食者,应注意营养液的温度、保质期,以及每天的出入量是否平衡。

(5)保持大小便通畅。

(6)定期高压氧治疗。

二、主要护理问题

(1)疼痛:与颅内血肿压迫有关。

(2)生活自理能力缺陷:与长期卧床有关。

(3)脑组织灌注异常:与术后脑水肿有关。

(4)有皮肤完整性受损的危险:与昏迷、术后长期卧床有关。

(5)躯体移动障碍:与出血致脑损伤有关。

(6)清理呼吸道无效:与长期卧床致机体抵抗力下降有关。

(7)有受伤的危险:与术后癫痫发作有关。

第七章 泌尿外科护理

第一节 肾积水

尿液由肾排出受阻,蓄积后肾内压力增高,造成肾盂肾盏扩张和肾实质压迫性萎缩,功能减退,致尿液积聚在肾内称为肾积水。肾积水容量超过 1 000 mL 或小儿超过 24 小时尿液总量时,称为巨大肾积水。各种原因导致的尿路任何部位的梗阻最终都可引起肾积水,上至肾盂,下至尿道外口。正常妊娠所导致的肾积水是一种可复性生理改变。

一、病因及发病机制

由于泌尿系统发生梗阻的部位及程度不同,尿路中各个器官的病理改变也各有异,但基本的病理改变是发生梗阻的部位以上压力增高,尿路扩张积水,长时间未能解除梗阻将导致肾积水和肾功能损害。

上尿路慢性梗阻时,梗阻部位以上压力增高,输尿管收缩力增加、蠕动增强,管壁因平滑肌增生而增厚。当尿路内压力增高到一定程度时,可使肾小球滤过压降低,滤过率减少,但肾内的血液循环仍可保持正常,肾的泌尿功能仍能持续一段时间,此时肾内尿液可通过肾盂静脉、集合管、淋巴逆流,使肾盂和肾小管的压力有所下降,肾小球泌尿功能得以维持,起到暂时平衡作用。如尿路梗阻不能及时解除,尿液的回流无法缓冲不断分泌的尿液时,梗阻进一步加重,肾盂内压力持续升高,压迫肾小球、肾小管及附近的血管,造成肾脏缺血缺氧,尿路平滑肌逐渐萎缩,张力减退,管壁变薄,蠕动减弱乃至消失,失去代偿能力,导致肾内积水逐渐增多,肾功能受损,最后肾脏成为一个无功能的巨大水囊。

二、临床表现

肾积水由于原发病因,梗阻部位、程度、时间长短及病情发展快慢不同,肾积水的临床表现各不相同,甚至可全无症状。

(一)导致梗阻的原发病

因泌尿系统肿瘤多为肉眼血尿,泌尿系结石引起的梗阻常表现为镜下血尿,前列腺增生或尿道狭窄导致膀胱出口梗阻时可有排尿困难、炎症或结核所引起的继发性肾积水,多以原发病因的症状和体征为主要表现,很少显现出肾积水的征象。

(二)肿块

因肾下极异位血管或纤维束压迫输尿管、先天性肾盂输尿管连接处狭窄等引起的肾积水,由于病情发展常较缓慢,临床症状常不明显或仅有腰部隐痛不适,但当肾积水达较严重程度时,可出现腹部肿块,有些患者特别是小儿以腹部肿块就诊时,体检时腹部可触及肿大的肾脏,表面光滑且多有囊性感,也是大多数此类患者就诊的最初原因。

（三）疼痛

疼痛是肾积水较常见的症状,多表现为间歇性腰部和(或)腹部胀痛。引起疼痛的主要原因是大量饮水,积水的肾脏增大,肾包膜受牵拉。

（四）感染

肾积水易引发感染,合并感染时可出现尿频、尿急、尿痛及脓尿,严重时可以出现全身中毒症状,但是老年、免疫功能下降、营养不良患者的临床表现可不明显,甚至不出现任何症状。

（五）肾衰竭

尿路梗阻引起的肾积水,如梗阻长时间不能解除,可导致肾功能损害严重,出现程度不同的食欲缺乏、恶心呕吐、乏力、水肿等肾衰竭表现。双侧或孤立肾发生急性梗阻时可出现少尿或无尿等急性肾衰竭表现。

三、辅助检查

根据临床表现和相关检查结果判断肾积水的存在及程度,还应同时明确引起肾积水的病因、梗阻的部位及有无感染,评估患侧肾脏的损害程度及对侧肾脏的功能状况。

（一）实验室检查

1.血液检查

了解有无感染、氮质血症、酸中毒、电解质紊乱及总肾功能。

2.尿液检查

除尿常规检查和尿细菌培养外,必要时需进行结核杆菌和脱落细胞的检查。发生慢性梗阻时,尿液检查可发现尿钠浓度升高、尿液渗透压降低、尿/血浆肌酐比率降。

（二）影像学检查

1.X 线检查

对肾积水的诊断有重要价值。如肾积水是结石所致,尿路平片可见到尿路结石影及积水增大的肾轮廓。

2.B 超检查

超声可以明确判定增大的肾是实性肿块还是肾积水,清晰地显示肾实质、肾盂及输尿管扩张情况,并可确定肾积水的程度和肾皮质萎缩情况,也可能显示梗阻的部位及病因,简便易行无创伤,尤其是对造影剂过敏者、妊娠妇女、婴儿及胎儿更为适宜,是诊断肾积水的首选检查方法。

3.静脉尿路造影检查

早期可见肾盏、肾盂扩张,肾盏杯口消失或呈囊状显影,了解肾积水的梗阻部位、原因、程度及患肾的功能状况,也可反映对侧肾功能及整个尿路状况。

4.肾图检查

尤其是利尿性肾图,对判定上尿路有无机械性梗阻及梗阻的程度有一定帮助,利尿性肾图还可检查肾功能损害程度,对判定肾积水的治疗是否需要手术也有帮助,还可作为肾盂成形术后肾功能恢复的监测手段。

5.CT 检查

CT 尿路成像可清晰显示肾、输尿管、膀胱的形态,可清楚显示肾积水程度和肾实质萎缩情况,判断肾积水的原因和程度,有助于腹腔、腹膜后和盆腔病变的鉴别诊断。

6.MRI 检查

主要了解肾积水的尿路形态学改变,对肾积水的诊断有独到之处。肾积水导致肾功能损害严重时,排泄性尿路造影患肾多不显影,磁共振水成像则可以清晰显示梗阻部位及其以上的尿路形态,可代替逆行性尿路造影。

7.内镜和尿动力学检查

膀胱尿道镜检查可了解下尿路梗阻情况,经膀胱镜将输尿管导管插至梗阻部位以上时,可见尿液快速滴出。输尿管镜检查则可了解上尿路梗阻的原因和部位。输尿管镜及膀胱镜可用于部分尿路梗阻患者的检查,对腔内病变引起的梗阻可明确诊断,而且可以同时进行治疗。尿动力学检查可用来鉴别下尿路梗阻的原因,区别膀胱逼尿肌收缩功能障碍或膀胱出口梗阻。

四、治疗

尿路发生急性完全性梗阻 24 小时就可以导致肾单位损害,如梗阻未能及时解除,梗阻持续 10 天则肾功能下降 30%,梗阻持续 30~40 天造成的肾功能损害则难以恢复。慢性尿路梗阻病因解除后肾功能可得到改善。因此,争取时间尽早解除梗阻,去除病因,控制感染,最大限度地保护肾功能,预防并发症的发生是治疗肾积水的主要原则。

(一)非手术治疗

非手术治疗适用于可自行缓解的梗阻病变如炎症、水肿、输尿管小结石、早期的肾盂输尿管连接部梗阻、间歇性发生肾积水的肾下垂等,但是对于此类患者必须进行严密随访观察。如果患者病情较危重,不能承受较大的手术或梗阻暂时不能解除时,可先在超声引导进行造瘘,引流出尿液,有利于感染的控制和肾功能的改善。对于肾积水合并继发感染的患者,应定期检查尿常规和进行尿培养,及时应用敏感抗生素控制感染,避免感染加重。

(二)手术治疗

对于全身情况许可,并且能够通过手术治疗解除梗阻的患者,均应尽早施行手术,去除病因,恢复肾功能。如遇输尿管周围严重病变导致梗阻需长期引流者,可经膀胱镜放置输尿管双J 管。如患侧肾已无功能或严重受损,预测及时解除梗阻也无恢复的可能,则考虑肾切除术。

1.肾造瘘术

若肾功能损害较为严重,病情危重,病因暂不能处理时,应先在梗阻以上部位进行引流,待感染控制、肾功能改善后,再针对病因治疗。如梗阻病因不能去除,肾造瘘则作为永久性治疗措施。

2.肾切除术

严重肾积水导致肾实质显著破坏、萎缩,剩余的肾实质过少且功能受损严重,引起肾性高血压,或伴有严重感染致肾积脓时,在确保健侧肾功能良好的情况下,可根据情况切除患肾。

五、临床护理

(一)护理诊断/问题

1.焦虑

与患者对手术的惧怕、担心预后及住院费用高有关。

2.排尿形态改变

与留置尿管有关。

3.舒适的改变

与手术后卧床、留置尿管及手术创伤有关。

4.活动无耐力

与手术创伤所致乏力有关。

5.疼痛

与尿路梗阻、手术创伤有关。

6.营养失调

与术后食欲下降、机体摄入不足或丢失过多有关。

7.有皮肤完整性受损的危险

与年龄及卧床有关。

8.部分自理能力缺陷

与留置尿管有关。

9.知识缺乏

缺乏疾病、手术及麻醉相关知识。

10.潜在并发症

潜在并发症有肾脓肿、肾衰竭。

(二)护理目标

(1)患者情绪平稳、心理状态稳定、焦虑程度减轻,配合各项检查、治疗及护理。

(2)患者可以适应留置尿管,并且留置尿管能保持有效引流。

(3)患主诉不适感减轻或消失,得到较好休息。

(4)患者能改善自身的活动状况,活动耐力增加,可以逐步增加活动量达到特定的活动水平。

(5)患者主诉疼痛症状减轻或消失。

(6)患者食欲恢复,无明显体重下降,营养摄入量能满足日常活动和机体代谢的需要。

(7)患者受压部位皮肤完整,无压红及压疮,四肢末梢温暖。

(8)患者合理的生活需要得到协助或完成。

(9)患者对疾病和治疗的认识提高,充分了解疾病的相关知识及相关治疗配合要点。

(10)术后未发生相关并发症,或并发症发生后能得到及时治疗与处理,术后恢复顺利。

(三)护理措施

1.术前护理措施

(1)心理护理:充分了解患者的心理及身体情况,针对产生焦虑、恐惧及情绪不稳等心理反应的原因,给予正确的引导,向患者及其家属详细讲解手术的必要性,消除其恐惧情绪,并积极配合治疗。

(2)用药指导:向患者说明药物的用法、用量及用药注意事项。

(3)观察患者排尿情况:观察患者尿液颜色、性状及排尿量,并及时通知医生。

2.术前常规准备

(1)协助完善相关术前检查:如心电图检查、X线检查、B超检查、CT检查、MRI检查、出凝血试验等。

(2)预防尿潴留:忌辛辣刺激性饮食,如烟酒及咖啡,预防感冒和便秘。

(3)抗生素的选择:术前行抗生素皮试,术晨遵医嘱带入术中用药。

(4)饮食指导:术前进食易消化、高营养的食物,维持体液平衡和内环境稳定,有效改善患者的营养状况,提高对手术的耐受力。术前禁食8小时,禁饮4小时。

(5)术前健康教育:指导患者提前练习床上排尿排便,自行调整卧位和床上翻身的方法。督促患者活动与休息相结合,减少明显的体力消耗,术前睡眠不佳者可遵医嘱适当给予安眠药物,术晨需取下活动义齿、金属饰品及其他贵重物品。

(6)术前协助患者沐浴或清洁会阴部,做好手术区域皮肤准备,术晨更换清洁病员服。

(7)术晨与手术室人员进行患者相关信息的核对后,做好交接将患者送入手术室。

3.术后护理措施

(1)外科术后护理常规。

1)全麻术后护理常规:了解手术和麻醉方式、术中情况,了解切口部位及敷料包扎情况,了解皮肤及末梢循环情况,了解患者感知觉的恢复情况和四肢活动度,判断手术创伤对机体的影响,持续低流量氧疗,严密监测生命体征,加床档保护防坠床。

2)管道观察及护理:留置针妥善固定且输液通畅,注意观察穿刺部位皮肤情况,常规留置尿管护理,如拔管应注意关注患者排尿情况。

3)基础护理:做好口腔护理、会阴护理、皮肤护理,定时翻身,协助患者清洁,取舒适卧位等工作。

(2)饮食护理:术后6小时内禁食水;6小时排气后可开始饮水,饮水后无恶心、呕吐等不适症状,则可改为普食。

(3)体位与活动。

1)全麻清醒前:去枕平卧位,头偏向一侧。

2)全麻清醒后手术当日:低半卧位,可床上轻微活动。

3)术后第1日:床上自由体位,半卧位为主。活动能力应当根据患者个体化情况,循序渐进,对于年老体弱患者应减慢活动进度。术后适度活动对于预防肺不张、肺感染、静脉血栓,促进疾病康复等有重要意义,但不能活动过度,否则容易造成创面出血的增加。

(4)缓解疼痛护理:了解患者疼痛的部位、程度、诱因等,遵医嘱给予止痛药物。

(5)并发症的观察、预防和护理。

1)观察和预防感染:注意患者的排尿情况、腹部肿块大小和体温变化。肾盂成形术后保持各引流管通畅及切口清洁,若无漏尿,肾周引流管可于术后 3～4 天拔除。若切口处或肾周引流管内流出较多的淡黄色液体,常提示有吻合口漏的发生,应及时与医生联系,予以相应处理。体温过高的患者应给予物理降温,注意末梢保暖,必要时遵医嘱用药,对并发感染者合理使用抗菌药。

2)观察和预防肾衰竭:给予低盐、低蛋白质、高热量饮食,严格限制入量,记录 24 小时出入量。如发生肾衰竭,应及时通知医生并协助处理,尽早恢复肾功能。

(四)健康教育

(1)多饮水以冲洗尿路,防止尿路感染。

(2)保持造瘘口周围皮肤清洁、干燥,防止感染。

(3)放置双 J 管的患者,告知术后 1～3 个月经膀胱镜拔除。

(4)长期留置尿管者应定期更换尿管,更换时注意避免污染。教会患者观察尿液的颜色及性质,如发现尿液浑浊、有异味或发热等全身症状时应及时就诊。

(5)恢复期患者均衡饮食,合理摄入营养,注意休息,劳逸结合,活动量从小到大。

(6)定期复诊,了解肾积水程度是否减轻及肾功能恢复情况。

第二节　尿潴留

尿潴留是指尿液潴留在膀胱内不能排出,常常由排尿困难发展到一定程度引起。尿潴留分为急性与慢性两种。急性尿潴留发病突然,十分痛苦,是一种常见急症,需及时处理;慢性尿潴留起病缓慢,病程较长,下腹部可触及充满尿液的膀胱,但患者却无明显痛苦。

一、病因

引起尿潴留的病因很多,可分为机械性梗阻和动力性梗阻两类,其中以机械性梗阻病变最多见。

(一)机械性梗阻

任何导致膀胱颈部及尿路梗阻的病变,例如良性前列腺增生、前列腺肿瘤、膀胱颈挛缩、膀胱颈部肿瘤;先天性后尿道瓣膜及各种原因引起的尿道损伤、尿道狭窄、异物、肿瘤和尿道结石均可引起尿潴留;此外,处女膜闭锁的阴道积血、盆腔肿瘤、妊娠的子宫等也可引起尿潴留。

(二)动力性梗阻

动力性梗阻是指膀胱、尿道无器质性梗阻病变,尿潴留是排尿动力障碍所致。中枢和周围神经系统病变是最常见的病因,如脊髓或马尾损伤、肿瘤、糖尿病等造成神经源性膀胱功能障碍继而引起尿潴留。妇科盆腔根治性手术损伤副交感神经分支、肛管直肠手术及腰椎麻醉术后均可能出现排尿困难,引起尿潴留。此外,各种松弛平滑肌的药物如阿托品、山莨菪碱等,偶尔也可导致排尿困难引起尿潴留;高热、昏迷、低血钾后不习惯卧床排尿者也会出现尿潴留。

二、临床表现

尿潴留患者体检时耻骨上区常可见到半球形膨隆,用手按压有明显尿意,叩诊为浊音。

(一)急性尿潴留

发病突然,膀胱胀满但滴不出尿,胀痛难忍,辗转不安,有时从尿道溢出部分尿液,但不能减轻下腹疼痛。

(二)慢性尿潴留

起病缓慢,膀胱内尿液长期不能完全排空,有残余尿存留,多表现为排尿不畅、尿频,常有排尿不尽感,有时出现尿失禁现象,因此慢性尿潴留患者多以充盈性尿失禁就诊。

三、诊断

根据病史及典型的临床表现,尿潴留诊断并不困难。超声检查可以明确诊断。

尿潴留应与无尿鉴别,无尿是指肾衰竭或上尿路完全梗阻,膀胱内空虚无尿,两者含义不同,不能混淆。

四、治疗

(一)急性尿潴留

1.非手术治疗

(1)病因处理:及时解除病因,对症处理,恢复排尿。

(2)诱导、药物或导尿:对术后动力性梗阻引起的尿潴留可采用诱导排尿、针灸、穴位注射新斯的明或病情允许下改变排尿姿势。如病因不明或梗阻一时难以解除,急诊处理可行导尿术,然后做进一步检查明确病因并进行治疗。

2.手术治疗

梗阻病因不能解除时,可行膀胱造瘘术,长期引流尿液。

急性尿潴留放置导尿管或膀胱穿刺造瘘引流尿液时,应间歇缓慢地放出尿液,避免快速排空膀胱,一次放尿量不可超过 1 000 mL,以免内压骤然降低而引起膀胱内大量出血。

(二)慢性尿潴留

若为机械性梗阻引起的尿潴留,有上尿路扩张肾积水、肾功能损害者,应先引出膀胱内尿液,待肾积水缓解、肾功能改善后,针对病因择期手术或采取其他方法治疗。若为动力性梗阻引起的尿潴留,多数患者需间歇清洁自我导尿,如自我导尿困难或上尿路积水严重者,可做耻骨上膀胱造瘘术或者其他尿流改道术。

五、临床护理

(一)护理诊断/问题

1.焦虑

与患者对手术的惧怕、担心预后及住院费用高有关。

2.睡眠形态紊乱

与尿潴留、尿路梗阻有关。

3.排尿形态改变

与留置尿管有关。

4.舒适的改变

与手术后卧床、留置尿管及手术创伤有关。

5.活动无耐力

与手术创伤所致乏力有关。

6.疼痛

与尿路梗阻、手术创伤有关。

7.营养失调

与术后食欲下降、机体摄入不足或丢失过多有关。

8.有皮肤完整性受损的危险

与年龄及卧床有关。

9.部分自理能力缺陷

与留置尿管有关。

10.知识缺乏

缺乏疾病、手术及麻醉相关知识。

11.潜在并发症

潜在并发症有膀胱出血。

(二)护理目标

(1)患者情绪平稳、心理状态稳定、焦虑程度减轻,配合各项检查、治疗及护理。

(2)患者安静入睡,保证充足的睡眠时间。

(3)患者可以适应留置尿管,并且留置尿管能保持有效引流。

(4)患者主诉不适感减轻或消失,得到较好休息。

(5)患者能改善自身的活动状况,活动耐力增加,可以逐步增加活动量达到特定的活动水平。

(6)患者主诉疼痛症状减轻或消失。

(7)患者食欲恢复,无明显体重下降,营养摄入量能满足日常活动和机体代谢的需要。

(8)患者受压部位皮肤完整无压红及压疮,四肢末梢温暖。

(9)患者合理的生活需要得到协助或完成。

(10)患者对疾病和治疗的认识提高,充分了解疾病的相关知识及相关治疗配合要点。

(11)术后未发生相关并发症,或并发症发生后能得到及时治疗与处理,术后恢复顺利。

(三)护理措施

1.术前护理措施

(1)心理护理:充分了解患者的心理及身体情况,针对产生焦虑、恐惧及情绪不稳等心理反应的原因,给予正确的引导,向患者及其家属详细讲解手术的必要性,消除其恐惧情绪,并积极配合治疗。选用盐酸坦索罗辛、非那雄胺等药物治疗时,向患者说明药物的用法、用量及用药注意事项。

(2)观察患者排尿情况:有尿潴留时及时留置尿管或耻骨上膀胱造瘘。观察患者尿液颜色、性状及排尿量,如有血尿必要时可行持续膀胱冲洗,并及时通知医生。

2.术前常规准备

(1)协助完善相关术前检查:如心电图检查、X线检查、B超检查、CT检查、MRI检查、出凝血试验等。

(2)预防尿潴留:忌辛辣刺激性饮食,如烟酒及咖啡,预防感冒和便秘。

(3)抗生素的选择:术前行抗生素皮试,术晨遵医嘱带入术中用药。

(4)饮食指导:术前进食易消化、高营养的食物,维持体液平衡和内环境稳定,有效改善患者的营养状况,提高对手术的耐受力。术前禁食8小时,禁饮4小时。

(5)术前健康教育:指导患者提前练习床上排尿排便,自行调整卧位和床上翻身的方法。督促患者活动与休息相结合,减少明显的体力消耗,术前睡眠不佳者可遵医嘱适当给予安眠药,术晨需取下活动义齿、金属饰品及其他贵重物品。

(6)术前协助患者沐浴或清洁会阴部,做好手术区域皮肤准备,术晨更换清洁病员服。

(7)术晨与手术室人员进行患者相关信息的核对后,做好交接将患者送入手术室。

3.术后护理措施

(1)外科术后护理常规。①全麻术后护理常规:了解手术和麻醉方式、术中情况,了解切口部位及敷料包扎情况,了解皮肤及末梢循环情况,了解感知觉的恢复情况和四肢活动度,判断手术创伤对机体的影响,持续低流量氧疗,严密监测生命体征,加床档保护防坠床。②管道观察及护理:留置针妥善固定且输液通畅,注意观察穿刺部位皮肤情况,常规留置尿管护理,如拔管应注意关注患者排尿情况。③基础护理:做好口腔护理、会阴护理、皮肤护理,定时翻身,协助患者清洁、取舒适卧位等工作。

(2)饮食护理。术后6小时内禁食水;6小时排气后可开始饮水,饮水后无恶心、呕吐等不适症状,则可改为普食。

(3)体位与活动。①全麻清醒前:去枕平卧位,头偏向一侧。②全麻清醒后手术当日:低半卧位,可床上轻微活动。③术后第1日:床上自由体位,半卧位为主。

(4)缓解疼痛护理。了解患者疼痛的部位、程度、诱因等,遵医嘱给予止痛药物。

(5)并发症预防。避免膀胱出血,注意一次放尿量不可超过1 000 mL,以免引起膀胱出血。

(四)健康教育

(1)患者应注意不可一次摄入水分过多,防止诱发尿潴留;但也不可摄入水分过少,否则可能加重尿路结石、尿路感染等并发症。

(2)教会患者明确并注意避免尿潴留的诱因,对于药物引起的尿潴留,告知患者今后应禁用或慎用相关药物;对于前列腺增生引起的尿潴留者,戒烟、戒酒,不可久坐不可过劳,防止便秘和憋尿等。

(3)教会患者及其家属诱导排尿的方法,如听流水声、热敷下腹部,但嘱患者诱导排尿无效时应立即导尿,不可憋尿过久。

(4)长期留置尿管者应定期更换尿管,更换时注意避免污染。教会患者观察尿液的颜色及性质,如发现尿液浑浊、有异味或发热等全身症状时应及时就诊。

(5)定期随访,积极治疗引起尿潴留的原发病,避免疾病进展引起的肾功能损害等严重后果。

第三节　肾损伤

一、概述

肾脏隐藏于腹膜后,一般受损伤机会很少,但肾脏为一实质性器官,结构比较脆弱,外力强度稍大即可造成肾脏的创伤。肾损伤大多为闭合性损伤,占 60％～70％,可由直接暴力,如腰、腹部受硬物撞击或车辆撞击,肾受到沉重打击或被推向肋缘而发生损伤;肋骨和腰椎骨折时,骨折片可刺伤肾,间接暴力,如从高处落下、足跟或臀部着地时发生对冲力,可引起肾或肾蒂伤。开放性损伤多见于战时和意外事故,常伴有胸腹部创伤,在临床上按其损伤的严重程度可分为肾挫伤、肾部分裂伤、肾全层裂伤、肾蒂损伤、病理性肾破裂等类型。

二、诊断

(一)症状

1.血尿

损伤后血尿是肾损伤的重要表现,多为肉眼血尿,血尿的轻重程度与肾脏损伤严重程度不一定一致。

2.疼痛

局限于上腹部及腰部,若血块阻塞输尿管,则可引起绞痛。

3.肿块

因出血和尿外渗引起腰部不规则的弥散性胀大的肿块,常伴肌强直。

4.休克

面色苍白,心率加快,血压降低,烦躁不安等。

5.高热

由血、尿外渗后的肾周感染所致。

(二)体征

1.一般情况

患者可有腰痛或上腹部疼痛、发热。大出血时可有血流动力学不稳定的表现,如面色苍白、四肢发凉等。

2.专科检查

上腹部及腰部压痛,腹部包块。刀伤或穿透伤累及肾脏时,伤口可流出大量鲜血。出血量与肾脏损伤程度以及是否伴有其他脏器或血管损伤有关。

(三)检查

1.实验室检查

尿中含多量红细胞。血红蛋白与血细胞比容持续降低提示有活动性出血。血白细胞计数升高应注意是否存在感染灶。

2.特殊检查

早期积极的影像学检查可以发现肾损伤部位、程度,有无尿外渗或肾血管损伤及对侧肾情况。根据病情轻重,除需紧急手术外,有选择地应用以下检查。

(1)B超检查:能提示肾损害的程度,包膜下和肾周血肿及尿外渗情况。为无创检查,病情重时更有实用意义,并有助于了解对侧肾情况。

(2)CT扫描:可清晰显示肾皮质裂伤、尿外渗和血肿范围,显示无活力的肾组织,并可了解与周围组织和腹腔内其他脏器的关系,为首选检查。

(3)排泄性尿路造影:使用大剂量造影剂行静脉推注造影,可发现造影剂排泄减少,肾、腰大肌影消失,脊柱侧突及造影剂外渗等。可评价肾损伤的范围和程度。

(4)动脉造影:适宜于尿路造影未能提供肾损伤的部位和程度,尤其是伤侧肾未显影,选择性肾动脉造影可显示肾动脉和肾实质损伤情况。若伤侧肾动脉完全梗阻,提示为创伤性血栓形成,宜紧急施行手术。有持久性血尿者,动脉造影可以了解有无肾动静脉瘘或创伤性肾动脉瘤,但系有创检查,已少用。

(5)逆行肾盂造影:易招致感染,不宜应用。

(四)诊断要点

一般都有创伤史,可有腰痛、血尿、腰部肿块等症状、体征,出血严重时出现休克。定时查血、尿常规,根据血尿增减、血红蛋白变化评估伤情。检查首选肾脏超声,快速并且无创伤,对于评价肾脏损伤程度有意义,CT检查可以进一步显示肾实质损伤、肾脏出血及肾蒂损伤情况。条件允许时行静脉肾盂造影检查。

(五)鉴别诊断

1.腹腔脏器损伤

腹腔脏器损伤主要为肝、脾损伤,有时可与肾损伤同时发生。表现为出血、休克等危急症状,有明显的腹膜刺激症状。腹腔穿刺可抽出血性液体。尿液检查无红细胞;超声检查肾脏无异常发现;静脉尿路造影(IVU)示肾盂、肾盏形态正常,无造影剂外溢情况。

2.肾梗死

肾梗死表现为突发性腰痛、血尿、血压升高;IVU示肾显影迟缓或不显影。逆行肾盂造影可发现肾被膜下血肿征象。肾梗死患者往往有心血管疾患或肾动脉硬化病史,血清乳酸脱氢酶及碱性磷酸酶升高。

3.自发性肾破裂

突然出现腰痛及血尿病状。体检示腰腹部有明显压痛及肌紧张,可触及边缘不清的囊性肿块。IVU检查示肾盂、肾盏变形和造影剂外溢。B超检查示肾集合系统紊乱,肾周围有液性暗区。一般无明显的创伤史,既往多有肾肿瘤、肾结核、肾积水等病史。

三、治疗

肾损伤的处理与损伤程度直接相关。轻微肾挫伤经短期休息可以康复,多数肾挫裂伤可用保守治疗,仅少数需手术治疗。

(一)紧急治疗

有大出血、休克的患者需迅速采取抢救措施,观察生命体征,进行输血、复苏,同时明确有无并发其他器官损伤,做好手术探查的准备。

（二）保守治疗

（1）绝对卧床休息2～4周,病情稳定、血尿消失后才可以允许患者离床活动。通常损伤后4～6周肾挫裂伤才趋于愈合,过早过多离床活动,有可能再度出血。恢复后2～3个月不宜参加体力劳动或竞技运动。

（2）密切观察,定时测量血压、脉搏、呼吸、体温,注意腰、腹部肿块范围有无增大。观察每次排出的尿液颜色深浅的变化。定期检测血红蛋白和血细胞比容。

（3）及时补充血容量和热量,维持水、电解质平衡,保持足够尿量。必要时输血。

（4）应用广谱抗生素以预防感染。

（5）使用止痛剂、镇静剂和止血药物。

（三）手术治疗

1.开放性肾损伤

几乎所有这类损伤的患者都要施行手术探查,特别是枪伤或从前面腹壁进入的锐器伤,需经腹部切口进行手术,清创、缝合及引流并探查腹部脏器有无损伤。

2.闭合性肾损伤

一旦确定为严重肾裂伤、肾碎裂及肾蒂损伤需尽早经腹入路施行手术。若肾损伤患者在保守治疗期间发生以下情况,需施行手术治疗:①经积极抗休克后生命体征仍未见改善,提示有内出血;②血尿逐渐加重,血红蛋白和血细胞比容继续降低;③腰、腹部肿块明显增大;④有腹腔脏器损伤可能。

手术方法:经腹部切口施行手术,先探查并处理腹腔损伤脏器,再切开后腹膜,显露肾静脉、肾动脉,并阻断之,而后切开肾周围筋膜和肾脂肪囊,探查患肾。先阻断肾蒂血管,并切开肾周围筋膜,快速清除血肿,依具体情况决定做肾修补、部分肾切除术或肾切除。必须注意,在未控制肾动脉之前切开肾周围筋膜,往往难以控制出血,而被迫施行肾切除。只有在肾严重碎裂或肾血管撕裂,无法修复,而对侧肾良好时,才施行肾切除。肾实质破损不大时,可在清创与止血后,用脂肪或网膜组织填入肾包膜缝合处,完成一期缝合,既消除了无效腔,又减少了血肿引起继发性感染的机会。肾动脉损伤性血栓形成一旦被确诊即应手术取栓,并可行血管置换术,以挽救肾功能。

（四）并发症及其处理

常由血或尿外渗及继发性感染等引起。腹膜后囊肿或肾周脓肿可切开引流。输尿管狭窄、肾积水需施行成形术或肾切除术。恶性高血压要做血管修复或肾切除术。动静脉瘘和假性肾动脉瘤应予以修补,如在肾实质内则可行部分肾切除术。持久性血尿可施行选择性肾动脉造影及栓塞术。

四、病情观察

（1）观察生命体征,如体温、血压、脉搏、呼吸、神志反应。

（2）专科变化,注意腹部或腰腹部有无肿块及大小变化,血尿程度。

（3）重要生命脏器,如心、肺、肝、脾等脏器及骨骼系统有无合并伤。

五、注意事项

（一）医患沟通

（1）如拟保守治疗,应告知患者及其家属仍有做手术的可能性及肾损伤后的远期并发症。

(2)做开放手术,应告知可能切肾的方案,如做保肾手术,则有继续出血、尿外渗的可能。

(3)手术探查决定做肾切除时,应再一次告知患者家属,并告知术后肾功能失代偿或需做肾代替治疗的可能。如合并腹腔或其他部位脏器损伤,手术时要一起处理,也应告知家属并签字。

(4)交代病情时要立足于当前患者病情,对于病情变化不做肯定与否定的预测。

(二)经验指导

(1)对于肾损伤的患者应留院观察或住院1天,必须每0.5~1小时检测1次血压、心率、呼吸,记录每小时尿量。并做好血型分析及备血。

(2)对于肾损伤病情明确者,生命体征不稳时,可重复做腹腔穿刺及CT、B超等影像学检查。

(3)手术后要观察腹部情况,注意伤口有无渗血,敷料有无潮湿,为防止切口裂开,可使用腹带保护。

(4)肾切除患者要计算每日出入量,了解肾功能变化。

(5)确保引流管无扭曲,密切观察引流量、颜色的变化。

(6)腹部创伤合并肾损伤的比例不是很高,临床工作中易忽视。血尿是肾创伤的重要表现,但与病情严重程度不成比例;输尿管有血块堵塞、肾蒂损伤或低血压休克时可无血尿出现。

六、护理

(一)护理评估

1.健康史

详细了解受伤的原因、部位,受伤的经过,以往的健康状况等。

2.身体状况

(1)血尿:肾损伤的主要症状。肾挫伤时血尿轻微,肾部分裂伤或肾全层裂伤时,可出现大量肉眼血尿。当血块堵塞输尿管、肾盂或输尿管断裂、肾蒂血管断裂时,血尿可不明显,甚至无血尿。

(2)疼痛:肾包膜张力增加、肾周围软组织损伤,可引起患侧腰、腹部疼痛;血液、尿液渗入腹腔或伴有腹部器官损伤时,可出现全腹痛和腹膜刺激征;血块通过输尿管时,可发生肾绞痛。

(3)腰、腹部包块:血液、尿液渗入肾周围组织,可使局部肿胀形成包块,可有触痛。

(4)休克:严重的肾损伤,尤其是合并其他器官损伤时,易引起休克。

(5)发热:肾损伤后,由于创伤性炎症反应,伤区血液、渗出液及其他组织的分解产物吸收引起发热,多为低热;由血肿、尿外渗继发感染引起的发热多为高热。

3.心理状况

当有突发的暴力致伤,或因损伤出现大量肉眼血尿、疼痛、腰腹部包块等表现时,患者常有恐惧、焦虑等心理状态的改变。

4.辅助检查

(1)尿常规检查:了解尿中有无大量红细胞。

(2)B超检查:能提示肾损害的程度,包膜下和肾周血肿及尿外渗情况。

(3)X线检查:肾区阴影增大,提示有肾周围血肿的可能。

(4)CT检查:可清晰显示肾皮质裂伤、尿外渗和血肿范围。

（5）排泄性尿路造影：可评价肾损伤的范围和程度。

（6）肾动脉造影：可显示肾动脉和肾实质损伤的情况。

（二）护理诊断及相关合作性问题

1.不舒适

与疼痛等有关。

2.恐惧/焦虑

与损伤后出现血尿等有关。

3.有感染的危险

与损伤后免疫力降低有关。

4.体温过高

与损伤后的组织产物吸收和血肿、尿外渗继发感染等有关。

（三）护理目标

（1）疼痛不适感减轻或消失。

（2）情绪稳定，能安静休息。

（3）患者发生感染和休克的危险性降低，未发生感染和休克。

（4）体温正常。

（四）护理措施

1.非手术治疗及手术前患者的护理

（1）嘱患者绝对卧床休息2～4周，待伤情稳定、血尿消失1周后方可离床活动，以防再出血。

（2）迅速建立静脉输液通路，及时输血、输液，维持水、电解质及酸碱平衡，防治休克。

（3）急救护理：有大出血、休克的患者需配合医生迅速进行抢救及护理。

（4）心理护理：对恐惧不安的患者，给予心理疏导、安慰、体贴和关怀。

（5）伤情观察：患者的生命体征；血尿的变化；腰、腹部包块大小的变化；腹膜刺激征的变化。

（6）配合医生做好影像学检查前的准备工作。

（7）做好必要的术前常规准备，以便随时中转手术。

2.手术后患者的护理

（1）卧床休息：肾切除术后需卧床休息2～3天，肾修补术、肾部分切除术或肾周引流术后需卧床休息2～4周。

（2）饮食：禁食24小时，适当补液，肠功能恢复后进流食，并逐渐过渡到普食，但要注意少食易胀气的食物，以减轻腹胀。鼓励患者适当多饮水。

（3）伤口护理：保持伤口清洁干燥，注意无菌操作，注意观察有无渗血、渗尿，应用抗菌药物，预防感染。

3.健康教育

（1）向患者介绍康复的基本知识，卧床的意义，以及观察血尿、腰腹部包块的意义。

（2）告诉患者恢复后3个月内不宜参加重体力劳动或竞技运动；肾切除术后患者应注意保护对侧肾，尽量不要应用对肾有损害的药物。

（3）定期到医院复诊。

第八章　骨外科护理

第一节　骨科常用护理技术

一、翻身

协助患者翻身是护士的基本功,因此,掌握正确的翻身方法至关重要。翻身总的原则是保证患者舒适、安全,被压迫的部位能得到减轻或改善,避免压疮的发生。如何在翻身时既可预防压疮发生又使患者感觉舒适、无痛或疼痛减轻,这既是骨科护理的重点之一,也是最能体现人性化关怀的一面。

(一)翻身方法

1.四肢骨折的患者翻身

(1)协助患者翻身:一人站在患者翻身部位的对侧,一手扶住肩膀,一手扶住腰部,另一人站在床尾,抓住患肢稍做牵引,随着身体的翻转而同步转动患肢,并臀下垫软枕,每2小时1次。

(2)指导患者翻身:指导患者如何利用肩膀、腹肌及健肢进行翻转身体和抬高臀部动作。首先,健肢屈曲,用力蹬床,一手扶住床栏,侧转身体。其次,指导其用两侧肩膀及健肢三点一线,辅以腹肌用力使腰背及臀部抬高,并用双手掌轻托髋部,手指平伸轻揉臀部及骶尾部,从而提高自护能力,避免臀部长期受压,促进血液循环。

2.昏迷、瘫痪及各种原因不能起床的患者翻身

患者仰卧,一手放于腹部,另一手(侧卧方向的手)上臂平放外展与身体成45°角,前臂屈曲放于枕旁,护士站立于床旁一侧,轻轻将患者推向对侧,使患者背向护士。

3.脊柱骨折的患者翻身

原则是保持受伤的局部固定,不弯曲、不扭转。例如,给一个伤在胸腰椎的患者翻身时,要用手扶着患者的肩部和髋部同时翻动。如伤在颈椎,则须保持头部和肩部同时翻动,以保持颈部固定不动。患者自己翻身时,也要掌握这个原则。方法:挺直腰背部再翻动,以绷紧背肌,使之形成天然的内固定夹板,不要上身和下身分别翻转。伤在颈椎的患者,也不可以随意低头、仰头或向左右扭转。对于脊柱骨折患者不可随便使用枕头。

4.髋部人工假体置换术后的患者翻身

患者术后1~3天最好采取两人翻身方法。护士分别站在患者患侧的床边,先将患者的双手放在胸前,让患者屈曲健侧膝关节。一人双手分别放至患者的肩和腰部,另一人将双手分别放至患者的臀部和患肢膝部,并让患者的健侧下肢配合用力,同时将身体抬起移向患侧床沿。然后让患者稍屈曲健侧膝关节,在两膝间放置2~3个枕头,高度以患者双侧髂前上棘之间距离再加5 cm。操作者一人双手再分别放至患者的肩和腰部,另一人双手分别放至臀部和患肢

膝部,同时将患者翻向健侧,将患肢置于两膝间的枕头上。保持患肢呈外展 15°～20°,屈髋 10°～20°,屈膝 45°,然后在患者的背部垫一软枕,胸前放一软枕置上肢,注意保持患者的舒适。

(二)护理注意事项

(1)心理护理:首先承认患者翻身的痛苦,耐心倾听,提出解决痛苦的方式。了解他们的心理动态,坦承翻身的痛苦,拉近与患者间的距离,增加亲切感。其次,让患者了解不翻身的危害,并告知如何翻身可避免疼痛,让其接受帮助,并掌握方法,待其感到接受帮助后确实能有效地减轻疼痛时,便能对护士产生信任感,从而消除敌视及恐惧心理。

(2)鼓励患者尽量自主活动,调动患者的主观能动性和潜在能力,配合患者的文化需求,调动患者的参与意识,使患者积极配合疾病的治疗、护理,做一些力所能及的自我护理。

(3)下肢牵引的患者在翻身时不可放松牵引,石膏固定术的患者翻身后应注意将该肢体放于适当功能位置,观察患肢的血运,避免石膏受压断裂。

(4)若患者身上带有多种导管,应先将各种导管安置妥当,翻身后注意检查各导管是否扭曲脱落,保持各引流管的通畅。

(5)若伤口敷料已脱落或已被分泌物浸湿,应先换药后再翻身。翻身时避免推、拉、拖等动作,以免皮肤受损。

(6)注意记录患者翻身前后各项生理指标的变化(血压、心率、呼吸次数、血氧饱和度等)及患者翻身过程中各项主观感觉指标的变化。

(7)在翻身工作中,正确应用人体力学原理,使患者身体各部分保持平衡,保证患者有舒适和稳定的卧位,预防拮抗的肌肉长期过度伸张或挛缩,提高患者的安全性。护士如能在工作中掌握身体平衡,使用最小的能量,发挥最大的效能,减轻疲劳,提高工作效率,则有很大意义。

二、牵引术及牵引患者的护理

牵引是利用力学作用原理对组织或骨骼进行牵引,是治疗脱位的关节或错位的骨折及矫正畸形的医疗措施。牵引患者的护理工作是疾病得以治疗的重要手段。

(一)牵引的目的和作用

牵引在治疗骨与关节损伤中占有重要的地位,骨科临床应用广泛,牵引对脱位的关节或错位的骨折既有复位作用又有固定作用,可以稳定骨折断端,减轻关节面所承受的压力,缓解疼痛和促进骨折愈合,保持功能位,便于关节活动,防止肌肉萎缩,矫正畸形。

(二)牵引的种类

1.皮肤牵引

借助胶布贴于伤肢皮肤上或用泡沫塑料布包压于伤肢皮肤上,利用肌肉在骨骼上的附着点,牵引力传递到骨骼,故又称间接牵引。

皮牵引的特点是操作简便,不需穿入骨组织,为无创性;缺点是不能承受过大拉力,重量一般不超过5 kg,否则容易把胶布拉脱而不能达到治疗的目的;应用较局限,适用于少儿或老年患者;牵引时间不能过久,一般为2～4周。

(1)胶布牵引:多用于四肢牵引。贴胶布前,皮肤要用肥皂、清水洗净。皮脂要用乙醚擦拭,因皮肤上有皮脂、汗水或污垢者,都能影响胶布的黏着力。目前,国内对成年人,一般都剃毛。对于小儿患者,则一般不剃毛。胶布的宽度以患肢最细部位周径的 1/2 为宜。胶布粘贴范围以下肢为例,大腿牵引起自大腿中上 1/3 的内外侧,小腿牵引起自胫骨结节下缘的内外侧,胶布下界绕行并距离足底约 10 cm。在足远端胶布中央贴一块比远端肢体稍宽,且有中央孔的扩张板(距足底 4～5 cm),从中央孔穿一牵引绳备用。将近侧胶布纵向撕开长达 2/3,粘贴时稍分开,使牵引力均匀分布于肢体。将胶布平行贴于肢体两侧,不可交叉缠绕,在骨隆突部位加纱布衬垫,以保护局部不受压迫。将胶布按压贴紧后,用绷带包扎肢体,以免胶布松脱,但缠绕时松紧必须合适,太松则绷带容易散开、脱落,太紧也会影响血液循环。缠贴时,要从远心端开始向近心端,顺着静脉回流的方向进行。半小时后加牵引锤,进行牵引(图 8-1)。

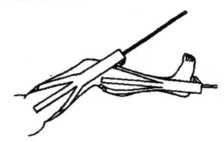

图 8-1　皮牵引示意图

(2)海绵带牵引:利用市售泡沫塑料布,包压于伤肢皮肤,远端也置有扩张板,从中央穿一牵引绳进行牵引。

2.兜带牵引

利用布带或海绵兜带托住身体突出部位施加牵引力。

(1)枕颌带牵引:用枕颌带托住下颌和枕骨粗隆部,向头顶方向牵引,牵引时使枕颌带两上端分开,保持比头稍宽的距离,重量 3～10 kg。适用于颈椎骨折、脱位,颈椎间盘突出症和神经根型颈椎病等(图 8-2)。

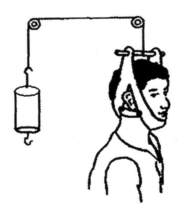

图 8-2　枕颌带牵引

(2)骨盆带牵引:用骨盆牵引带包托于骨盆,保证其宽度的 2/3 在髂嵴以上的腰部,两侧各一个牵引带,所牵重量相等,总重量为 10 kg,床脚抬高 20～25 cm,使人体重量作为对抗牵引(图 8-3)。适用于腰椎间盘突出症及有腰神经根刺激症状者。

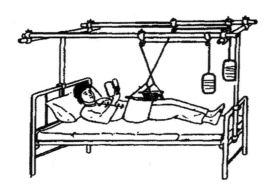

图 8-3 骨盆带牵引

(3)骨盆悬吊牵引:使用骨盆悬吊带通过滑轮及牵引支架进行牵引,同时可进行两下肢的皮肤或骨牵引。适用于骨盆骨折有明显分离移位或骨盆环骨折有向上移位和分离移位者。

3.骨牵引

骨牵引通过贯穿于骨端松质骨内的骨圆针或不锈钢针和牵引弓、牵引绳及滑轮装置,对骨折远侧端施加重量直接牵引骨骼,又称直接牵引。骨牵引常用部位包括颅骨骨板、尺骨鹰嘴、股骨髁上、胫骨结节、跟骨等。骨牵引特点是牵引力大,而且时间持久,且能有效调节,效果确实对青壮年人,肌力强大处,以及不稳定骨折等,疗效很好。缺点是因需要在骨骼上穿针,患者会有一定痛苦和感染机会。

(1)适应证:股骨颈囊内骨折手术前准备、肱骨粗隆间粉碎性骨折、股骨骨折、胫骨骨折及小腿开放性损伤、肱骨干骨折、肱骨髁上骨折伴有关节明显肿胀及肱骨髁部骨折、颈椎骨折脱位或伴有神经损伤症状的高位截瘫。

(2)操作方法:将穿刺部位的皮肤洗净、剃毛,消毒皮肤做局部麻醉,然后由医师于穿刺部位在无菌条件下,用手术刀刺破皮肤,将骨针固定在手摇钻上,通过皮肤切口,沿与骨干垂直方向横穿骨端或骨隆起处,到达对侧皮下时,再用手术刀刺破该处皮肤,使骨针穿出。穿针的针眼用酒精消毒,用无菌纱布包盖骨针两端,可插上无菌小瓶,以免骨针刺伤健肢或他人,然后安装牵引弓,将牵引绳连接在牵引弓上,通过滑车,在牵引绳末端系挂重量,即可对骨直接牵引(图 8-4)。

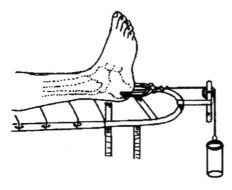

图 8-4 跟骨牵弓

(三)牵引患者的护理

1.配合医师用物准备

(1)牵引器:牵引弓、颅骨钳等。

(2)穿针用具:手摇钻或手钻、骨锤等。

(3)牵引针:有克氏针和骨圆针两种。

(4)局部麻醉、手术等过程中需要用到的药品、物品。

2.患者准备

向患者及其家属解释实施牵引的必要性、重要性及步骤,取得患者配合,并摆正体位,协助医师进行牵引。

3.牵引术后护理

(1)设置对抗牵引。一般将床头或床尾抬高15～30 cm,利用体重形成与牵引方向相反的对抗牵引力。

(2)保持有效牵引。皮牵引时,应注意防止胶布或绷带松散、脱落;颅骨牵引时,注意定期拧紧牵引弓的螺母,防止脱落;保持牵引锤悬空、滑车灵活;适当垫高患者的床头、床尾或床的一侧,牵引绳与患肢长轴平行;明确告知患者及其家属不能擅自改变体位,以达到有效牵引;牵引重量不可随意增减,重量过小可影响畸形的矫正和骨折的复位;过大可因过度牵引造成骨折不愈合;定期测量患肢长度,并与健侧对比,以便及时调整。

(3)维持患肢有效血液循环。加强指(趾)端血液循环的观察,重视患者的主诉。如有肢端皮肤颜色变深、温度下降,说明发生了血液循环障碍,应及时查明原因,如是否包扎过紧、牵引重量过大等,须及时予以对症处理。

(4)并发症的预防。①皮肤水疱、溃疡和压疮:牵引重量不宜过大;胶布过敏或因粘贴不当出现水疱者应及时处理;胶布边缘溃疡,若面积大,须去除胶布暂停皮牵引,或改为骨牵引,嘱患者如有不适应及时报告而不能擅自撕下胶布,否则影响治疗效果;长期卧床者应在骨隆突部位,如肩背部、骶尾部、双侧髂嵴、膝踝关节、足后跟等处放置棉圈、气垫等,并定时按摩,每日温水擦浴,保持床单清洁、平整和干燥。②血管和神经损伤:骨牵引穿针时,如果进针部位定位不准,进针深浅、方向不合适及过度牵引均可导致相关血管、神经损伤,出现相应的临床征象。如颅骨牵引钻孔太深、钻透颅骨内板时,可损伤血管,甚至形成颅内血肿。故牵引期间应加强观察。③牵引针、牵引弓滑落:四肢骨牵引针若仅通过骨前方密质,牵引后可撕脱骨密质;若颅骨牵引钻孔太浅,未钻通颅骨外板,螺母未拧紧可引起颅骨牵引弓脱落。故应每日检查并拧紧颅骨牵引弓螺母,防止其松脱。④牵引针眼感染:保持牵引针眼干燥、清洁,无菌敷料覆盖。针眼处有分泌物或结痂时,应用棉签拭去,以免发生痂下积脓。避免牵引针滑动移位,骨牵引针两端套上木塞或胶盖小瓶,以防伤及他人及挂钩被褥。定期加强观察,发现牵引针偏移时,局部经消毒后再调整至对称位或及时通知医师,切不可随手将牵引针推回。继发感染时,积极引流;严重者须拔去钢针,换位牵引。⑤关节僵硬:患肢长期处于被动体位、缺乏功能锻炼,关节内浆液性渗出物和纤维蛋白沉积,易致纤维性粘连和软骨变性。同时,由于关节囊和周围肌肉的挛缩,关节活动可有不同程度的障碍。故牵引期间应鼓励和协助患者进行主动和被动活动,包括肌肉等长收缩,关节活动和按摩等,以促进血液循环,维持肌肉和关节的正常功能。⑥足下垂：膝关节外侧腓骨小头下方有腓总神经通过，因位置较浅，容易受压。若患者出现足背伸无力时，应高度警惕腓总神经损伤的可能。故下肢水平牵引时应注意：在膝外侧垫棉垫，防止压迫腓总神经；应用足底托板，将足底垫起，置踝关节于功能位；加强足部的主动和被动活动；经常检查局部有无受压，认真听取主诉。应及时去除致病因素。⑦坠积性肺炎：长期卧床及抵抗力差的老年人，易发生此并发症。应鼓励患者利用牵引床上的拉手做抬臀运动；练习深呼吸，用力咳嗽；协助患者定期翻身，拍背促进痰液排出。⑧便秘：保证患者有足够的液体摄入量；鼓励多饮水，多摄入膳食纤维；按摩腹部，刺激肠蠕动；在不影响治疗的前提下，鼓励和协助患者变换体位；已发生便秘者，可遵医嘱口服润肠剂、缓泻剂、开塞露肛塞或肥皂水润肠等，以缓解症状，必要时协助排便。

三、石膏绷带固定术及患者的护理

随着科学的进步和工业的发展，以及骨关节损伤机制研究的进展，陆续出现了一些新的固定方法、固定器材，但传统的石膏绷带外固定，由于价格便宜、使用方便、应用甚广，是骨科医师必须熟悉掌握的一项外固定技术。其优点是可透气及吸收分泌物，对皮肤无不良反应，适用于骨关节损伤及骨关节手术后的外固定，易于达到符合三点固定的治疗原则，固定效果较好，护理方便，且适合于长途运送骨关节损伤患者，缺点是无弹性，不能随意调节松紧度，也不利于肢体功能锻炼。

（一）石膏特性

（1）医用石膏：为生石膏煅制、研磨制成的熟石膏粉。当熟石膏遇到水分时，可重新结晶而硬化。利用此特性可达到固定骨折、制动肢体的目的。

（2）石膏粉从浸湿到硬固定型需10～20分钟。石膏包扎后从初步硬固到完全干涸需24～72小时。水中加入少量食盐或提高水温，可缩短硬化时间。包扎后石膏中水分的蒸发时间与空气的潮湿度、气温，以及空气流通程度有关。

（3）石膏粉应储存在密闭容器内，以防受潮吸水而硬化失效；也不能放在过热之处干烤以免石膏粉过分脱水，影响硬化效果。

（4）石膏的X线穿透性较差。

（二）常用的石膏固定类型

（1）固定躯干的石膏：石膏床、石膏背心、石膏围腰及石膏围领。

（2）固定肩部和髋部的肩人字石膏和髋人字石膏。

（3）上肢的长臂石膏管型及石膏托，短臂石膏管型及石膏托。

（4）固定下肢的长腿石膏管型及石膏托，短腿石膏管型及石膏托。

（三）石膏固定技术操作步骤

1.术前准备

（1）材料设备的准备：①预先将石膏绷带拣出放在托盘内，以便及时做石膏条带，供包制石膏用。②其他石膏用具，如石膏剪、石膏刀、剪刀、线织纱套、棉卷、绷带、纱布块及有色铅笔等准备齐全，在固定地方排放整齐，以便随用随拿，用后放回原处。

（2）局部准备：用肥皂水及水清洗石膏固定部位的皮肤，有伤口者应更换敷料，套上纱套，摆好肢体功能位或特殊位置，并由专人维持或置于石膏牵引架上；将拟行固定的肢体擦洗干净,如有伤口应更换敷料,胶布要纵形粘贴,便于日后石膏开窗时揭取和不影响血液循环。对骨隆突部位应加衬垫,衬垫物可用棉织套、棉纸或棉花,以免石膏绷带硬固后软组织受压。

2.石膏绷带包扎手法

用盆或桶盛 40 ℃左右的温水,桶内水面要高过石膏绷带。待气泡停止表明绷带已被浸湿,取出后用手握其两端向中间轻轻挤压,挤出多余的水分后即可使用。助手将患肢保持在功能位或治疗需要的特殊位置。包扎管形石膏时,术者将石膏绷带始端平铺在肢体上,自近端向远端环绕肢体包扎。包扎时动作要敏捷,用力均匀,不能拉紧,每圈应重叠 1/3,并随时用手将每层绷带安抚妥帖,才能使石膏绷带层层凝固成一个整体。助手托扶肢体时,不能在石膏绷带上留下手指压痕,以免干涸后压迫肢体。包扎完毕应将边缘部分修齐并使表面光滑,用彩色笔在石膏表面做好包扎日期等标记。为了更换敷料方便,伤口的部位需在石膏未干固前开窗。处理完毕后,将肢体垫好软枕,10～20 分钟保持不动,以防止石膏绷带变形或折裂(图 8-5)。

四肢石膏包扎时要暴露手指、足趾,以便观察肢体的血运、感觉及活动功能。不在固定范围内的关节要充分暴露,以免影响功能。

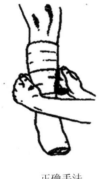
正确手法

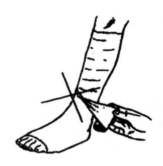
错误手法

图 8-5　石膏绷带包扎手法

(四)石膏绷带固定的护理

(1)对刚刚完成石膏固定的患者应进行床头交接班。

(2)未干石膏的护理。①促进石膏干涸:石膏固定完成以后,需用 2 天左右时间才能完全干涸。石膏完全干涸前容易发生断裂或受压引起凹陷变形。为了促进石膏迅速干涸,夏天可暴露在空气中,不加覆盖,冬天可用电灯烘烤。②保持石膏完整:不要按压石膏或将用石膏固定的患肢放置在硬物上,防止产生凹陷压迫皮肤。抬高患肢时,应托住主要关节以防关节活动引起石膏断裂。③抬高患肢:石膏固定后应让患肢高于心脏水平,有利于静脉血及淋巴液回流,减轻肢体肿胀。④观察肢端循环及神经功能:若患者主诉固定肢端疼痛或跳痛、麻木,检查时发现肢端出现发绀、温度降低、肿胀,可能预示着血液循环障碍,应及时检查,必要时做减压处理或拆除石膏。石膏内有局限性疼痛时也应该及时开窗观察。并应经常检查石膏边缘及骨突处,防止压伤。

(3)已干石膏的护理。①防止石膏折断:石膏完全干涸后,应按其凹凸的形状垫好枕头。②保持石膏清洁:防止被水、尿、大便浸渍和污染。③注意功能锻炼:没有被石膏完全固定的关节需加强活动。即使是包裹在石膏里的肢体也要遵照医嘱练习肌肉收缩运动。

四、骨科患者的心理护理与功能锻炼

功能锻炼是通过主动和被动活动,维持患肢的肌肉、关节活动功能,防止肌肉萎缩、关节僵直或因静脉回流缓慢而造成的肢体远端肿胀。功能锻炼应循序渐进,活动范围由小到大,次数由少渐多,时间由短至长,强度由弱至强。

(一)心理护理

功能锻炼是骨科护士的一项重要工作任务。为此,护士要善于观察患者的思想状态,做好患者的思想工作,还要指导、督促、检查患者能否进行正确、适量的功能锻炼以促进功能恢复。如患者有时怕痛或怕损坏了伤处而不敢活动,护士应以表扬、鼓励的形式调动患者的积极心理因素,提高情绪,主观能动地参与锻炼。通过指导患者的活动,促进康复。同时进一步掌握骨科患者的护理要点,提高护理水平。

(二)锻炼方式

(1)有助于主动锻炼的被动活动。①按摩:对损伤的部位以远的肢体进行按摩,为主动锻炼做准备。②关节的被动活动:如截瘫患者。③起动与加强:肌肉无力带动关节时,可在开始时给予被动力量作为起动,以弥补肌力不足。④挛缩肌腱的被动延长:主要是前臂的肌腱挛缩,既影响了该肌腱本身的作用,也限制了所支配关节的反向运动。通过逐渐增加不重复、缓和的被动牵拉,可使之延长。⑤被动功能运动:CPM(下肢功能锻炼机器)器械的应用。

(2)主动活动,强调以主动锻炼为主,以被动锻炼为辅的原则。被动锻炼固然可以预防关节粘连僵硬,或使活动受限的关节增加其活动范围,但最终仍由神经支配下的肌肉群来运动关节的肢体。完全以被动代替主动锻炼的做法,必须禁止。强力牵拉时患者的拮抗肌更加紧张,反而达不到活动关节的效果。并非任何主动活动都是有利的,概括来说,凡是不增加或减弱骨折端压力的活动锻炼都是有利的,反之都是不利的。

第二节　肩关节周围炎

肩关节周围炎是表现为肩痛及运动功能障碍的综合征,包括肩关节、滑囊、肌腱及肩周肌的慢性炎症,俗称"冻结肩",好发于50岁左右的人群,又被称为"五十肩"。

一、病因与发病机制

中老年人软组织发生退行性改变,对各种外力的承受能力减弱是发病的基本因素。肩部急性损伤治疗不当、长期过度活动、姿势不良等导致的慢性损伤是主要诱发因素。另外,上肢外伤、手术等原因,肩部固定时间过长,肩关节周围组织继发萎缩、粘连,也可诱发该病。

病理变化包括滑囊渗出性炎症、粘连和钙质沉积。根据其发病部位及病理变化分为肩周围滑液囊病变、盂肱关节腔病变、肌腱和腱鞘的退行性病变及肩周围其他病变。肩关节周围炎可累及肩峰下滑囊、喙突表面滑囊。

二、临床表现

冻结肩是中老年常见的肩关节疼痛症,具有自愈倾向的自限性疾病。经数月乃至数年时

间炎症逐渐消退,症状得到缓解。疾病过程分为急性期、慢性期和功能恢复期 3 个阶段。

(一)急性期

又称冻结进行期。疼痛剧烈,起病急,肌肉痉挛,关节活动受限。夜间疼痛加重影响睡眠。肩部有广泛压痛,急性期可持续 2~3 周。

(二)慢性期

又称冻结期。此期疼痛相对减轻,压痛范围仍广泛,发生关节挛缩性功能障碍,关节僵硬,举臂托物等动作均感困难。肩关节周围肌肉萎缩,软组织呈"冻结"状态。慢性期可持续数月至 1 年。

(三)功能恢复期

关节腔和滑囊的炎症逐渐吸收,关节容积和功能状态逐渐得到恢复,但肌肉萎缩尚需长期功能锻炼才能恢复。

三、实验室及其他检查

(一)X 线检查

一般无改变,偶可见局部骨质疏松。

(二)关节镜检查

可见滑膜充血,绒毛肥厚、增殖,关节腔狭窄。

四、诊断

根据辅助检查结果和临床症状及体征进行诊断。

五、治疗

(一)非手术治疗

(1)急性期疼痛剧烈,治疗原则是止痛并缓解肌痉挛。三角巾悬吊制动,选择镇静止痛药物,也可做肩胛上神经封闭治疗。

(2)慢性期可在止痛的前提下做适当功能锻炼,防止关节挛缩加重。

(3)功能恢复期,要坚持有效的关节功能锻炼,如爬墙训练、弯腰垂臂做前后、左右钟摆式运动、滑车带臂上举运动等(图 8-6)。

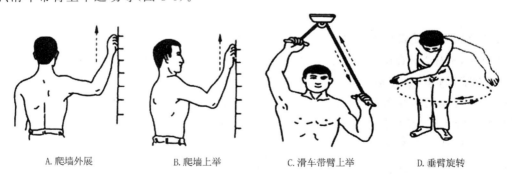

| A. 爬墙外展 | B. 爬墙上举 | C. 滑车带臂上举 | D. 垂臂旋转 |

图 8-6　功能锻炼

(二)手术治疗

适宜冻结期患者,重度关节挛缩严重影响关节功能,经非手术治疗无效,可手术剥离粘连,松解关节囊。

六、护理

(一)日常生活能力的训练

肩周炎疼痛缓解后,要指导患者进行日常生活能力的训练。

(二)功能锻炼

肩关节功能锻炼要贯穿治疗全过程,早期以被动活动为主,保持肩关节活动度。恢复期以主动锻炼肩关节为主,制订合理训练计划,坚持锻炼,争取最大限度恢复肩关节功能。

第三节　颈椎病

颈椎病指因颈椎间盘本身退变及其继发性改变刺激或压迫相邻脊髓、神经、血管和食管等组织引起相应的症状或体征。依次以 $C_{5～6}$、$C_{4～5}$、$C_{6～7}$ 为好发部位,以中老年人、男性多见。

一、病因与发病机制

(一)颈椎间盘退行性变

颈椎间盘退行性变是颈椎病发生和发展最基本的原因。

颈椎是脊椎骨中体积最小、活动度最大的椎体,很容易引起退行性变。退变导致椎间盘生物力学性能改变,继而纤维环的胶原纤维变性,出现裂隙。在外力作用下髓核可从此裂隙向后方突出。由于纤维环血运缺乏和生物力学改变,断裂的纤维难以愈合,使髓核的营养障碍。同时,椎间盘高度下降,颈椎出现不稳,形成凸向椎体前方或凸向椎管内的骨赘。逐渐累及软骨下骨产生创伤性关节炎,引起颈痛和颈椎运动受限。在椎间盘、椎骨退变的基础上,连接颈椎的前/后纵韧带、黄韧带及项韧带发生松弛使颈椎失去稳定性,逐渐增生、肥厚,特别当后纵韧带及黄韧带增生时,椎管和椎间孔容积变小。颈椎间盘退变进展到一定程度,就会影响脊髓、神经和椎动脉等,产生相应的症状。

(二)颈椎骨慢性劳损

长期的屈颈工作姿势和不良的睡眠姿势导致颈椎骨慢性劳损。慢性劳损是颈椎关节退行性变的主要影响因素。

(三)发育性颈椎椎管狭窄

颈椎先天性椎管狭窄者更易发生退变而产生临床症状和体征。

(四)其他因素

颈椎外伤、运动型损伤、交通意外等都可引起颈椎病。

二、分型

颈椎病根据受压部位和临床表现分为以下 4 种。

(一)神经根型颈椎病

神经根型颈椎病占颈椎病的 50%～60%,是最常见类型。本型主要由颈椎间盘向后外侧突出,钩椎关节或椎间关节增生、肥大,刺激或压迫神经根所致。

(二)脊髓型颈椎病

脊髓型颈椎病占颈椎病的 10%～15%。颈椎退变致中央后突之髓核、椎体后缘骨赘、增生肥厚的黄韧带及钙化的后纵韧带等压迫脊髓,为颈椎病诸型中症状最严重的类型。

(三)椎动脉型颈椎病

颈椎退变机械性与颈椎节段性不稳定因素,致使椎动脉受到刺激或压迫。

(四)交感神经型颈椎病

本型发病机制尚不明确,可能和颈椎各种结构病变刺激或压迫颈椎旁的交感神经节后纤维有关。

三、临床表现

(一)神经根型颈椎病

神经根型颈椎病表现如下。①神经干性痛或神经丛性痛,神经末梢受到刺激时,出现颈痛和颈部僵硬。病变累及神经根时,则有明显的颈痛和上肢痛。患者表现为颈肩痛、前臂桡侧痛、手的桡侧三指痛。②感觉障碍、感觉减弱和感觉过敏等。上肢有沉重感,可有皮肤麻木或过敏等感觉。③神经支配区的肌力减退、肌萎缩,以大小鱼际和骨间肌为明显。压头试验阳性,表现为颈痛并向患侧手臂放射等诱发根性疼痛。

(二)脊髓型颈椎病

脊髓型颈椎病表现如下。①颈痛不明显,主要为手足无力、麻木,双手持物不稳,握力减退,手不能做精细活动。走路不稳,有足踩棉花感。胸腹部有紧束感。后期可出现大小便功能障碍。②体征:上、下肢感觉、运动和括约肌功能障碍,肌力减弱,四肢腱反射活跃,而腹壁反射、提睾反射、肛门反射减弱甚至消失。霍夫曼征、巴宾斯基征、髌阵挛、踝阵挛等阳性。

(三)椎动脉型颈椎病

椎动脉型颈椎病表现为一过性脑或脊髓缺血症状,如头痛、眩晕、听力减退、视力障碍、语言不清、猝倒等。头部活动时可诱发或加重,体位改变或血供恢复后症状可缓解。椎动脉周围的交感神经纤维受压后,也可出现自主神经症状。

(四)交感神经型颈椎病

交感神经型颈椎病多与长期低头、伏案工作有关,体征较少,症状较多,表现为颈痛、头痛头晕,面部或躯干麻木发凉、痛觉迟钝、无汗或多汗,眼睛干涩或流泪,瞳孔扩大或缩小,听力减退,视力障碍或失眠,记忆力减退,也可以表现为血压不稳定、心悸、心律失常、胃肠功能减退等症状。

四、实验室及其他检查

临床诊断必须依据临床表现结合影像学检查,而不能单独依靠影像学诊断作为诊断颈椎病的依据。

(一)X线检查

X线检查可示颈椎曲度改变,生理前凸减小、消失或反常,椎间隙狭窄,椎体后缘骨赘形成,椎间孔狭窄。在动力位过伸、过屈位摄片可示颈椎节段性不稳定。表现为在颈椎过伸和过屈位时椎间位移距离大于 3 mm。颈椎管测量狭窄,矢状径小于 13 mm。

(二)CT检查

CT检查可示颈椎间盘突出,颈椎管矢状径变小,黄韧带肥厚,硬膜间隙脂肪消失,脊髓受压。

(三)MRI 检查

T$_2$ 像硬膜囊间隙消失,椎间盘呈低信号,脊髓受压或脊髓内出现高信号区。T$_1$ 像示椎间盘向椎管内突入等。

五、治疗

(一)非手术治疗

椎动脉型、神经根型和交感神经型颈椎病一般能经非手术治疗而治愈。

(1)颈椎牵引:临床常用的是枕颌带牵引,取坐位或卧位,头微屈,牵引重量 3～5 kg,每天 2～3 次,每次 20～30 分钟;也可行持续牵引,每天 6～8 小时,2 周为 1 个疗程。脊髓型一般不采用此方法。

(2)理疗按摩:可以改善局部血液循环,减轻肌痉挛,次数不宜过多,手法不宜过重,脊髓型颈椎病不宜采用推拿按摩。

(3)改善不良工作体位和保持良好的睡眠姿势。

(4)可以对症服用复方丹参片和硫酸软骨素等。

(二)手术治疗

经保守治疗半年后效果不明显,影响到正常生活和工作,神经根性疼痛剧烈,保守治疗无效,上肢一些肌肉无力萎缩,经保守治疗后仍有发展趋势者,则应采取手术治疗。

对于脊髓型颈椎病,应在确诊后及时手术治疗,根据颈椎病变情况可选择颈椎前路手术、前外侧手术和后路手术。手术包括切除压迫脊髓、神经的组织,行颈椎融合术,以增加颈椎的稳定性。

六、护理评估

(一)术前评估

1.一般情况

(1)一般资料:性别、年龄、职业等。

(2)既往史:有无颈肩部急、慢性损伤史和肩部长期固定史,以往的治疗方法和效果。

(3)家族史:家中有无类似病史。

2.身体状况

(1)局部:疼痛的部位和性质,诱发及加重的因素,缓解疼痛的措施及效果,有无四肢的感觉、活动、肌力异常及躯干紧束感。

(2)全身:注意意识状态和生命体征,生活能力,有无大小便失禁。

(3)辅助检查:患者的各项检查有无阳性发现。

3.心理—社会状况

观察患者的情绪,了解其对疾病的认知程度及对手术的了解程度。评估患者的家庭支持系统对患者的支持帮助能力等。

(二)术后评估

1.手术情况

麻醉方式、手术名称、术中情况、引流管的数量和位置等。

2.身体状况

动态评估生命体征,伤口情况及引流液颜色、性状、量。评估患者有无排尿困难和尿潴留,有无并发症发生的征象等。

七、常见护理诊断/问题

(1)低效性呼吸形态:与颈髓水肿、术后颈部水肿有关。

(2)有受伤害的危险:与肢体无力及眩晕有关。

(3)潜在并发症:如术后出血、脊髓神经损伤。

(4)躯体功能活动障碍:与颈肩痛及活动受限有关。

八、护理目标

(1)患者呼吸正常、有效。

(2)患者安全,无眩晕和意外发生。

(3)术后出血、脊髓神经损伤等并发症得到有效预防或及时发现和处理。

(4)患者肢体感觉和活动能力逐渐恢复正常。

九、护理要点

(一)病情观察

重点观察患者有无眩晕、头痛、耳鸣、视物模糊、猝倒、颈肩痛、肢体萎缩等症状,以及患者的工作姿势、休息姿势。

(二)非手术治疗的护理

1.病情观察

观察患者颈部及上肢是否有麻木、压痛,活动是否受限。牵引过程中保持牵引的有效性,观察有无头晕、心悸、恶心等症状,如发现上述症状及时调整牵引。

2.心理护理

颈椎病病程缓慢,治疗过程漫长,并且没有特效药物。应鼓励患者说出内心感受,积极解答其提出的问题,增加信心,消除焦虑、悲观的心理。

(三)手术护理

1.术前护理

(1)心理护理:向患者介绍手术全过程,指导患者调节情绪、缓解焦虑以配合医师手术。

(2)拟行颈椎后路手术的患者,术中需要俯卧时间较长,因此要在术前进行体位训练,以适应术中卧位。拟行颈椎前路手术的患者,为适应术中牵拉气管,可做正确、系统的气管推移训练。

(3)训练床上大小便。

(4)进行深呼吸及有效咳嗽训练,防止术后肺不张、坠积性肺炎的发生。

2.术后护理

(1)密切观察生命体征的变化,尤其是呼吸功能,及时发现因颈椎前路手术牵拉气管后产生黏膜水肿、呼吸困难。

(2)术后搬动患者时保持颈部平直,切忌扭转,术后患者平卧位,维持脊柱平直,颈肩两侧沙袋固定。颈部垫软枕,保持颈部稍前屈的生理弯曲。

（3）观察伤口敷料渗血情况,引流液的颜色、性质、量,准确记录。发现切口肿胀、发音改变、呼吸困难,要迅速配合医师拆开缝线、取出血肿。如症状不缓解可行气管切开。

（四）健康教育

对于非手术治疗患者,嘱保持正确的工作姿势,经常变换体位。卧床休息时选择高低合适的枕头,以保持脊椎的生理弯曲。根据患者情况行肢体的主动和被动活动。增强肌肉的力量,防止肌肉萎缩和关节僵硬。对手术患者在术后第1天可指导进行上、下肢的小关节主、被动功能锻炼。术后2～3天可进行上肢的抓握训练,下肢的屈伸训练。术后3～5天可带颈托下床活动。颈围固定要延续到术后3～4个月,逐步解除固定。注意寒冷季节保暖。

十、护理评价

通过治疗患者是否:①维持正常、有效的呼吸;②未发生意外伤害,能陈述预防受伤的方法;③未发生并发症,若发生能得到及时处理和护理;④患者肢体感觉和活动能力逐渐恢复正常。

第四节　骨与关节结核

骨与关节结核曾经是很常见的感染性疾病,常继发于肺结核（约90%）,少数继发于消化道或淋巴结结核。好发于儿童及青少年,30岁以下患者占80%以上。好发部位为脊柱,其次为膝、髋及肘关节。随着科技的进步、抗结核药物的出现,骨与关节结核的发病率明显下降。但是由于流动人口的大量增加及耐药菌的出现,骨与关节结核的发病率又有所回升,应引起重视。

一、脊柱结核

在骨关节结核病中,脊柱受累占50%左右,脊柱结核中,以椎体结核占绝大多数（约99%）,其中腰椎为最多见,胸椎、胸腰段其次,颈椎及骶尾椎较少见,但颈椎结核致残率较高。男性比女性略多见,儿童、成人均可发生,应引起注意。

（一）病因与发病机制

人型结核分枝杆菌是主要病原菌。主要继发于肺或胃肠道结核。当机体抵抗力下降时,潜伏的结核菌引起感染。椎体承重大、骨松质多、肌肉附着少、血液供应容易被感染。

（二）病理变化

椎体被破坏以后出现脓肿并伴干酪样物质,因缺乏急性化脓性感染的红、热,形成寒性脓肿,有两种表现。①椎旁脓肿:脓液多汇集于椎体两侧和前方。脓液可沿着韧带间隙向上下蔓延,使几个椎体的边缘都出现骨侵蚀,进入椎管内可压迫脊髓和神经根。②流注脓肿:椎旁脓液积聚至一定量后可穿破骨膜,向下方流动,在远离病灶的部位出现脓肿。下胸椎及腰椎病变所致的椎旁脓肿穿破骨膜后,形成腰大肌脓肿。浅层腰大肌脓肿向下流动积聚在髂窝内,成为髂窝脓肿。还可形成腹股沟深部脓肿。甚至脓液还可下流至膝上部位。

椎体结核可分为中心型和边缘型两种（图8-7）。①中心型椎体结核:多见于儿童,好发于胸椎。病变进展快,一般只侵犯一个椎体,椎体被压缩成楔形。可穿透椎间盘累及邻近椎体。

②边缘型椎体结核:多见于成人,好发于腰椎。病变部位局限在椎体的上下缘,很快侵犯椎间盘和相邻的椎体。本病的特征是椎间盘破坏、椎间隙变窄。

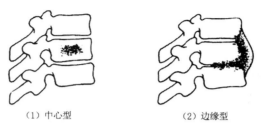

(1)中心型　　　　　　　　　(2)边缘型

图8-7　椎体结核

(三)临床表现

1.症状

起病缓慢,早期症状不明显,可有低热、自汗、消瘦、食欲缺乏、全身不适等。病变部位钝痛,休息时减轻,劳累时加重。

2.体征

局部肌痉挛和脊柱活动受限,患者可有姿势异常,如拾物试验阳性、托马斯试验阳性,颈椎结核时抬头困难。可伴有脊柱后凸、侧凸,腰椎生理前凸消失、胸椎后凸可引起驼背等畸形。

寒性脓肿和窦道的形成,脓肿破溃后出现窦道与体外相通,可有干酪样分泌物排出。结核的脓液、干酪样坏死、死骨、被破坏的椎体和椎间盘都可压迫脊髓,出现截瘫。其中以胸椎和颈椎结核截瘫发生率高。此外,颈椎结核还有上肢麻木等神经根受刺激的表现,有咽后壁脓肿者出现呼吸与吞咽困难,胸椎结核有背痛症状,而下胸椎病变引起的疼痛表现为腰骶部疼痛。

(四)实验室及其他检查

1.影像学检查

(1)X线检查:早期表现为骨质变薄。随着病情的发展,表现为骨质破坏和椎间隙变窄,与化脓性脊柱炎相似。前方椎体多个节段受累,椎体被侵蚀为扇贝状。中央型的病变与肿瘤类似,表现为椎体中央变薄和骨质破坏,接着出现椎体塌陷。偶见小死骨,椎体呈楔状改变。边缘型的骨质破坏集中在椎体上缘或下缘,椎间隙变窄或消失,脊柱各段结核可见寒性脓肿的阴影。

(2)CT检查:清晰显示软组织病灶的界限、骨质破坏的程度及小脓肿。

(3)MRI检查:在多个切面水平上显示骨和软组织的病变,以及脊髓受压情况,另外增强MRI检查可以区别脓肿与肉芽组织。

2.结核菌素试验

在机体免疫力严重低下时可为阴性。

3.血象检查

仅约10%患者有血白细胞升高。红细胞沉降率可检测病变是静止还是活动,活动期明显增快,静止期一般正常。

4.脓肿穿刺或病变部位的组织学检查

脓肿穿刺或病变部位的组织学检查是结核感染确诊的重要途径。通过培养或组织学检查,70%～90%的病例可以确诊,但混合性感染时结核杆菌培养阳性率极低。

(五)诊断

根据上述临床表现及影像学检查,结合患者红细胞沉降率增快、结核菌素试验阳性,应考虑本病。确诊需要做椎体病灶或软组织的活检。CT引导下的细针穿刺活检非常有诊断价值。皮下脓肿穿刺发现病原菌,可不必再做脊柱活检。

(六)治疗

脊柱结核治疗的目标是根除感染、恢复神经功能、防止脊柱畸形。抗结核药物化疗是治疗脊柱结核的重要部分。

1.非手术治疗

(1)一般处理:改善全身营养状况,加强休息。局部制动:适用于病变静止而脊柱尚不够稳定者,如颅骨牵引、石膏背心、腰围等。

(2)抗结核药物治疗:使用异烟肼、利福平、链霉素、对氨基水杨酸钠、乙胺丁醇等一线抗结核药物治疗。脊柱结核一般要用药2年左右。有窦道出现混合感染者,应结合药敏试验,应用敏感的抗生素。

2.手术治疗

手术适应证为死骨、脓肿较大不易吸收和窦道经久不愈;结核病灶压迫脊髓出现症状;晚期结核引起的迟发性瘫痪。

(1)病灶清除术:结核病灶的彻底清除是控制感染的关键。把死骨和干酪样坏死物完全清除,直至露出正常松质骨。

(2)脊柱功能重建:通过植骨或结合内固定。早期重建的效果主要通过内固定维持,后期(一般1年以后)主要依靠植骨融合完成。自体骨植骨可靠并且愈合率高。

(七)护理

1.术前及非手术治疗的护理

包括局部制动、遵医嘱抗结核、加强营养和休息。

(1)用药护理:可同时使用2～3种抗结核药物,密切观察用药反应,定期监测血象。

(2)体位的护理:严格平卧硬板床,选择适合石膏固定或牵引,石膏或牵引带内面加垫小毛巾,保证患者舒适,防止局部长期受压,产生压疮。为患者翻身时,注意要有2人以上合作,保证其颈、胸、腰椎的平直,预防脊柱的再损伤。

(3)术前训练:训练床上大小便、有效咳嗽、深呼吸,为手术后适应做好准备。

2.术后护理

(1)体位:术后6～8小时可翻身,翻身时应防止脊柱扭曲,3人协助患者轴式翻身。

(2)病情监测:脊柱结核患者椎管狭窄,椎管内神经易受压,术后24小时内应密切观察上下肢感觉有无异常,运动、排尿有无障碍。

3.健康教育

(1)主动活动:腰椎结核患者术后第1天,可做双下肢直腿抬高训练,每天3～5次,每次10分钟。可指导患者1周后做床上抬臀运动以锻炼腰背肌,预防神经根粘连。

(2)被动活动:颈椎结核截瘫患者,对四肢肌肉进行向心性按摩,做上、下肢各关节的被动活动,以防止肌肉萎缩。

（3）出院指导：出院在家仍需要卧硬板床,可平卧或侧卧;颈椎结核者,避免头颈用力转动,腰椎胸椎结核者,避免久坐,防止胸腰部屈曲或极度扭曲;行骨融合术者,在植骨融合时可下床活动,骨融合一般颈椎术后 3 个月、腰椎术后需 4～5 个月下床活动。

二、膝关节结核

膝关节结核发病率占全身骨与关节结核的第 2 位,仅次于脊柱结核。患者多为儿童及青壮年。

(一)病因与发病机制

膝关节病变以滑膜结核多见,滑膜结核发病缓慢,症状轻微,很多患者就诊时滑膜已完全被结核性肉芽组织破坏,关节面软骨、骨质受到不同程度的侵犯和破坏,发展为全关节结核。形成死骨、空洞。脓液可侵入髌上囊、腘窝或膝关节两侧,后期形成脓肿。若脓肿破溃,继发混合感染,可形成经久不愈的窦道。儿童膝关节结核骨骺遭到破坏后,影响下肢的发育,可引起明显肢体短缩畸形。病变累及关节韧带时,可出现膝关节病理性半脱位或脱位,病变静止后,可有膝关节挛缩畸形。

(二)临床表现

1.全身症状

起病缓慢,有低热、乏力、疲倦、食欲缺乏、消瘦、贫血、夜间自汗等全身症状。红细胞沉降率可增快。

2.局部症状

（1）关节弥漫性肿胀是早期单纯滑膜结核的症状,局部疼痛多不明显。由于膝关节位置表浅,肿胀和积液通常很明显。检查可发现膝部肿胀饱满,浮髌试验阳性。

（2）单纯骨结核的局部症状轻微,仅有病灶周围肿胀和压痛,关节功能多不受限。

（3）全关节结核症状明显,肿胀、疼痛和关节功能受限都比较明显。脓肿破溃,继发混合感染,形成窦道。晚期股四头肌萎缩,关节肿胀、骨质破坏和韧带松弛,可发生膝外翻畸形。骨骺破坏后,骨生长受到影响,致使患肢发生短缩畸形。

(三)实验室及其他检查

1.X 线检查

（1）单纯性滑膜结核放射学表现常不典型。仅病程较长者可见软组织肿胀和骨组织疏松。

（2）在单纯骨结核中,中心型表现为骨质模糊,呈磨砂玻璃样,后期可形成死骨及空洞;边缘型则表现为边缘骨质被侵蚀破坏。

（3）在全关节结核,表现为骨质广泛疏松,骨质被侵蚀破坏,关节间隙变窄。窦道长期不愈合可出现骨硬化。

2.CT、MRI 检查

CT、MRI 检查可较早地发现局部小脓肿、软组织增厚、死骨块等,对关节内早期病变有诊断价值。

3.关节镜检查

关节镜检查对诊断早期膝关节滑膜结核有重要价值,可取关节液培养做组织活检,也可进行滑膜切除术。

（四）诊断

根据结核接触史、患病史、临床表现、X线检查、关节镜及实验室检查可明确诊断。

（五）治疗

1.局部制动

十分重要，无论是手术或非手术治疗，固定时间一般不少于3个月。

2.抗结核治疗

单纯滑膜结核者，多可以通过应用全身抗结核药治愈，并能够保留基本正常的关节功能。

3.局部治疗

（1）抽出关节积液并注入抗结核药物。

（2）若治疗无效，可施行滑膜切除术。

（3）单纯骨结核当骨质破坏较重时，应施行病灶清除术，病灶清除后可用松质骨填充。术后管形石膏固定3个月。

（4）对全关节结核，15岁以下的患者仅做病灶清除术；15岁以上者在清除病灶后，可同时行膝关节加压融合术，术后4周拔除加压钢针，改用管形石膏固定2个月。

（六）护理

1.术前及非手术治疗的护理

（1）心理护理：因为病程长，患者心理负担重，医护人员要鼓励患者及其家属正确认识疾病，增加战胜疾病的信心，积极配合治疗。

（2）局部制动：肿胀、疼痛明显者，可用石膏托固定。固定期间，石膏托可以每日解下1～2次，并适当活动膝关节，以防关节粘连、肌肉萎缩。可在伸膝位做股四头肌收缩训练。

2.术后护理

（1）制动：患者术后回病室时要注意平稳搬移，防止石膏变形或折断。

（2）伤口引流护理：观察伤口渗血及引流管的通畅情况，防止引流管脱落及管内引流液倒流，注意无菌操作。记录引流液的颜色、性质、量，发现异常及时通知医师并妥善处理。引流液正常为淡红色，每日引流液≤200 mL。引流管持续引流24～48小时，引流液≤50 mL，可拔管。

（3）术后用软枕抬高患肢20°～30°，以促进血液循环，减轻肿胀。密切观察患肢血液循环、皮肤温度、神经感觉情况，并与健侧进行比较。发现问题及时处理。

（4）行关节加压融合术者，应注意保持关节夹的松紧度，预防加压针眼感染。

3.健康教育

（1）预防深静脉血栓形成：手术第1天，可行健侧肢体和患侧踝关节的主动运动。

（2）指导肢体活动：滑膜切除术后，皮牵引1～2周可在床上练习屈伸膝关节，1个月后可下床挂双拐活动；单纯骨结核清除病灶松质骨填充术后，石膏固定2～3周，早期行股四头肌静力收缩，1个月后挂双拐练习行走；全关节结核行关节加压融合术后，4周可除去石膏和关节夹，在床上练习肢体抬高，35天后可挂双拐下地活动。

（3）出院后嘱患者继续加强患肢的功能锻炼，劳逸结合，避免过早负重。定期复查。

三、髋关节结核

髋关节结核发病率在骨与关节结核中居第 3 位,仅次于脊柱结核和膝关节结核。多为单侧发病,多见于儿童和青少年。

(一)病因与发病机制

早期髋关节结核以单纯滑膜结核和单纯骨结核多见。大多发展成全关节结核。单纯骨结核的病灶常位于髋臼上缘、股骨头和靠近骺板处的股骨颈。病灶处骨质破坏,出现死骨和空洞,易形成脓肿。随着病变发展,可穿破关节面软骨,进入关节腔,造成全关节感染。股骨头部分被破坏、吸收后可发生病理性脱位,多为后脱位。髋臼结核产生的脓液可向周围流注,向后常形成臀部脓肿。穿破骨盆内壁,形成盆腔内脓肿。

(二)临床表现

1.全身症状

起病缓慢,可有低热、自汗、食欲缺乏、消瘦、乏力、倦怠、贫血等。

2.局部症状

(1)典型的临床表现有跛行和放射至膝的患髋疼痛。

(2)早期仅表现为跛行和患髋不适感。患儿常有"夜啼",因为熟睡后髋部保护性肌痉挛消失,患髋移动时引起疼痛所致。髋关节活动因疼痛而受限,托马斯征阳性。

(3)可出现髋关节屈曲、内收、内旋畸形,患肢短缩,于腹股沟或臀部可出现肿胀或肿块,有压痛。患肢及臀部肌萎缩。

(三)实验室及其他检查

1.X 线检查

X 线片早期显示有局限性的骨质疏松,疾病后期,全关节结核可见关节间隙变宽,出现空洞和死骨。严重者股骨头几乎完全消失,可出现病理性脱位。

2.CT、MRI 检查

有助于早期诊断,可清楚显示髋关节内积液量和微小的骨破坏病灶。

(四)诊断

髋关节结核的早期诊断极为重要,根据病史、症状、体征和 X 线检查,不难诊断。骨盆正位片对两侧髋关节进行反复比较,仔细观察,关节间隙轻度狭窄应引起注意,以防漏诊。

(五)治疗

1.全身支持治疗

休息,增加营养以增强机体抵抗力,改善患者的全身状况。

2.局部治疗

(1)单纯滑膜结核:早期行关节穿刺抽液并注入抗结核药物,对患肢进行皮牵引、石膏固定。无效者行滑膜切除术。术后用皮牵引和丁字鞋制动 3 周。

(2)单纯骨结核:有死骨或无效腔者,应尽早行病灶清除术,清除死骨,清理无效腔,遗留的空腔可用松质骨充填,术后皮牵引或髋人字石膏固定 4~6 周。

(3)全关节结核:早期及时进行病灶清除术,术后皮牵引 3~4 周。晚期则行病灶清除术,同时做关节植骨融合术,术后髋人字石膏固定 3~6 个月。病情稳定者可选择全髋关节置换术。

（六）护理要点

1.术前及非手术治疗的护理

（1）关节腔抽液、注入抗结核药物时，要严格执行无菌操作。

（2）关节疼痛皮牵引时，保持患肢外展30°中立位。严格卧床休息，预防病理性骨折。

2.术后护理

（1）注意观察生命体征的变化，必要时进行心电监护。

（2）由于髋关节手术后出血较多，要注意观察伤口敷料渗血情况，保持引流管通畅。

（3）对于石膏固定者，观察患肢血液循环情况，倾听患者主诉，如有肢体远端苍白、厥冷、疼痛、麻木等异常及时通知医师妥善处理。行石膏人字形固定者，注意保护石膏周围的皮肤，尤其是女患者会阴部皮肤的清洁干燥。

（4）定时翻身、按摩皮肤防治压疮。指导有效咳嗽，经常深呼吸，预防肺感染、肺不张。

3.健康教育

（1）术后第1天，上肢、健侧下肢的主动活动，以防深静脉血栓形成。术后2～3天可进行股四头肌等长收缩，但要避免主动屈髋练习。

（2）皮牵引3～4周可去除，患者可进行髋、膝关节的主动锻炼。石膏固定6～8周，X线检查复查，病变愈合，可拆除石膏，持双拐下床练习行走，但患肢不能负重。

（3）指导患者及其家属正确用药、合理饮食、有计划地功能锻炼、定期复查。

第五节　髌骨骨折

髌骨古称连骸骨，俗称膝盖骨、镜面骨。《素问·骨空经》云："膝解为骸关，侠膝之骨为连骸。"髌骨为人体最大的籽骨，位于膝关节之前。髌骨骨折占全部骨折损伤的10％，多见于成年人。

髌骨略呈三角形，尖端向下，被包埋在股四头肌肌腱部，其后方是软骨面，与股骨两髁之间软骨面相关节，即髌股关节。髌骨后方之软骨面有条纵嵴，与股骨髁滑车的凹陷相适应，并将髌骨后软骨面分为内外两部分，内侧者较厚，外侧者扁宽。髌骨下端通过髌韧带连于胫骨结节。

髌骨是膝关节的一个组成部分，切除髌骨后，在伸膝活动中可使股四头肌肌力减少30％左右。因此，髌骨有保护膝关节、增强股四头肌肌力、伸直膝关节最后10°～15°的作用，除不能复位的粉碎性骨折外，应尽量保留髌骨。髌骨后面是完整的关节面，其内外侧分别与股骨内外髁前面形成髌股关节，在治疗中应尽量使关节面恢复平整，减少髌骨关节炎的发生。横断骨折有移位者，均有股四头肌肌腱扩张部断裂，致使股四头肌失去正常伸膝功能，故治疗髌骨骨折时，应修复肌腱扩张部的连续性。

一、病因

髌骨骨折多为直接暴力和肌肉强力收缩所致。直接暴力多为外力直接打击在髌骨上，如撞伤、踢伤等，骨折多为粉碎性，其髌前腱膜及髌骨两侧腱膜和关节囊多保持完好，骨折移位较小,也可为横断骨折、边缘骨折或纵形劈裂骨折。肌肉强力收缩者,多为股四头肌猛力收缩所形成的牵拉性损伤,如突然滑倒时,膝关节半屈曲位,股四头肌骤然收缩,牵拉髌骨向上,髌韧带则固定髌骨下部,而股骨髁部向前顶压髌骨形成支点,三种力量同时作用造成髌骨骨折。肌肉强力收缩多造成髌骨横断骨折,上下骨块有不同程度的分离移位,髌前筋膜及两侧扩张部撕裂严重。

二、诊断

有明显外伤史,伤后膝前方疼痛、肿胀,膝关节活动障碍。检查时在髌骨处有明显压痛,粉碎性骨折可触及骨擦感,横断骨折有移位时可触及一凹沟。膝关节正侧位 X 线片可明确诊断。

X 线检查时需注意:侧位片虽然对判明横断骨折及骨折块分离最为有用,但不能了解有无纵行骨折及粉碎性骨折的情况。而斜位片可以避免髌骨与股骨髁重叠,既可显示其全貌,更有利于诊断纵行骨折、粉碎性骨折及边缘骨折。斜位摄片时,若为髌骨外侧损伤可采用外旋 45°位。如怀疑内侧有损伤时,则可取内旋 45°。如临床高度怀疑有髌骨骨折而斜位及侧位 X 线片均未显示时,可再照髌骨切位 X 线片(图 8-8)。

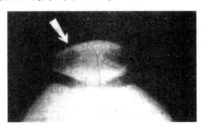

图 8-8　髌骨切线位 X 线片

三、治疗

髌骨骨折属关节内骨折,在治疗时必须达到解剖复位标准并修复周围软组织损伤,才能恢复伸膝装置的完整,防止创伤性关节炎的发生。

(一)整复固定方法

1.手法整复外固定

(1)整复方法。复位时先将膝关节内积血抽吸干净,注入 1 %普鲁卡因 5～10 mL,起局部麻醉作用,而后患膝伸直,术者立于患侧,用两手拇、示指分别捏住上下方骨块,向中心对挤即可合拢复位。

(2)固定方法。①石膏固定法:用长腿石膏固定患膝于伸直位。若以管形石膏固定,则应在石膏塑形前摸出髌骨轮廓,并适当向髌骨中央挤压使骨折块断面充分接触,这样固定作用可靠,可在早期进行股四头肌收缩锻炼,预防肌肉萎缩和粘连。外固定时间不宜过长,一般不要超过6周。髌骨纵行骨折一般移位较小,用长腿石膏夹固定 4 周即可。②抱膝圈固定法:可根据髌骨大小,用胶皮电线、纱布、棉花做成套圈,置于髌骨处,并将四条布带绕于托板后方收紧打结,托板的两端用绷带固定于大小腿上。固定 2 周后,开始进行股四头肌收缩锻炼,3 周后下床练习步行,4～6 周后去除外固定,做膝关节不负重活动。此方法简单易行,操作方便,但固定效果不够稳定,有再移位的可能,注意固定期间应定时检查纠正。同时注意布带有无压迫腓总神经,以免造成腓总神经损伤。③闭合穿针加压内固定:适用于髌骨横行骨折者。方法:皮肤常规消毒、铺巾后,在无菌操作下,用骨钻在上下骨折块分别穿入一根钢针,注意进针方向须与髌骨骨折线平行,两根针也应平行,穿针后整复。骨折对位后,将两针端靠拢拉紧,使两骨折块接触,稳定后再拧紧固定器螺钉,如无固定器也可代之以不锈钢丝。然后用酒精纱布保护针孔,防止感染,术后用长木板或石膏托将膝关节固定于伸直位(图8-9)。④抓髌器固定法:患者取仰卧位,股神经麻醉,在无菌操作下抽净关节内积血,用双手拇、示指挤压髌骨使其对位。待复位准确后,先用抓髌器较窄的一侧钩刺入皮肤,钩住髌骨下极前缘和部分髌腱。如为粉碎性骨折,则钩住其主要的骨块和最大的骨块,然后用抓髌器较宽的一侧,钩住近端髌骨上极前缘即张力带处。如为上极粉碎性骨折,则先钩住上极粉碎性骨块,再钩住远端骨块。注意抓髌器的双钩必须抓牢髌骨上下极的前侧缘,最后将加压螺旋稍加拧紧使髌骨相互紧密接触。固定后要反复伸屈膝关节以磨造关节面,达到最佳复位。骨折复位后应注意抓髌器螺旋盖压力的调整,因为其为加压固定的关键部位,松则不能有效地维持对位,紧则不能产生骨折自身磨造的效应(图8-10)。⑤髌骨抱聚器固定法:电视X线透视下无菌操作,先抽尽膝关节腔内积血,利用胫骨结节髌骨外缘的关系,在胫骨结节偏内上部位,将抱聚器的下钩刺穿皮肤,进入髌骨下极非关节面的下方,并向上提拉,确定是否抓持牢固。并用拇指后推骨折块,让助手两手拇指在膝关节两旁推挤皮肤及皮下组织向后以矫正翻转移位。然后将上针板刺入皮肤,扎在近骨折块的前侧缘上,术者一手稳住上下针板,令助手拧动上下手柄,直至针板与内环靠近;术者另一手的拇指按压即将接触的骨折端,并扣压内外侧缘,以防侧方错位,并加压固定。再利用髌骨沿股间窝下滑及膝关节伸屈角度不同和髌股关节接触面的变化,伸屈膝关节,纠正残留成角和侧方移位。应用髌骨抱聚器治疗髌骨骨折具有骨折复位稳定、加速愈合、关节功能恢复理想的优点(图8-11)。

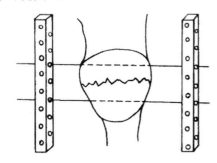

图8-9　闭合穿针加压内固定

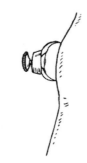

图8-10　抓髌器固定法

2.切开复位内固定

切开复位内固定适用于髌骨上下骨折块分离在1.5 cm以上、不易手法复位或其他固定方法失败者。方法是在硬膜外麻醉或股神经加坐骨神经阻滞麻醉下,取膝前横弧形切口,切开皮肤及皮下组织后,即进入髌前及腱膜前区,此时可见到骨髌骨的骨折面及撕裂的支持带,同时有紫红色血液由裂隙涌出,吸净积血,止血,进行内固定。目前以双10号丝线、不锈钢丝、张力带钢丝固定最为常用(图8-12)。

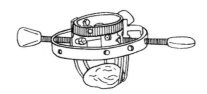

图 8-11　髌骨抱聚器固定法

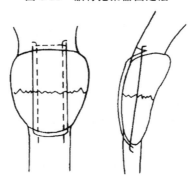

图 8-12　张力带钢丝内固定

(二)药物治疗

髌骨骨折多瘀肿严重,初期可用利水逐瘀法以祛瘀消肿。若采用穿针或外固定器治疗者,可用解毒饮加泽泻、车前子;肿胀消减后,可服接骨丹。后期关节疼痛活动受限者,可服养血止痛丸。外用药初期肿胀严重者,可外敷消肿散。无移位骨折,可外贴接骨止痛膏。去固定后,关节僵硬疼痛者,可按摩展筋丹或展筋酊,并可用活血通经、舒筋利节的苏木煎外洗。

(三)功能康复

复位固定肿胀消退后,即可下床活动,让膝关节有小量的伸屈活动,使髌骨关节面得以在股骨滑车的磨造中愈合,有利于关节面的平复。第2~3周,有托板固定者应解除,有限度地增大膝关节的活动范围。6周后骨折愈合去固定后,可用指推活髌法解除髌骨粘连,以后逐步加强膝关节屈伸活动锻炼,使膝关节功能早日恢复。

四、术后康复和护理

骨折固定稳定,可实施早期被动关节活动练习,用 CPM 或铰链型关节固定支具。24~48 小时拔除关节腔内引管,疼痛消失后指导患者进行股四头肌等长收缩练习及踝、髋关节主动活动,直腿抬高练习可于术后1~2天开始。股四头肌等长运动练习和早期关节活动练习可防止粘连并维持股四头肌的紧张度。X线检查证实骨折愈合后4~6周,就应开始抗阻力运动。体育运动或充分的活动应该待持续康复完成后进行,这需要3~6个月的时间。在髌骨部分切除术后,功能的恢复主要依赖腱—骨交界面的愈合和修复情况。术后应对膝关节进行保护并制动3~4周,对于伸肌结构大范围的修复或者软组织缺陷补救的病例来说,至少需要制动4~6周。在此期间患者可在铰链型膝关节固定支具保护下进行有限的活动。这些患者需要几个月的功能锻炼、系统康复,才能获得最大的活动度和力量。

第六节　骨盆骨折

一、概述

在多发性损伤中,骨盆骨折多见。除颅脑损伤外,骨盆骨折也是常见的致死原因,其病死率可高达20%。主要致死原因是由血管损伤引起的难以控制的大出血,以及并发的脂肪栓塞;或由腹内脏器、泌尿生殖道损伤和腹膜血肿继发感染所产生的严重败血症和毒血症。骨盆骨折合并神经损伤,日后也可能影响患者的肢体、膀胱、直肠功能和性功能。故骨折脱位的早期复位固定,辅以正确的护理,不仅有助于控制出血,减少并发症,还有利于功能康复。

(一)解剖生理

1.骨盆

骨盆是由骶骨、尾骨和两侧髋骨(髂骨、耻骨和坐骨)连接而成的坚强骨环,形如漏斗。两髂骨与骶骨构成骶髂关节,髋臼与股骨头构成髋关节,两侧耻骨借纤维软骨构成耻骨联合,三者均有坚强的韧带附着。骨盆是躯干与下肢连接的桥梁,有承上启下、保护盆腔脏器和传递重力的功能。骨盆分为前后两部,后方有两个负重的主弓:①在站立位时由两侧髋臼斜行向上通过髂骨增厚部到达骶髂关节与对侧相交而成,称骶股弓(图8-13),此弓站立时支持体重;②由两侧坐骨结节向上经髋骨后部至骶髂关节与对侧相交而成,称骶坐弓(图8-14),在直立位或坐位时承受体重。此二弓较坚固,不易骨折。前方上下各有1个起约束稳定作用的副弓,称连接弓,由双侧耻骨相连合,上束弓经耻骨体及耻骨上支,防止骶股弓分离;下束弓经耻骨下支及坐骨下支,支持骶坐弓,防止骨盆向两侧分开。副弓远不如主弓坚强有力,受外伤时副弓必会先分离或骨折。当负重主弓骨折时,副弓大多同时骨折(耻骨联合分离时可无骨折)。

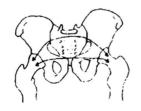

图 8-13　骶股弓

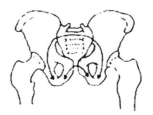

图 8-14　骶坐弓

2.骨盆外围

骨盆外围是上身与下肢诸肌的起止处,如后方有臀部肌肉附着(臀大、臀中、臀小肌);坐骨结节处有二头肌、半腱肌、半膜肌附着;缝匠肌起于髂前上棘,股直肌抵止于髂前下棘;在耻骨支、坐骨支及坐骨结节处有内收肌群附着;骨盆的上方,在前侧有腹直肌、腹内斜肌、腹横肌分别抵止于耻骨联合及耻骨结节和髂嵴上;在后侧有腰方肌抵止于髂嵴。这些肌肉的急骤收缩均可引起附着点的撕脱骨折,同时也是骨盆骨折发生移位的因素之一。

3.盆腔内

盆腔内的主要血管与骨盆的关系密切,耻骨上支前后方各有髂外动、静脉及闭孔动、静脉经过,耻骨下支、坐骨支内缘有阴部内动、静脉经过,当耻骨、坐骨骨折或耻骨联合分离时,上述血管贴近骨面而易受损伤;髋臼窝处有闭孔动、静脉经过,髋臼骨折或中心型脱位时可伤及此血管;骨盆后段的骶髂关节周围有髂内动、静脉及其主要分支,如臀上动、静脉经坐骨切迹到髂骨后面,骶外侧动脉走在骶骨前面,髂腹动、静脉越过骶髂关节到髂骨前面,髂内动、静脉壁支紧靠盆壁行走,此段血管排列稠密,骨折时常引起损伤,若伴骶髂关节脱位则髂腰动、静脉的分支最易撕裂;骨盆对盆腔内的内脏器官和组织(如膀胱、直肠、输尿管、性器、血管和神经)有保护作用,严重的骨盆骨折除影响负重功能外,常引起血管及神经的损伤,尤其是大量出血会造成休克;盆腔脏器破裂可造成腹膜炎而危及生命。

(二)病因

骨盆骨折多由强大的外力所致,也可通过骨盆环传达暴力而发生他处骨折,如车轮辗轧碰撞、房屋倒塌、矿井塌方、机械挤压等外伤。由于暴力的性质、大小和方向的不同,常可引起各种形式的骨折或骨折脱位。

(1)前后方向的暴力主要作用于骶骨和耻骨,在外力作用下,骨盆前倾,既增加了负重弓前份的宽度,又使骶髂关节接触面更加紧密,加之其后部有非常坚强的韧带,故常造成耻骨下支双侧骨折、耻骨联合分离,并发骶髂关节脱位、骶骨骨折和髂骨骨折等,引起膀胱和尿道损伤。

(2)侧方暴力挤压骨盆,可造成耻骨单侧上下支骨折或坐骨上下支骨折、耻骨联合分离、骶髂关节分离、骶骨纵行骨折、髂骨翼骨折。

(3)间接传导暴力经股骨头作用于髋臼时,还可引起髋臼骨折,甚至发生髋关节中心型脱位,与骶髂关节平行的剪式应力可导致该关节的后上脱位。

(4)牵拉伤,如急剧的跑跳,肌肉强力收缩,则会引起肌肉附着点撕脱性骨折,常发生在髂前上棘和坐骨结节处。

(5)直接暴力,如由高处坠落,滑倒臀部着地,可引起尾骨骨折或脱位、骶骨横断骨折。

(三)分类

骨盆骨折的严重性,取决于骨盆环的破坏程度,以及是否伴有盆腔内脏、血管、神经的损伤。因此,在临床上可将骨盆骨折分为两大类,即稳定型和不稳定型。

1.稳定型骨折

稳定型骨折指骨折线走向不影响负重,骨盆整个环形结构未遭破坏,其中包括不累及骨盆环的骨折如髂骨翼骨折,一侧耻骨支或坐骨支骨折,髂前上、下棘或坐骨结节处撕脱骨折,骶骨裂纹骨折或尾骨骨折脱位(图 8-15)。

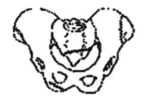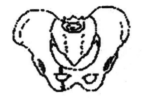

图 8-15　稳定性骨折

2.不稳定型骨折与脱位

不稳定型骨折与脱位指骨盆环的连接遭到破坏,至少有前后两处骨折或骶髂关节松弛、脱位,骨折错位,骨盆变形,如耻骨或坐骨上、下支骨折伴耻骨联合分离,耻骨或坐骨上、下支骨折伴骶髂关节错位,耻骨联合分离并伴骶髂关节错位等(图 8-16)。上述骨折共同的特点是不稳定性。骨折同时发生在耻骨及髂骨部,将骨盆纵向分裂为两半,半侧骨盆连同下肢向后上移位,造成畸形和肢体短缩,导致晚期活动和负重功能严重障碍,而且常伴有其他骨折或内脏损伤,尤以尿道、膀胱损伤多见。也可发生盆腔大血管或肠道损伤,产生严重后果。治疗时需要针对不同情况进行处理。

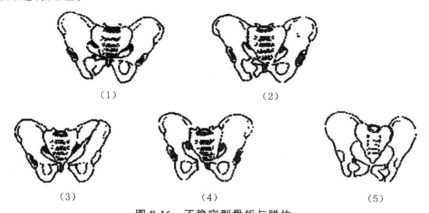

图 8-16　不稳定型骨折与脱位
(1)一侧耻骨上下支骨折合并耻骨联合分离;(2)一侧耻骨上下支骨折合并同侧骶髂关节脱位;
(3)髂骨翼骨折合并耻骨联合分离;(4)单侧骶髂关节脱位合并耻骨联合分离;
(5)双侧耻骨上下支骨折合并骶髂关节脱位

(四)临床表现

有明显的外伤史,伤后局部疼痛、肿胀、瘀斑。骨盆骨折多由强大暴力造成,可合并有膀胱、尿道、直肠及血管和神经损伤而造成大出血,因此常有不同程度的休克表现。单处骨折骨盆环保持完整者,除局部有压痛外,多无明显症状。其他较重的骨折,如骨盆环的完整性被破坏,患者多不能翻身、坐起或站立,下肢移动时疼痛加重,局部肿胀、皮下瘀斑及压痛明显。在骶髂关节脱位时,患侧髂后上棘较健侧明显凸起,并较健侧为高,与棘突侧间距离也较健侧缩短,从脐到内踝的长度也是患侧缩短。交叉量诊对比测量两侧肩峰至对侧髂前上棘之间的距离,可发现变短的一侧骶髂关节错位或耻骨联合分离,或骨折向上移位。骨盆挤压试验和分离试验时,在骨折处出现疼痛。尾骨骨折或脱位可有异常活动和纵向挤压痛,肛门指诊能摸到向前移位的尾骨。X 线检查可显示骨折类型和移位情况,可摄左、右 45°斜位片及标准前后位片,必要时做 CT 检查。

二、治疗

(一)稳定型骨盆骨折的治疗

1.单纯前环耻骨支、坐骨支骨折

无论单侧或双侧,除个别骨折块游离突出于会阴部皮下,需手法推挤到原位,以免影响坐骑之外,一般不需整复。卧硬板床休息,对症治疗,3~4 周即可下床活动。

2.撕脱性骨折

需改变体位,松弛牵拉骨折块的肌肉,有利于骨折块的稳定和愈合。如髂前上、下棘撕脱性骨折,可在屈膝屈髋位休息,3～4周即可下床活动。坐骨结节骨折,可在伸髋屈膝位休息,4～6周下床锻炼。

3.尾骨骨折移位

可通过肛门内整复,如遗留疼痛或影响排便者,可进行切除术。

(二)不稳定型骨折的治疗

对不稳定型骨折的治疗,关键在于整复骶髂关节脱位和骨盆骨折的变位,最大限度地恢复骨盆环的原状。治疗方法应根据骨折脱位的不同类型,采取相应手法,配合单相或双相牵引,或用外固定架、石膏短裤、沙袋垫挤等综合措施来保证复位后的稳定和愈合。

(1)单纯耻骨联合分离,分离轻者用侧方对挤法使之复位,两侧髂骨翼外侧放置沙袋保持固定。分离宽者,用上法复位后再用布兜悬吊以维持对位,或用多头带固定即可。

(2)骶髂关节脱位合并骶骨骨折或髂骨翼骨折,半侧骨盆向上移位而无髂翼内、外翻者,可在牵拉下手法复位,并配合同侧踝上牵引或皮牵引,重量 10～15 kg。维持牵引重量不宜过早减轻,以免错位。8周后拆除牵引,下床锻炼。

(3)骶髂关节脱位并伴髂翼骨折外翻变位者,手法复位后给予单向下肢牵引即可。

(4)髂翼骨折外翻变位伴耻骨联合分离,骶髂关节往后上脱位者,可用骨盆夹固定;耻骨上、下支或坐骨上、下支骨折伴同侧骶髂关节错位,或耻骨联合分离并一侧骶髂关节错位者,复位后多不稳定,除用多头带固定外,患肢需用皮牵引或骨牵引,床尾抬高;如错位严重进行骨牵引者,健侧需用一长石膏裤做反牵引,一般牵引时间为 6～8 周。

(5)髋臼骨折伴股骨头中心型脱位,采用牵伸扳拉复位法和牵引复位法。牵引固定6～8周方可解除。

三、护理

(一)护理要点

(1)骨盆骨折一般出血较多,且多伴有休克征象。急诊入院时病情急,变化快。接诊人员首先应迅速、敏捷、沉着冷静地配合抢救,及时测量血压、脉搏以判断病情,同时输氧、建立静脉通道,并备好手套、导尿包、穿刺针等,以便病情稳定后配合医师检查腹部、尿道、会阴及肛门。若有膀胱、尿道、直肠、血管损伤需要紧急手术处理者,护士应迅速做好术前准备:备皮、留置尿管、配血、抗休克、补充血容量、做各种药物过敏试验。操作时动作要轻柔,以免加重损伤,同时要给患者以心理安慰,解除其紧张恐惧情绪。对病情较轻者,除密切观察生命体征的变化外,还要注意腹部、排尿、排便等情况,警惕隐匿性内脏损伤发生。

(2)牵引治疗期间,要观察患者的体位、牵引重量和肢体外展角度,保证牵引效果,要将患者躯干、骨盆、患肢的体位联系起来观察。要求躯干要放直,骨盆要摆正,脊柱与骨盆要垂直。同时要注意倾听患者的主诉,如牵引针眼疼痛、牵引肢体麻木、足部背伸无力等,警惕因循环障碍而导致的缺血性痉挛,或因腓总神经受压而致的足下垂发生。

(3)预防并发症:长期卧床患者要加强基础护理,预防压疮及呼吸、泌尿系统并发症发生。尤其是年老体弱者,长期卧床,呼吸变浅,分泌物不易排出,容易引起坠积性肺炎及排尿不全、尿渣沉淀。因此要鼓励患者加强深呼吸,促进血液循环。病情允许者,可利用牵引架向上牵拉抬起上身,有助于排净膀胱中尿液。

（二）护理问题

（1）有腹胀、排便困难或便秘的可能。

（2）有发生卧床并发症的可能。

（3）活动受限,自理能力下降。

（4）有骨折再移位的可能。

（5）患者体质下降。

（6）不了解功能锻炼方法。

（三）护理措施

（1）腹膜后血肿的刺激,造成肠麻痹或自主神经功能紊乱,可导致腹胀、排便困难或便秘,加之患者长期卧床,肠蠕动减弱,也可引起便秘。具体措施:①鼓励患者多食富含粗纤维的蔬菜、水果,必要时服用麻仁润肠丸、果导片等缓泻剂;②在排除内出血情况下,可进行腹部热敷,并做环形按摩,以促进肠蠕动;按摩时动作要轻柔,不可用力过猛过重;③通过暂禁食,肛管排气,必要时进行胃肠减压以减轻肠胀气,逐步恢复胃肠功能。

（2）骨盆骨折后需要牵引、固定,故卧床时间长,易发生压疮、肺部及泌尿系统感染等并发症,应予以积极预防。

（3）骨折的疼痛或因牵引固定,患者活动功能明显受到限制,给生活起居带来诸多不便。具体措施:①对于轻症患者或有急躁情绪者,应讲明卧床制动的重要性和必要性,以及过早活动的危害,取得患者的配合;②主动关心患者,帮助患者解决饮食、生活起居所需,鼓励患者要安心养病。

（4）预防骨折再移位的发生。具体措施:①每日晨晚间护理时,检查患者的卧位与牵引装置,及时调整患者因重力牵引而滑动的体位、外展角度,保证脊柱放直,骨盆摆正,肢体符合牵引力线;②指导并教会患者床上排便的方法,避免因抬臀坐便盆而致骨折错位;③告知患者保持正确卧位的重要性,以及扭动、倾斜上身的危害,以取得配合。

（5）因出血量多,卧床时间长,气虚食少、营养不足而致患者体质下降。具体措施:①做好饮食指导,给高热量、高营养饮食,早期宜食清淡的牛奶、豆腐、大枣米汤,水果和蔬菜,后期给予鸡汤、排骨汤、牛羊肉、核桃、桂圆等;②每日做口腔护理2次,以增进食欲;③病情稳定后,可指导患者床上练功活动,如扩胸、举臂等上肢活动,以促进血液运行,增强心肺功能;每日清晨醒后做叩齿、鼓漱、咽津,以刺激胃肠蠕动。

（6）指导功能锻炼。①无移位骨折。单纯耻骨支或髂骨无移位骨折又无合并伤,仅需卧床休息者,取仰卧与侧卧交替(健侧在下)。早期可在床上做股四头肌舒缩和提肛训练,以及患侧踝关节跖屈背伸活动。伤后1～2周可指导患者练习半坐位,做屈膝屈髋活动。3周后可根据患者情况下床站立、行走,并逐渐加大活动量。4周后经拍片证明临床愈合者可练习正常行走及下蹲。②对耻骨上、下支骨折合并骶髂关节脱位,髂骨翼骨折或骶髂关节脱位合并耻骨联合分离者,仰卧硬板床。早期可根据情况活动上肢,忌盘腿、侧卧,以防骨盆变形。2周后可进行股四头肌等长收缩及踝关节的跖屈背伸活动,每日2次推拿髌骨,以防关节强直。4周后可做膝、髋关节的被动伸屈活动,动作要缓慢,幅度由小到大,逐渐过渡到主动活动。6～8周去除固定后,可先试行扶拐不负重活动,经 X 线片显示骨折愈合后,可逐渐练习扶拐行走。

(四)出院指导

(1)轻症无移位骨折回家疗养者,要告知患者卧床休息的重要性,禁止早期下床活动,防止发生移位。

(2)对耻骨联合分离而要求回家休养的患者,要教会其家属正确使用骨盆兜,或掌握沙袋对挤的方法,以及皮肤护理和会阴部清洁的方法,防止压疮和感染,禁止侧卧。

(3)临床愈合后出院的患者,要继续坚持功能锻炼。

(4)加强营养,以补虚弱之躯,促进早日康复。

第九章　妇科护理

第一节　妇科基础护理技术

一、坐浴

坐浴是妇科常用的局部治疗方法。借助水温与药液的作用,促进局部血液循环,增加抵抗力,减轻外阴局部的炎症及疼痛,使创面清洁,有利于组织恢复;或作为外阴阴道手术前的准备,方法简便。

(一)物品准备

坐浴用的盆 1 个,41～43℃的温热溶液 2 000 mL,30 cm 高坐浴架 1 个,无菌纱布 1 块,常用的坐浴液有 1∶5 000 高锰酸钾溶液,0.5% 醋酸,2%～4% 碳酸氢钠溶液等。

(二)种类和操作方法

根据患者的病情按比例配制好溶液 2 000 mL,将坐浴盆置于坐浴架上,嘱患者排空膀胱后全臀和外阴部浸泡于溶液中,一般持续 20 分钟。结束后用无菌纱布蘸干外阴部。根据水温的不同分为 3 种类型,如下。

1.热浴

水温在 41～43℃,适于渗出性病变及急性炎性浸润,可先熏后坐,持续 20 分钟左右。

2.温浴

水温在 35～37℃,适用于慢性盆腔炎、手术前准备。

3.冷浴

水温在 14～15℃,为刺激肌肉神经,使其张力增加,改善血液循环,适用于膀胱阴道松弛、性无能及功能性无月经等,持续 2～5 分钟即可。

(三)护理

(1)月经期妇女、阴道流血者、孕妇及产后 7 天内的产妇禁止使用。

(2)坐浴前先将外阴及肛门周围擦洗干净。

(3)注意药液浓度及水温,以免灼伤及烫伤皮肤。

(4)坐浴时必须将臀部及外阴全部浸在药液中。

(5)注意室内温度和保暖,以防受凉。

二、会阴擦洗

会阴擦洗的目的在于保持会阴及肛门部清洁,防止生殖系统、泌尿系统的逆行感染,促进患者会阴伤口愈合,并使其舒适。常用于以下情况:①妇科或产科手术后留置导尿管者;②产后会阴有伤口者;③急性外阴炎患者;④长期卧床患者;⑤外阴手术后的患者;⑥长期阴道流血的患者。

(一)物品准备

一次性垫巾或橡胶单和中单 1 块,会阴擦洗盘 1 只。盘内放消毒弯盘 2 只,无菌镊子或消毒止血钳 2 把,无菌棉球 2~3 个,擦洗药液 500 mL(0.1% 苯扎溴铵,或 1:5 000 高锰酸钾,0.02% 聚维酮碘溶液),干纱布 2 块,冲洗壶 1 个,便盆 1 只。

(二)操作方法

(1)告知患者会阴擦洗的目的、方法,以取得患者配合。

(2)将会阴擦洗盘放至床边,擦洗时,最好用屏风遮挡或请多余人员回避,嘱患者排空膀胱,取膀胱截石位暴露外阴,将身体盖好,注意为患者保暖,以防受凉。

(3)给患者臀下垫一次性垫巾或橡胶单、中单。

(4)用一把镊子或止血钳夹取干净的药液棉球,另一把镊子或止血钳用于擦洗,擦洗的顺序:第 1 遍时自耻骨联合一直向下擦至臀部,先擦净一侧后换一棉球同样擦净对侧,再另用一棉球自阴阜向下擦净中间。由上而下、自外向内初步擦净会阴部的污垢、分泌物和血迹等;第 2 遍的顺序为自内向外,或以伤口为中心向外擦洗,其目的为防止伤口、尿道口、阴道口被污染。擦洗时,均应注意最后擦洗肛周和肛门。第 3 遍顺序同第 2 遍。可根据患者情况增加擦洗次数,直至擦净,最后用干纱布擦干。

(5)擦洗完毕,为患者换上清洁卫生垫,整理好床单。

如行会阴部冲洗,则应备便盆和冲洗壶,一边冲洗一边擦洗,冲洗的顺序同会阴部擦洗,冲洗时注意用无菌纱布堵住阴道口,以免污水进入阴道,导致逆行感染。

(三)护理

(1)擦洗时,应注意观察会阴部及会阴伤口周围组织有无红肿、分泌物及其性质和伤口愈合情况。发现异常及时记录并报告医生。

(2)每次擦洗前后护理人员均需洗净双手,注意无菌操作,然后护理下一位患者。最后擦洗有伤口感染者,以免交叉感染。

(3)对有留置导尿管者,应注意尿管是否通畅,避免脱落或打结。

(4)擦洗结束后,为患者更换消毒会阴垫,穿好裤子,整理床单。

三、阴道灌洗

阴道灌洗有清洁、收敛和热疗作用,可促进阴道血液循环,减少阴道分泌物,缓解局部充血,达到控制和治疗炎症的目的。常用于治疗各种阴道炎症、宫颈炎,也用于子宫切除术前或阴道手术前的常规阴道准备,以减少术后感染机会。

(一)物品准备

一次性阴道冲洗器 1 个或灌洗筒、橡皮管、阴道窥器、灌洗头各 1 个,弯盘 1 只,橡胶单 1 块,一次性垫巾 1 块,便盆 1 个,灌洗溶液 500~1 000 mL。常用的阴道灌洗液有 1:5 000 高锰酸钾溶液、生理盐水、2%~4% 碳酸氢钠溶液、0.025% 聚维酮碘溶液、2.5% 乳酸溶液、4% 硼酸溶液、0.5% 醋酸溶液、0.2% 苯扎溴铵溶液等。注意:念珠菌阴道炎患者用碱性溶液灌洗,滴虫阴道炎患者应用酸性溶液灌洗,而非特异性炎症者用一般消毒液或生理盐水。

(二)操作方法

(1)告知患者此次操作的方法、目的及可能的感受,以使患者能积极配合。

（2）能活动的患者，嘱患者排空膀胱后，将其带至妇科检查床上，取膀胱截石位，臀部垫橡胶单和一次性垫巾，放好便盆。

（3）根据病情配制 500～1 000 mL 灌洗液，将装有灌洗液的一次性阴道冲洗器或灌洗筒挂于床旁，其高度距床沿 60～70 cm 处，排去管内空气，试水温 41～43℃后备用。

（4）操作时，操作者右手持冲洗头，先用灌洗液冲洗外阴部，然后用左手将小阴唇分开，将灌洗头沿阴道纵侧壁的方向缓缓插入至阴道达后穹隆部。边冲洗边将灌洗头围绕宫颈轻轻地上下左右移动；或用阴道窥器暴露宫颈后再冲洗，冲洗时不停地转动阴道窥器，将整个阴道穹隆及阴道侧壁冲洗干净后，再将阴道窥器按下，以使阴道内的残留液体完全流出。

（5）当灌洗液剩 100 mL 时，拔出灌洗头，再冲洗外阴部，用干纱布擦干外阴，扶患者下妇查床。

（6）卧床患者于病床上进行时，注意保护患者隐私。患者取膀胱截石位，臀下垫橡胶单和中单、一次性垫巾，上面放一便盆，注意保暖。其他准备和操作同前。灌洗完毕，抽出灌洗头，再冲洗外阴后，扶患者坐于便盆片刻，使阴道内存留的灌洗液流出。擦干外阴，撤离用物，再行整理床单。

（三）护理

（1）灌洗筒与床沿距离不超过 70 cm，以免压力过大，水流过速，使液体或污物进入子宫腔或灌洗液与局部作用的时间不足。

（2）灌洗液以 41～43℃为宜，温度过低，患者不舒适，温度过高时可能烫伤阴道黏膜。

（3）灌洗头插入不宜过深，灌洗的弯头应向上，避免刺激阴道后穹隆引起不适，或损伤局部组织引起充血。

（4）灌洗时，动作要轻柔，以免损伤阴道和宫颈组织。

（5）产后 10 天或妇产科手术 2 周后的患者，若合并阴道分泌物浑浊、有臭味，阴道伤口愈合不良，黏膜感染坏死等，可行低位阴道灌洗，灌洗筒的高度一般不超过床沿 30 cm，以避免污物进入子宫腔或损伤阴道残端伤口。

（6）未婚妇女可用导尿管进行阴道灌洗；月经期、产褥期或人工流产术后子宫口未闭或有阴道流血患者，不宜行阴道灌洗，以防止引起上行性感染；宫颈癌患者有活动性出血者，为防止大出血，禁止灌洗，可行外阴擦洗。

四、阴道和宫颈上药

阴道和宫颈上药常用于各种阴道炎、宫颈炎或术后阴道残端炎症的治疗，一般在妇科门诊进行，可以教会患者自己局部上药。

（一）物品准备

阴道灌洗用品、阴道窥器、长镊子、药品、干棉球、一次性手套、长棉棍。

（二）操作方法

嘱患者排空膀胱，躺在妇科检查床上，取膀胱截石位。上药前先做阴道灌洗，冲洗阴道后，将宫颈及阴道后穹隆拭净。根据选用药物的不同性状，采用不同的放药方法：粉剂可用喷粉器喷撒或放于棉球上涂布；油膏可用带尾线棉球，蘸以油膏塞于阴道，于 12～24 小时自己取出；栓剂、片剂、丸剂可直接放于阴道后穹隆或紧贴宫颈，用长镊子夹持带尾线的棉球或纱布球将药物顶塞住,同时将窥器轻轻退出阴道,然后抽出镊子,以防退出窥器时将药物带出或移动位置,将尾线拖出阴道口外,阴道内棉球可于 12～24 小时由患者自己取出。一般为每日或隔日放药 1 次,每7～10 次为 1 个疗程。

(三)护理

(1)未婚妇女阴道上药不用窥器,可用手指将药片推入阴道,如为油膏可用棉棒涂抹。

(2)阴道冲洗擦干后放药,使药物直接接触炎性组织而提高疗效。

(3)涂药时,要转动窥器,使阴道四壁均被涂到,宫颈涂布腐蚀性药物时,要注意保护阴道壁及正常组织。上药前纱布垫于阴道后壁及后穹隆部,以免药液下流灼伤正常组织。药物涂好后用棉球吸干。

(4)棉棍上的棉花必须捻紧,涂药时应按同一方向转动,防止棉花落入阴道难以取出。

(5)阴道栓剂最好于晚上或休息时上药,以免起床后脱出,影响治疗效果。

(6)月经期或子宫出血者不宜阴道给药。

(7)用药后禁止性生活。

(8)放药完毕,切记嘱患者按时取出阴道内的棉球或纱布。

五、会阴湿热敷

会阴湿热敷是利用热源和药物直接接触患区,促进局部血液循环,改善组织营养,增强局部白细胞的吞噬作用,加速组织再生和消炎、止痛。会阴热敷常用于会阴水肿、会阴血肿的吸收期、会阴伤口硬结及早期感染等患者。

(一)物品准备

会阴擦洗盘 1 个,消毒弯盘 2 个,棉垫 1 块,镊子或消毒止血钳 2 把,干纱布数块,橡胶单 1 块,凡士林,煮沸的 50％硫酸镁或 95％乙醇或沸水、热水袋或电热包或红外线灯等。

(二)操作方法

(1)向患者介绍外阴湿热敷的原因、方法、效果及预后,鼓励患者积极配合。

(2)嘱患者排空膀胱后取截石位,暴露外阴,臀下垫橡胶单。

(3)行会阴擦洗,清洁外阴局部伤口的污垢。

(4)热敷部位先涂一薄层凡士林,盖上纱布,再轻轻敷上热敷溶液中的湿纱布,再盖上棉垫保温。

(5)每 3～5 分钟更换热敷垫一次,也可用红外线灯照射,延长更换敷料时间,一次热敷 15～30 分钟。

(6)热敷完毕,更换清洁会阴垫并整理床单。

(三)护理

(1)湿热敷温度为 41～48℃,注意防止烫伤。

(2)湿热敷面积应是病损范围的 2 倍。

(3)定期检查热源袋、红外线灯管的完好性,防止烫伤,对休克、虚脱、昏迷及术后感觉不灵敏的患者应特别注意。

(4)在热敷的过程中,护理人员应随时评价热敷的效果,并为患者提供一切生活护理。

六、激光疗法

激光是利用辐射效应建立起来的一种新的、特殊的光源。主要利用激光器所产生的超高温（200～1 000℃）使病变组织迅速炭化而达到治疗目的,妇科主要用于宫颈糜烂的治疗,此外也可治疗外阴瘙痒症、外阴溃疡、宫颈原位癌等疾病。

（一）物品准备

阴道窥器,激光器。

（二）操作方法

（1）术前做阴道细胞学检查,必要时做宫颈活检。局部有急性感染者,先进行抗感染治疗,手术时间以月经干净后 3～7 天为宜。

（2）外阴阴道常规消毒后,以窥器暴露宫颈,再用 0.02％聚维酮碘溶液消毒宫颈及阴道穹隆部。放置阴道侧穹隆防护器。

（3）开动激光器,调整功率及焦距。导光管口与病灶的距离因激光器之功率大小而不同。

（4）扶持把手向后、向前,自外而内地移动,病灶重者时间长,反之则时间短,一般 1～10 分钟。

（三）护理

（1）术后注意外阴清洁,1～2 个月禁性生活、盆浴及阴道灌洗。

（2）术后每两周复查一次,将窥器小心放入阴道,以免损伤创面新生上皮生长。每次复查时,均在宫颈管及烧灼面涂以金霉素、鱼肝油剂,共复查 2 个月。

七、宫颈活体组织检查

宫颈活体组织检查简称宫颈活检,是自宫颈病变处或可疑部位取小部分组织进行病理学检查,绝大多数宫颈活检是诊断最可靠的依据。

（一）物品准备

阴道窥器 1 个,活检组织钳 1 把,宫颈钳 1 把,无齿长镊子 1 把,刮匙,带尾棉球或带尾线的长纱条,棉球、棉签若干,装有 10％甲醛溶液或 95％乙醇的标本瓶 4～6 个,复方碘溶液。

（二）操作方法

（1）嘱患者排空膀胱后,取膀胱截石位,用消毒液消毒外阴。

（2）放置阴道窥器暴露宫颈,拭净分泌物,涂复方碘溶液,1～3 分钟后观察着色情况。

（3）在不着色的不同可疑区或宫颈外口鳞、柱交界处或肉眼糜烂较深或特殊病变处,用宫颈活检钳在宫颈按时钟 3、6、9、12 点位置4 处钳取适当大小的组织,也可在阴道镜下于可疑处取材。

（4）可疑宫颈管内癌者,可用小刮匙刮取宫颈管内黏膜组织少许。

（5）术后用带尾线的长纱条或棉球压迫钳取部位,以达到压迫止血的目的,并将尾端留在阴道口外,嘱患者于 24 小时后自行取出,如出血多,必须立即就诊。

（6）将所取组织立即分装于标本瓶内,做好标记,便于确定病变所在位置。

（三）护理

（1）术前向患者讲解手术的目的、过程和注意事项,以取得患者的积极配合。

（2）术中护理人员陪伴在患者身边,给患者心理上的支持。

（3）近月经期或月经期，不宜行活检术，以防感染和出血过多。

（4）患生殖器急性感染者，须待治愈后方可活检，以免感染扩散。

（5）患血液病有出血倾向者禁忌做活检。

（6）患者术后保持会阴清洁，1个月内禁止盆浴及性生活。

八、经阴道行后穹隆穿刺

临床上在无菌情况下用长穿刺针经阴道后穹隆刺入盆腔，抽取直肠子宫陷凹处积存物进行肉眼观察、化验和病理检查，这种穿刺方法称为后穹隆穿刺术。常用以协助诊断异位妊娠、盆腔脓肿等。因为子宫直肠陷凹是盆腔最低部位，与阴道后穹隆接近，腹腔中游离血液、渗出液、脓液、肿瘤破碎物或腹水等常积聚在此。

（一）物品准备

阴道窥器1个，宫颈钳1把，一次性10 mL注射器1支，7～9号腰穿针头1个，无菌试管，孔巾，纱布。

（二）操作方法

（1）嘱患者排空膀胱，取膀胱截石位，常规消毒外阴、阴道，铺孔巾。

（2）用阴道窥器暴露宫颈与阴道穹隆，局部再次消毒。

（3）用宫颈钳夹持宫颈后唇向前牵引，充分暴露阴道后穹隆，将针头与针管连接后，于宫颈黏膜交界下方1 cm处穹隆中央部，与宫颈平行方向刺入，当针穿过阴道壁后失去阻力、有落空感时，表示进入直肠子宫陷凹，进针深度约为2 cm，调整针头偏向患侧，边抽边退。

（4）吸取完毕后拔针，局部以无菌纱布压迫片刻，止血后取出宫颈钳和阴道窥器。

（三）护理

（1）盆腔严重粘连，较大肿块占据直肠子宫陷凹部位，并凸向直肠者，疑有肠管和子宫后壁粘连者，临床已高度怀疑恶性肿瘤者，异位妊娠准备采取非手术治疗者，应避免穿刺。

（2）穿刺时应注意进针方向、深度，防止伤及直肠。如误入直肠，应立即拔出针头，重新更换针头和注射器。

（3）术中严密观察并记录患者生命体征的变化，术后卧床休息1小时。凡有面色苍白、血压下降及剧烈腹痛者，需及时报告医生。

（4）抽出物为血液，应放在针筒内静止观察3～5分钟，凝固者表示穿刺针误入血管，不凝固者表示腹腔内有出血。如为血清样液，可立即注于纱布上，见有小血块者，提示内有积血。若未能抽出不凝血液，不能完全排除异位妊娠。如为脓液，送细菌培养、涂片检查及药物敏感试验；如为黏液及渗血液，应部分送至化验室，部分送病理检查。

九、腹腔穿刺

在无菌条件下穿刺针进入腹腔抽取标本或注入药物后，达到诊断和治疗目的的方法，称为腹腔穿刺。穿刺所得标本，应进行生化测定、细菌培养及脱落细胞学检查，以明确性质或查找肿瘤细胞。适用于鉴别贴近腹壁的肿物性质，穿刺放出部分腹水，注入抗癌药物进行腹腔化疗，气腹造影时穿刺注入二氧化碳，X线检查盆腔器官能够清晰显影。

（一）物品准备

无菌腹腔穿刺包1个，内有无菌孔巾1块、7～9号腰穿针2根、止血钳1把、巾钳2把、不锈钢小药杯 1 个、换药碗 1 个、纱布数块、导管和橡皮管各 1 根、无菌手套 1～2 副、一次性垫巾 1 块、利多卡因注射液。需抽腹水者,应备一次性引流袋和腹带。腹腔穿刺行化疗者,备好化疗药物。

(二)操作方法

(1)用屏风遮挡,嘱患者排空膀胱后取坐位或侧卧位或半坐卧位,注意保暖。

(2)用一次性垫巾垫于穿刺点下方,避免污染床单、衣裤。

(3)常规消毒穿刺点位置,铺好孔巾。穿刺点一般选择在左下腹脐与左髂前上棘连线的中、外 1/3 交界处,或脐与耻骨联合连线中点偏左或偏右 1.5 cm 处。

(4)一般用利多卡因行局部麻醉,然后用穿刺针从选定的穿刺点垂直进针,通过腹壁后,有突破感,拔出针芯,即有液体流出,随即连接注射器或引流袋,按需要量抽取液体,或注入药物。

(5)术毕,拔出针头再次消毒局部,并盖上无菌纱布,压迫片刻后,用胶布固定。

(三)护理

(1)术前向患者讲解腹腔穿刺的目的和操作过程,以减轻其心理压力。

(2)术中应密切观察患者的脉搏、心率、呼吸及血压变化,注意引流管是否通畅,记录腹水性质及出现的不良反应,防止并发症的发生。

(3)放大量腹水时针头应固定好,放腹水速度宜缓慢,以每小时不超过 1 000 mL 为宜,每次放液不超过 4 000 mL,以防腹压骤减,造成腹腔充血,全身有效循环血量减少,导致患者虚脱。术毕应腹部置沙袋,用腹带束紧,增加腹腔压力。

(4)术后注意穿刺点漏液情况,若敷料潮湿应及时调换。

(5)穿刺液应按医嘱送检,脓性液体应做细菌培养和药物敏感试验。

(6)因气腹造影而做穿刺者,摄片完毕,须做穿刺将气体放出。

(7)术后患者需卧床休息 8～12 小时,遵医嘱给予抗生素预防感染。

第二节　痛　经

痛经是指在行经前、后或月经期出现下腹疼痛、坠胀伴腰酸及其他不适,严重影响生活和工作质量者。痛经分为原发性痛经与继发性痛经两类。前者指生殖器官无器质性病变的痛经,称功能性痛经;后者指盆腔器质性病变引起的痛经,如子宫内膜异位症等。本节仅叙述原发性痛经。

一、护理评估

(一)健康史

原发性痛经常见于青少年,多发生在有排卵的月经周期,精神紧张、恐惧、寒冷刺激及经期剧烈运动可加重疼痛。评估时需了解患者的年龄和月经史、疼痛特点及与月经的关系、伴随症状和缓解疼痛的方法等。

(二)身体状况

1.痛经

痛经是主要症状,多自月经来潮后开始,最早出现在月经来潮前 12 小时,月经第 1 天疼痛最剧烈,持续2～3 天逐渐缓解。疼痛呈痉挛性,多位于下腹正中,常放射至腰骶部、外阴与肛门,少数人的疼痛可放射至大腿内侧。可伴面色苍白、出冷汗、恶心、呕吐、腹泻、头晕、乏力等。痛经多于月经初潮后 1～2 年发病。

2.妇科检查

生殖器官无器质性病变。

(三)心理—社会状况

患者缺乏痛经的相关知识,担心痛经可能影响健康及婚后的生育能力,表现为情绪低落、烦躁、焦虑;伴随着月经的疼痛,常常使患者抱怨自己是女性。

(四)辅助检查

B 超检查生殖器官有无器质性病变。

(五)护理

以解痉、镇痛等对症治疗为主,并注意对患者的心理治疗。

二、护理问题

(一)急性疼痛

与经期宫缩有关。

(二)焦虑

与反复疼痛及缺乏相关知识有关。

三、护理措施

(一)一般护理

(1)下腹部局部可用热水袋热敷。

(2)鼓励患者多饮热茶、热汤。

(3)注意休息,避免紧张。

(二)病情观察

(1)观察疼痛的发生时间、性质、程度。

(2)观察疼痛时的伴随症状,如恶心、呕吐、腹泻。

(3)了解引起疼痛的精神因素。

(三)用药护理

遵医嘱给予解痉、镇痛药,常用药物有前列腺素合成酶抑制剂如吲哚美辛(消炎痛)、布洛芬等,也可选用避孕药或中药治疗。

(四)心理护理

讲解有关痛经的知识及缓解疼痛的方法,使患者了解经期下腹坠胀、腰酸、头痛等轻度不适是生理反应。原发性痛经不影响生育,生育后痛经可缓解或消失,从而消除患者紧张、焦虑的情绪。

（五）健康教育

进行经期保健的教育,包括注意经期清洁卫生,保持精神愉快,加强经期保护,避免剧烈运动及过度劳累,防寒保暖等。疼痛难忍时一般选择非麻醉性镇痛药治疗。

第三节　闭　经

闭经是妇科常见症状,分为原发性闭经和继发性闭经两类。原发性闭经指年龄超过 16 岁,第二性征已发育,或年龄超过 14 岁,第二性征尚未发育,且无月经来潮者;继发性闭经指正常月经建立后,因病理性原因月经停止 6 个月,或按自身原来月经周期计算停经 3 个周期以上者。青春期以前、妊娠期、哺乳期及绝经后的无月经均属生理现象。

一、护理评估

（一）健康史

原发性闭经较少见,常由遗传性因素或先天性发育缺陷所致,评估时应注意患者生殖器官和第二性征发育情况及家族史。继发性闭经发病率高,病因复杂,评估时应详细询问患者月经史,已婚者应注意有无产后大出血、不孕及流产史。根据控制正常月经周期的 4 个环节,按病变部位将闭经分为下丘脑性闭经、垂体性闭经、卵巢性闭经及子宫性闭经。

1.下丘脑性闭经

最常见,以功能性原因为主。

（1）精神因素:精神创伤、紧张忧虑、环境改变、过度劳累、盼子心切或畏惧妊娠等可使内分泌调节功能紊乱而发生闭经。闭经多为一时性,可自行恢复。

（2）剧烈运动、体重下降和神经性厌食:均可诱发闭经。因初潮发生和月经维持有赖于一定比例(17%～20%)的机体脂肪,中枢神经对体重下降极为敏感。

（3）药物:一般在停药后 3～6 个月月经恢复。

2.垂体性闭经

垂体器质性病变或功能失调可影响卵巢功能而引起闭经。

（1）垂体梗死:常见于产后出血使垂体缺血坏死,出现闭经、性欲减退、毛发脱落、第二性征衰退等希思综合征。

（2）垂体肿瘤:可引起闭经溢乳综合征。

3.卵巢性闭经

因性激素水平低落,子宫内膜不发生周期性变化而导致闭经。

（1）卵巢功能早衰:40 岁前绝经者称卵巢功能早衰,常伴有围绝经期综合征的表现。

（2）卵巢功能性肿瘤、卵巢切除或组织破坏。

（3）多囊卵巢综合征:表现为闭经、不孕、多毛、肥胖、双侧卵巢增大。

4.子宫性闭经

月经调节功能及第二性征发育正常,但子宫内膜受到破坏或对卵巢激素不能产生正常的反应而引起闭经。

（1）先天性子宫发育不良或子宫切除术后。

（2）子宫内膜损伤：子宫腔放疗后、结核性子宫内膜炎、子宫腔粘连综合征，第3种因人工流产刮宫过度，使子宫内膜损伤粘连而无月经产生。

5.其他内分泌功能异常引起的闭经

甲状腺功能减退或亢进、肾上腺皮质功能亢进、糖尿病等可引起闭经。

（二）身体状况

了解患者的闭经类型、时间及伴随症状。注意观察患者精神状态、智力发育、营养与健康状况；检查全身发育状况，测量身高、体重、四肢与躯干比例；第二性征如音调、毛发分布、乳房发育状况，挤压乳腺有无乳汁分泌；妇科检查生殖器官有无发育异常和肿瘤等。

（三）心理－社会状况

患者担心闭经对自己的健康、性生活及生育能力有影响，病程过长及治疗效果不佳会加重患者及其家属的心理压力，产生情绪低落、焦虑，反过来又加重闭经。

（四）辅助检查

1.子宫功能检查

（1）诊断性刮宫：适用于已婚妇女，必要时可在子宫腔镜直视下检查。

（2）子宫输卵管碘油造影：了解子宫腔及输卵管情况。

（3）药物撤退试验：①孕激素试验可评估内源性雌激素水平；②雌、孕激素序贯疗法。

2.卵巢功能检查

通过B超检查、基础体温测定、宫颈黏液结晶检查、阴道脱落细胞检查、血清激素测定、诊断性刮宫，了解排卵情况及体内性激素水平。

3.垂体功能检查

如垂体兴奋试验等。

4.其他检查

B超检查、染色体检查及内分泌检查等。

（五）护理

（1）全身治疗：积极治疗全身性疾病，增强体质，加强营养，保持正常体重。

（2）心理治疗：精神因素所致闭经，应进行心理疏导。

（3）病因治疗：子宫腔粘连、先天畸形、卵巢及垂体肿瘤等采取相应手术治疗。

（4）性激素替代疗法：根据病变部位及病因，给予相应激素治疗，常用雌激素替代疗法，雌、孕激素序贯疗法和雌、孕激素合并疗法。

（5）诱发排卵常用氯米芬、人绒毛膜促性腺激素（HCG）。

二、护理问题

（一）焦虑

与担心闭经对健康、性生活及生育的影响有关。

（二）功能障碍性悲哀

与长期闭经及治疗效果不佳,担心丧失女性形象有关。

三、护理措施

（一）一般护理

1.鼓励患者增加营养

营养不良引起的闭经,应供给足够的营养。

2.保证睡眠

工作紧张引起的闭经,鼓励患者加强锻炼,增强体质,注意劳逸结合。如为肥胖引起的闭经,指导患者进低热量饮食,但需要富含维生素和矿物质,嘱咐患者适当增加运动量。

（二）病情观察

（1）观察患者情绪变化,有无引起闭经的精神因素,如工作、家庭、生活等情况。

（2）对有人工流产、剖宫产史的闭经患者,应监测阴道流血情况及月经变化。

（3）注意患者体重增加或减少的数据和时间,与闭经前、后的关系。

（4）观察患者甲状腺有无肿大、有无糖尿病症状。

（三）用药护理

指导患者合理使用性激素,说明性激素的作用、不良反应、用药方法及注意事项。

（四）心理护理

讲解月经的生理知识,使患者了解闭经与女性特征、生育及健康的关系,减轻心理压力,避免闭经加重。对原发性闭经,特别是生殖器官畸形者进行心理疏导,保持心情舒畅,正确对待疾病,提高对自我形象的认知。

（五）健康教育

（1）告知患者耐心坚持规范治疗,在医生的指导下接受全身系统检查。

（2）短期治疗效果可能不明显,要有心理准备,不要放弃治疗,树立战胜疾病的信心。

第四节　宫颈炎

宫颈炎是指宫颈发生的急性(慢性)炎症。宫颈炎是妇科常见疾病之一,包括宫颈阴道部炎症及宫颈管黏膜炎症。临床上分为急性宫颈炎和慢性宫颈炎。临床常见的宫颈炎是急性宫颈管黏膜炎,若急性宫颈炎未经及时诊治或病原体持续存在,可导致慢性宫颈炎症。

由于宫颈黏膜上皮为单层柱状上皮,抗感染能力较差,当遇到多种病原体侵袭、物理化学因素刺激、机械性宫颈损伤、宫颈异物等时,易引起宫颈局部充血、水肿,上皮变性、坏死,黏膜、黏膜下组织、腺体周围大量中性粒细胞浸润,或宫颈间质内有大量淋巴细胞、浆细胞等慢性炎细胞浸润,可伴有宫颈腺上皮及间质增生和鳞状上皮化生。因宫颈阴道部鳞状上皮与阴道鳞状上皮相延续,也可由阴道炎症引起宫颈阴道部炎症。

病原体种类:①性传播疾病的病原体,主要是淋病奈瑟菌及沙眼衣原体;②内源性病原体,与细菌性阴道病病原体、生殖道支原体感染有关。

一、护理评估

(一)健康史

1.一般资料

年龄、月经史、婚育史,是否处在妊娠期。

2.既往病史

详细了解有无阴道炎、性传播疾病及宫颈炎症的病史,包括发病时间、病程经过、治疗方法及效果。

3.既往手术史

详细询问分娩手术史,了解阴道分娩时有无宫颈裂伤;是否做过妇科阴道手术操作及有无宫颈损伤、感染史。

4.个人生活史

了解个人卫生习惯,分析可能的感染途径。

(二)生理状况

1.症状

(1)急性宫颈炎:阴道分泌物增多,呈黏液脓性,阴道分泌物的刺激可引起外阴瘙痒及灼热感;可出现月经间期出血、性交后出血等症状;常伴有尿道症状,如尿急、尿频、尿痛。

(2)慢性宫颈炎:患者多无症状,少数患者可有阴道分泌物增多,呈淡黄色或脓性,偶有接触性出血、月经间期出血,偶有分泌物刺激引起外阴瘙痒或不适。

2.体征

(1)急性宫颈炎:检查见脓性或黏液性分泌物从宫颈管流出;用棉拭子擦拭宫颈管时,容易诱发宫颈管内出血。

(2)慢性宫颈炎:检查可见宫颈呈糜烂样改变,或有黄色分泌物覆盖宫颈口或从宫颈管流出,也可见宫颈息肉或宫颈肥大。

3.辅助检查

(1)实验室检查:分泌物涂片做革兰染色,中性粒细胞>30/高倍视野;阴道分泌物湿片检查白细胞>10/高倍视野;做淋菌奈瑟菌及沙眼衣原体检测,以明确病原体。

(2)宫腔镜检查:镜下可见血管充血,宫颈黏膜及黏膜下组织、腺体周围大量中性粒细胞浸润,腺腔内可见脓性分泌物。

(3)宫颈细胞学检查:宫颈刮片、宫颈管吸片,与宫颈上皮瘤样病变或早期宫颈癌相鉴别。

(4)阴道镜及活组织检查:必要时进行,以明确诊断。

(三)高危因素

(1)性传播疾病,年龄小于25岁,多位性伴侣或新性伴侣且为无保护性交。

(2)细菌性阴道病。

(3)分娩、流产或手术致宫颈损伤。

(4)卫生不良或雌激素缺乏,局部抗感染能力差。

(四)心理－社会因素

1.对健康问题的感受

是否存在因无明显症状,而不重视或延误治疗。

2.对疾病的反应

是否因病变在宫颈,又涉及生殖器官与性,而不愿及时就诊,或因阴道分泌物增多引起不适,或治疗效果不明显而烦躁不安,或遇有白带带血或接触性出血时,担心疾病的严重程度,疑有癌变而恐惧、焦虑。

3.家庭、社会及经济状况

家属对患者是否关心;家庭经济状况及是否有医疗保险。

二、护理诊断

(一)有皮肤完整性受损的危险

与宫颈上皮糜烂及炎性刺激有关。

(二)舒适的改变

与白带增多有关。

(三)焦虑

与害怕宫颈癌有关。

三、护理措施

(一)症状护理

1.阴道分泌物增多

观察阴道分泌物颜色、性状、气味及量,选择合适的药液进行阴道冲洗。在不清楚种类时,不可滥用冲洗液,指导患者勤换会阴垫及内裤,保持外阴清洁干燥。

2.外阴瘙痒与灼痛

嘱患者尽量避免搔抓,防止外阴部皮肤破损,减少活动,避免摩擦外阴。

(二)用药护理

药物治疗主要用于急性宫颈炎。

1.遵医嘱用药

(1)经验性抗生素治疗:在未获得病原体检测结果前,采用针对衣原体的经验性抗生素治疗,阿奇霉素 1g,单次顿服,或多西环素 100 mg,每天 2 次,连服 7 天。

(2)针对病原体的抗生素治疗:临床上除选用抗淋病奈瑟菌的药物外,同时应用抗衣原体感染的药物。对于单纯急性淋病奈瑟菌性宫颈炎,常用药物有头孢菌素,如头孢曲松钠 250 mg,单次肌内注射,或头孢克肟 400 mg,单次口服等;对沙眼衣原体引起的宫颈炎,治疗药物有四环素类,如多西环素 100 mg,每天 2 次,连服 7 天。

2.用药观察

注意观察药物的不良反应,若出现不良反应,立即停药并通知医师。

3.用药注意事项

注意药物的半衰期及有效作用时间;注意药物的配伍禁忌;抗生素应现配现用。

4.用药指导

若病原体为沙眼衣原体及淋病奈瑟菌,应对性伴侣进行相应的检查和治疗。

(三)物理治疗及手术治疗的护理

1.宫颈糜烂样改变

若为无症状的生理性柱状上皮异位,无须处理;对伴有分泌物增多、乳头状增生或接触性出血,可给予局部物理治疗,包括激光、冷冻、微波等,也可以给予中药作为物理治疗前后的辅助治疗。

2.慢性宫颈黏膜炎

针对病因给予治疗,若病原体不清可试用物理治疗,方法同上。

3.宫颈息肉

配合医师行息肉摘除术。

4.宫颈肥大

一般无须治疗。

(四)心理护理

(1)加强疾病知识宣传,引导患者正确认识疾病,及时就诊,接受规范治疗。

(2)向患者解释疾病与健康的问题,鼓励患者表达自己的想法。对病程长、迁延不愈的患者,给予关心和耐心解说,告知疾病的过程及防治措施;对病理检查发现宫颈上皮有异常增生的病例,告知通过密切监测,坚持治疗,可阻断癌变途径,以缓解患者焦虑心理,增加治疗的信心。

(3)与患者家属沟通,让其多关心患者,支持患者,坚持治疗,促进康复。

四、健康教育

(一)讲解疾病知识

向患者讲解宫颈炎的疾病知识,告知及时就诊和规范治疗的重要性。

(二)个人卫生指导

嘱患者保持外阴清洁,每天清洗外阴 2 次,养成良好的卫生习惯,尤其是经期、孕产期及产褥期卫生,避免感染发生。

(三)随访指导

告知患者物理治疗后有分泌物增多,甚至有多量水样排液,在术后 1~2 周脱痂时可有少量出血,是创面愈合的过程,不必就诊;如出血量多于月经量则需到医院就诊处理;在物理治疗后 2 个月内禁止性生活、盆浴和阴道冲洗;治疗后经过 2 个月经周期,于月经干净后 3~7 天来院复查,评价治疗效果,效果欠佳者可进行第二次治疗。

(四)体检指导

坚持每 1~2 年做 1 次体检,及早发现异常,及早治疗。

五、注意事项

(1)治疗前,应常规做宫颈刮片行细胞学检查。

（2）在急性生殖器炎症期不做物理治疗。

（3）治疗时间应选在月经干净后 3～7 天进行。

（4）物理治疗后可出现阴道分泌物增多，甚至有大量水样排液，在术后 1～2 周脱痂时可有少许出血。

（5）应告知患者，创面完全愈合时间为 4～8 周，期间禁盆浴、性交和阴道冲洗。

（6）物理治疗有引起术后出血、宫颈管狭窄、感染的可能，应定期复查，观察创面愈合情况直到痊愈，同时检查有无宫颈管狭窄。

第五节　子宫肌瘤

子宫平滑肌瘤简称子宫肌瘤，是女性生殖器官中最常见的一种良性肿瘤。主要由子宫平滑肌组织增生而成，其间还有少量的纤维结缔组织。多见于 30～50 岁女性。由于肌瘤生长速度慢，对机体影响不大，所以子宫肌瘤的临床报道发病率远比真实的要低。

一、病因

确切病因仍不清楚。好发于生育年龄女性，而且绝经后肌瘤停止生长，甚至萎缩、消失，发生子宫肌瘤的女性常伴发子宫内膜的增生。所以，绝大多数的人认为子宫肌瘤的发生与女性激素有关，特别是雌激素。雌激素可以使子宫内膜增生，使子宫肌纤维增生肥大，肌层变厚，子宫增大，而且肌瘤组织经过检验，其中雌激素受体和雌二醇的含量比正常子宫肌组织高。所以，目前认为子宫肌瘤与长期和大量的雌激素刺激有关。

二、病理

(一)巨检

肌瘤为实质性球形结节，表面光滑，与周围肌组织有明显界限。外无包膜，但是肌瘤周围的肌层受压可形成假包膜。肌瘤切开后，切面呈漩涡状结构，颜色和质地与肌瘤成分有关，若含平滑肌较多，则肌瘤质地较软，颜色略红；若纤维结缔组织多，则质地较硬、颜色发白。

(二)镜检

肌瘤由皱纹状排列的平滑肌纤维相互交叉组成，切面呈漩涡状，其间掺有不等量的纤维结缔组织。细胞大小均匀，呈卵圆形或杆状，核染色质较深。

三、分类

(一)按肌瘤生长部位分类

子宫体肌瘤（90%）与宫颈肌瘤（10%）。

(二)按肌瘤生长方向与子宫肌壁的关系分类

1.肌壁间肌瘤

最为多见，占总数的 60%～70%。肌瘤全部位于肌层内，四周均被肌层包围。

2.浆膜下肌瘤

占总数的 20%。肌瘤向子宫浆膜面生长，突起于子宫表面，外面仅有一层浆膜包裹。这种肌瘤还可以继续向浆膜面生长，仅留一细蒂与子宫相连，成为带蒂的浆膜下肌瘤，活动度大。

蒂内有供应肌瘤生长的血管,若因供血不足,肌瘤易变性、坏死;若发生蒂扭转,可出现急性腹痛。若因扭转而造成断裂,肌瘤脱落至腹腔或盆腔,可形成游离性肌瘤。有些浆膜下肌瘤生长在宫体侧壁,突入阔韧带,形成阔韧带肌瘤。

3.黏膜下肌瘤

占总数的 10%～15%。肌瘤向子宫腔内生长,并突出于子宫腔,仅由黏膜层覆盖,称黏膜下肌瘤。黏膜下肌瘤使子宫腔变形、增大,易形成蒂。在子宫腔内就好像长了异物一样,可刺激子宫收缩,在宫缩的作用下,黏膜下肌瘤可被挤压出宫颈口外,或堵于宫颈口处,或脱垂于阴道。

各种类型的肌瘤可发生在同一子宫,称为多发性子宫肌瘤(图 9-1)。

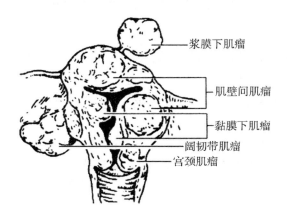

图 9-1　各型子宫肌瘤示意图

四、临床表现

(一)症状

多数患者无明显症状,只是偶尔在进行盆腔检查时发现。肌瘤临床表现的出现与肌瘤的部位、生长速度及是否发生变性有关,而与其数量及大小关系不大。

1.月经改变

月经改变是最常见的症状。主要表现为月经周期缩短,经期延长,经量过多,不规则阴道出血。其中以黏膜下肌瘤最为常见,其次是肌壁间肌瘤。浆膜下肌瘤及小的肌壁间肌瘤对月经影响不明显。若肌瘤发生坏死、溃疡、感染,则可出现持续或不规则阴道流血或脓血性白带。

2.腹部包块

腹部包块常为患者就诊的主诉。当肌瘤增大超过妊娠 3 个月子宫大小时,可在下腹部扪及肿块,质硬,无压痛,清晨膀胱充盈将子宫推向上方时更加清楚。

3.白带增多

子宫肌瘤使子宫腔面积增大,内膜腺体分泌增多,加之盆腔充血,所以患者白带增多。若为黏膜下肌瘤脱垂于阴道,则表面易感染、坏死,产生大量脓血性排液及腐肉样组织排出,伴臭味。

4.腰酸、腹痛、下腹坠胀

子宫肌瘤多表现为腰酸或下腹坠胀,经期加重。通常无腹痛,只是在发生一些意外情况时才会出现:如浆膜下肌瘤蒂扭转时,可出现急性腹痛;妊娠期肌瘤发生红色变性时,可出现腹痛剧烈伴发热、恶心,黏膜下肌瘤被挤出子宫腔时,可因宫缩引起痉挛性疼痛。

5.局部压迫症状

大的子宫肌瘤使子宫体积增大,可对周围的组织器官产生一定的压迫症状。如前壁肌瘤压迫膀胱可出现尿频、尿急;宫颈肌瘤可引起排尿困难、尿潴留;后壁肌瘤可压迫直肠引起便秘、里急后重;较大的阔韧带肌瘤压迫输尿管可致肾盂积水。

6.不孕或流产

肌瘤压迫输卵管使其扭曲而管腔不通,或使子宫腔变形,影响受精或受精卵着床,导致不孕、流产。

7.继发性贫血

长期月经过多、不规则出血,部分患者可出现继发性贫血,严重时全身乏力,面色苍白,气短、心悸。

(二)体征

肌瘤较大时,可在腹部触及质硬、表面不规则、结节状物质。妇科检查时,肌壁间肌瘤子宫增大,表面不规则,有单个或多个结节状突起。浆膜下肌瘤外面仅包裹一层浆膜,所以质地坚硬,呈球形块状物,与子宫有细蒂相连,可活动;黏膜下肌瘤突出于子宫腔,像孕卵一样,所以整个子宫均匀增大,有时宫口扩张,肌瘤位于宫口内或脱出于阴道,呈红色、实质、表面光滑,若感染则表面有渗出液覆盖或溃疡形成,排液有臭味。

五、治疗

根据患者的年龄、症状,有无生育要求及肌瘤的大小等情况综合考虑。

(一)随访观察

若肌瘤小(子宫小于孕2月)且无症状,通常不需治疗,尤其近绝经年龄患者,雌激素水平低落,肌瘤可自然萎缩或消失,每3～6个月随访1次;随访期间若发现肌瘤增大或症状明显时,再考虑进一步治疗。

(二)药物治疗(保守治疗)

肌瘤大小在2个月妊娠子宫大小以内,症状不明显或较轻,近绝经年龄及全身情况不能手术者,均可给予药物对症治疗。

1.雄性激素

常用药物有丙酸睾酮。可对抗雌激素,使子宫内膜萎缩,直接作用于平滑肌,使其收缩而减少出血,并使近绝经期的患者提早绝经。

2.促性腺激素释放激素拮抗剂(GnRH-a)

常用药物有亮丙瑞林或戈舍瑞林。可抑制垂体及卵巢的功能,降低雌激素水平,使肌瘤缩小或消失。适用于肌瘤较小、经量增多或月经周期缩短、围绝经期患者。不宜长期使用,以免雌激素缺乏导致骨质疏松。

3.其他药物

常用药物有米非司酮。作为术前用药或提前绝经使用。但不宜长期使用,以防其拮抗糖皮质激素的不良反应。

(三)手术治疗

为子宫肌瘤的主要治疗方法。若肌瘤≥2.5个月妊娠子宫大小或症状明显出现贫血,应手术治疗。

1.肌瘤切除术

适用于年轻要求保留生育功能的患者,可经腹或腹腔镜切除肌瘤,突出于宫腔内或脱出于阴道内的带蒂的黏膜下肌瘤也可经阴道或经子宫腔镜下摘除。

2.子宫切除术

肌瘤较大,多发,症状明显,年龄较大,无生育要求或已有恶变者可行子宫全切术。50岁以下,卵巢外观正常者,可保留卵巢。

六、护理评估

(一)健康史

了解患者一般情况,评估月经史、婚育史,是否有不孕、流产史;询问有无长期使用雌激素类药物。如果接受过治疗,还应了解治疗的方法及所用药物的名称、剂量、用法及用药后的反应等。

(二)身体状况

1.症状

了解有无月经异常、腹部肿块、白带增多或贫血、腹痛等临床表现,了解出现症状的时间及具体表现。

2.体征

了解妇科检查结果,子宫是否均匀或不规则增大、变硬,阴道有无子宫肌瘤脱出等情况。了解B超检查所示结果中肌瘤的大小、个数及部位等。

(三)心理－社会状况

患者及其家属对子宫肌瘤缺乏认识,担心肿瘤为恶性,对治疗方案的选择犹豫不决,对需要手术治疗而焦虑不安,担心手术切除子宫可能会影响其女性特征,影响夫妻生活。

七、护理诊断

(1)营养失调,低于机体需要量:与月经改变、长期出血导致贫血有关。

(2)知识缺乏:缺乏子宫肌瘤疾病发生、发展、治疗及护理知识。

(3)焦虑:与月经异常,影响正常生活有关。

(4)自我形象紊乱:与手术切除子宫有关。

八、护理目标

(1)患者获得子宫肌瘤及其健康保健知识。

(2)患者贫血得到纠正,营养状况改善。

(3)患者出院时,不适症状缓解。

九、护理措施

(一)心理护理

评估患者对疾病的认知程度,尊重患者,耐心解答患者提出的问题,告知患者及其家属子宫肌瘤是妇科最常见的良性肿瘤,手术或药物治疗都不会影响今后日常生活和工作,让患者消除顾虑,纠正错误认识,配合治疗。

(二)缓解症状

对出血多需住院的患者,护士应严密观察并记录其生命体征变化情况,协助医生完成血常规及凝血功能检查,备血,核对血型,交叉配血等。注意收集会阴垫,评估出血量。按医嘱给予止血药和子宫收缩剂,必要时输血、补液、抗感染或刮宫止血。巨大子宫肌瘤常出现局部压迫症状,如排尿不畅应予以导尿;便秘可用缓泻剂缓解不适症状。带蒂的浆膜下肌瘤发生扭转或肌瘤红色变性时应评估腹痛的程度、部位、性质,有无恶心、呕吐、体温升高征象。需剖腹探查时,护士应迅速做好急诊手术前准备和术中术后护理。保持患者的外阴清洁干燥,如黏膜下肌瘤脱出宫颈口者,应保持其局部清洁,预防感染,为经阴道摘取肌瘤做好术前准备。

(三)手术护理

经腹或腹腔镜下行肌瘤切除或子宫切除术的患者按腹部手术患者的一般护理,并要特别注意观察术后阴道流血情况。经阴道黏膜下肌瘤摘除术常在蒂部留置止血钳24～48小时,取出止血钳后需继续观察阴道流血情况,按阴道手术进行护理。

(四)健康教育

1.保守治疗的患者

需定期随访,护士要告知患者随访的目的、意义和随访时间。应3～6个月定期复查,期间监测肌瘤生长状况,了解患者症状的变化,如有异常及时和医生联系,修正治疗方案。对应用激素治疗的患者,护士要向患者讲解用药的相关知识,使患者了解药物的治疗作用、使用剂量、服用时间、方法、不良反应及应对措施,避免擅自停药和服药过量引起撤退性出血和男性化。

2.手术后的患者

出院后1个月门诊复查,了解患者术后康复情况,并给予术后性生活、自我保健、日常工作恢复等健康教育。任何时候出现不适或异常症状,需及时随诊。

十、结果评价

(1)患者能叙述子宫肌瘤保守治疗的注意事项或术后自我护理措施。

(2)患者面色红润,无疲倦感。

(3)患者出院时,能列举康复期随访时间及注意问题。

第六节　宫颈癌

宫颈癌又称宫颈浸润癌,是除乳腺癌以外最常见的妇科恶性肿瘤。虽然它的发病率很高,但是宫颈癌有较长的癌前病变阶段,加上近40年来国内外已经普遍开展宫颈细胞防癌普查,使宫颈癌和癌前病变得以早期诊断和早期治疗,宫颈癌的发病率和病死率也随之不断下降。

一、分类及病理

宫颈癌的好发部位是位于宫颈外口处的鳞—柱状上皮交界区。根据发生癌变的组织不同,宫颈癌可分为:鳞状细胞浸润癌,占宫颈癌的 $80\%\sim85\%$;腺癌,占宫颈癌的 $15\%\sim20\%$;鳞腺癌,由鳞癌和腺癌混合构成,占宫颈癌的 $3\%\sim5\%$,少见,但恶性程度最高,预后最差。

本节原位癌、浸润癌指的都是鳞癌。

鳞癌与腺癌在外观上并无特殊差别,因为鳞状细胞与柱状细胞都可侵入对方领域,所以,两者均可发生在宫颈阴道部或宫颈管内。

(一)巨检

在发展为浸润癌以前,鳞癌肉眼观察无特殊异常,类似一般的宫颈糜烂(主要是环绕宫颈外口有较粗糙的颗粒状糜烂区,或有不规则的溃破面,触之易出血),随着浸润癌的出现,宫颈可以表现为以下 4 种不同类型(图 9-2)。

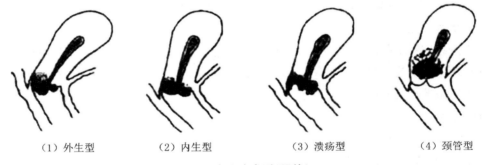

（1）外生型　　　　（2）内生型　　　　（3）溃疡型　　　　（4）颈管型

图 9-2　宫颈癌类型(巨检)

1.外生型

外生型又称增生型或菜花型,癌组织开始向外生长,最初呈息肉样或乳头状隆起,继而又发展为向阴道内突出的大小不等的菜花状赘生物,质地脆,易出血。

2.内生型

内生型又称浸润型,癌组织向宫颈深部组织浸润,宫颈变得肥大而硬,甚至整个宫颈段膨大像直筒一样。但宫颈表面还比较光滑或是仅有浅表溃疡。

3.溃疡型

无论外生型还是内生型,当癌进一步发展时,肿瘤组织发生坏死脱落,可形成凹陷性溃疡,有时整个宫颈都为空洞所代替,形如火山口样。

4.颈管型

癌灶发生在宫颈外口内,隐蔽在宫颈管,侵入宫颈及子宫峡部供血层,以及转移到盆壁的淋巴结。不同于内生型,后者是由特殊的浸润性生长扩散到宫颈管。

(二)镜检

在移行带区形成过程中,未分化的化生鳞状上皮代谢活跃,在一些物质(精子、精液组蛋白、人乳头瘤病毒等)的刺激下,可发生细胞分化不良、排列紊乱,细胞核异常、有丝分裂增加,形成宫颈上皮内瘤样病变,包括宫颈不典型增生和宫颈原位癌。这两种病变是宫颈浸润癌的癌前病变。

通过显微镜下观察,宫颈癌的进展可分为以下 4 个阶段(图 9-3)。

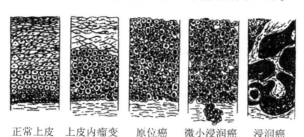

正常上皮　上皮内瘤变　原位癌　微小浸润癌　浸润癌

图 9-3　宫颈正常上皮—上皮内瘤变—浸润癌

(1)宫颈不典型增生:指上皮底层细胞增生活跃、分化不良,从正常的1~2层增生至多层,甚至占据大部分上皮组织,而且细胞排列紊乱,细胞核增大、染色加深、染色质分布不均,出现很多核异质改变,称为不典型增生。又可分为轻、中、重 3 种不同程度。重度时与原位癌不易区别。

(2)宫颈原位癌:鳞状上皮全层发生癌变,但是基底膜仍然保持完整,称原位癌。不典型增生和原位癌均局限于上皮内,所以合称宫颈上皮内瘤变(CIN)。

(3)宫颈早期浸润癌:原位癌继续发展,已有癌细胞穿过鳞状上皮基底层进入间质,但浸润不深<5 mm,并未侵犯血管及淋巴管,癌灶之间孤立存在未出现融合。

(4)宫颈浸润癌:癌继续发展,浸润深度>5 mm,且侵犯血管及淋巴管,癌灶之间呈网状或团块状融合。

二、转移途径

以直接蔓延和淋巴转移为主,血行转移极为少见。

(一)直接蔓延

最常见。癌组织直接侵犯邻近组织和器官,向下蔓延至阴道壁;向上累及子宫腔;向两侧扩散至主韧带、阴道旁组织直至骨盆壁;向前、向后可侵犯膀胱、直肠、盆壁等。

(二)淋巴转移

癌组织局部浸润后侵入淋巴管形成癌栓,随淋巴液引流进入局部淋巴结,在淋巴管内扩散。淋巴转移一级组包括宫旁、宫颈旁、闭孔、髂内、髂外、髂总、骶前淋巴结;二级组包括腹股沟深浅淋巴结、腹主动脉旁淋巴结。

(三)血行转移

极少见,晚期可转移至肺、肝或骨骼等。

三、临床分期

采用国际妇产科联盟(FIGO,2000 年)修订的宫颈癌临床分期,大体分为五期(表 9-1,图 9-4)。

表 9-1　宫颈癌的临床分期（FIGO,2000 年）

期别	肿瘤累及范围
0 期	原位癌（浸润前癌）
Ⅰ 期	癌灶局限于宫颈（包括累及宫体）
Ⅰa 期	肉眼未见癌灶,仅在显微镜下可见浸润癌
Ⅰa1 期	间质浸润深度≤3 mm,宽度≤7 mm
Ⅰa2 期	3 mm＜间质浸润深度≤5 mm,宽度≤7 mm
Ⅰb 期	肉眼可见癌灶局限于宫颈,或显微镜下可见病变＞Ⅰa2 期
Ⅰb1 期	肉眼可见癌灶最大直径≤4 cm
Ⅰb2 期	肉眼可见癌灶最大直径＞4 cm
Ⅱ 期	癌灶已超出宫颈,但未达盆壁。癌累及阴道,但未达阴道下 1/3
Ⅱa 期	无宫旁浸润
Ⅱb 期	有宫旁浸润
Ⅲ 期	癌肿扩散至盆壁和（或）累及阴道下 1/3,导致肾盂积水或无功能肾
Ⅲa 期	癌累及阴道下 1/3,但未达盆壁
Ⅲb 期	癌已达盆壁,或有肾盂积水或无功能肾
Ⅳ 期	癌播散超出真骨盆,或癌浸润膀胱黏膜及直肠黏膜
Ⅳa 期	癌播散超出真骨盆或癌浸润膀胱黏膜或直肠黏膜
Ⅳb 期	远处转移

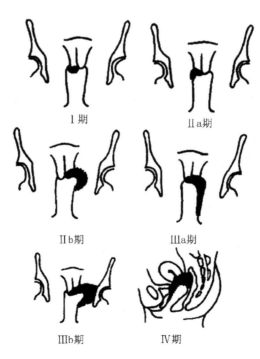

图 9-4　宫颈癌临床分期示意图

四、临床表现

(一)症状

早期,可无症状;随着癌细胞的进展,可出现以下表现。

1.阴道流血

由癌灶浸润间质内血管所致,出血量根据病灶大小、受累间质内血管的情况而定。年轻患者常表现为接触性出血,即性生活后或妇科检查后少量出血。也有表现为经期延长、周期缩短、经量增多等。年老患者常表现为绝经后不规则阴道流血。

一般外生型癌出血较早,量多;内生型癌出血较晚,量少。一旦侵犯较大血管可引起致命大出血。

2.阴道排液

一般发生在阴道出血之后,白色或血性,稀薄如水样或米泔样。初期量不多、有腥臭;晚期,癌组织坏死、破溃,继发感染则出现大量脓性或米汤样恶臭白带。

3.疼痛

为癌晚期症状。当宫旁组织明显浸润,并已累及盆壁、神经,可引起严重的腰骶部或坐骨神经痛。盆腔病变严重时,可以导致下肢静脉回流受阻,引起下肢肿胀和疼痛。

4.其他

(1)邻近器官受累症状。①压迫或侵犯膀胱、尿道及输尿管:排尿困难、尿痛、尿频、血尿、尿闭、膀胱阴道瘘、肾盂积水、尿毒症等。②累及直肠:里急后重、便血、排便困难、便秘或肠梗阻、直肠阴道瘘。③宫旁组织受侵:组织增厚、变硬、弹性消失,可直达盆壁,子宫固定不动,形成"冰冻盆腔"。

(2)恶病质。晚期癌症,长期消耗,出现身心交瘁、贫血、低热、消瘦、虚弱等全身衰竭表现。

(二)体征

早期宫颈癌局部无明显病灶,宫颈光滑或轻度糜烂与一般宫颈炎肉眼难以区别。随着病变的发展,类型不同,体征也不同。外生型宫颈上有赘生物呈菜花状、乳头状,质脆易出血。内生型宫颈肥大、质硬、如桶状,表面可光滑。晚期癌组织坏死脱落可形成溃疡或空洞。阴道受累时,阴道壁变硬弹性减退,有赘生物生长。若侵犯宫旁组织,三合诊检查可扪及宫颈旁组织增厚、变硬、呈结节状,甚至形成冰冻骨盆。

五、治疗

以手术治疗为主,配合放疗和化疗。

(一)手术治疗

适用于ⅠA期~ⅡA期无手术禁忌证患者。根据临床分期不同,可选择全子宫切除术、子宫根治术和盆腔淋巴结清扫术。年轻患者可保留卵巢及阴道。

(二)放疗

适用于各期患者,主要是年老、严重并发症或Ⅲ期以上不能手术的患者。分为腔内和体外照射两种方法。早期以腔内照射为主、体外照射为辅;晚期则以体外照射为主、腔内照射为辅。

(三)手术加放疗

适用于癌灶较大,先行放疗局限病灶后再行手术治疗;或手术后疑有淋巴结或宫旁组织转移者,放疗作为手术的补充治疗。

(四)化疗

用于晚期或有复发转移的患者,也可用于手术或放疗的辅助治疗,目前多主张联合化疗方案。

六、护理评估

(一)健康史

详细了解年轻患者有无接触性出血、年老患者绝经后阴道不规则流血情况。评估患者有无患病的高危因素存在,如慢性宫颈炎的病史及是否有 HPV、巨细胞病毒等的感染;以及婚育史、性生活史、高危男子性接触史等。

(二)身体状况

1.症状

详细了解患者阴道流血的时间、量、质、色等,有无妇科检查或性生活后的接触性出血;阴道排液的性状、气味;有无邻近器官受累的症状;有无疼痛,疼痛的部位、性质、持续时间等。全身有无贫血、消瘦、乏力等恶病质的表现。

2.体征

评估妇科检查的结果,如宫颈有无异常、有无糜烂和赘生物,宫颈是否出血、肥大、质硬,宫颈管外形呈桶状等。

(三)心理一社会状况

宫颈癌确诊早期,患者常因无症状或症状轻微,往往对诊断表示怀疑和震惊而四处求医,希望否定癌症诊断;当诊断明确,患者会感到恐惧和绝望,害怕疼痛和死亡,迫切要求治疗,以减轻痛苦、延长寿命。另外,恶性肿瘤对患者身体的折磨会给患者带来巨大的心理应激,而且手术范围大,留置尿管的时间长,疾病和手术对身体的损伤大,恢复时间长,患者很长时间不能正常地生活、工作。

(四)辅助检查

宫颈癌发展过程长尤其是癌前病变阶段,所以应该积极开展防癌普查,提倡"早发现、早诊断、早治疗"。早期宫颈癌因无明显症状和体征,需采用以下辅助检查。

1.宫颈刮片细胞学检查

普查宫颈癌的主要方法,也是早期发现宫颈癌的主要方法之一。注意在宫颈外口鳞一柱上皮交界处取材,防癌涂片用巴氏染色。结果分 5 级:Ⅰ级正常、Ⅱ级炎症、Ⅲ级可疑癌、Ⅳ级高度可疑癌、Ⅴ级癌。巴氏Ⅲ级及以上,需行活组织检查。

2.碘试验

将碘溶液涂于宫颈和阴道壁,观察其着色情况。正常宫颈阴道部和阴道鳞状上皮含糖原丰富,被碘溶液染成棕色或深赤褐色。若不染色为阳性,说明鳞状上皮不含糖原。瘢痕、囊肿、宫颈炎或宫颈癌等鳞状上皮不含糖原或缺乏糖原,均不染色,所以本试验对癌无特异性。碘试验主要识别宫颈病变危险区,以便确定活检取材部位,提高诊断率。

3.阴道镜检查

宫颈刮片细胞学检查Ⅲ级或以上者,应行阴道镜检查,观察宫颈表面上皮及血管变化,发现病变部位,指导活检取材,提高诊断率。

4.宫颈和宫颈管活组织检查

该检查是确诊宫颈癌和癌前病变的金标准。

可在宫颈外口鳞—柱上皮交界处3、6、9、12点4处取材或碘试验不着色区、阴道镜病变可疑区取材做病理检查。宫颈活检阴性时,可用小刮匙刮取宫颈管组织送病理检查。

七、护理诊断

(1)排尿异常:与宫颈癌根治术后对膀胱功能影响有关。

(2)营养失调:与长期的阴道流血造成的贫血及癌症消耗有关。

(3)焦虑:与宫颈癌确诊带来的心理应激有关。

(4)恐惧:与宫颈癌的不良预后有关。

(5)自我形象紊乱:与阴道流恶臭液体及较长时间留置尿管有关。

八、护理目标

(1)患者能接受诊断,配合各种检查、治疗。

(2)出院时,患者排尿功能恢复良好。

(3)患者能接受现实,适应术后生活方式。

九、护理措施

(一)心理护理

多陪伴患者,经常与患者沟通,了解其心理特点,与患者及其家属一起寻找引起不良心理反应的原因,教会患者缓解心里应激的措施,学会用积极的应对方法,如寻求别人的支持和帮助、向别人倾诉内心的感受等,使患者能以最佳的心态接受并积极配合治疗。

(二)饮食与营养

根据患者的营养状况、饮食习惯制定营养食谱,鼓励患者进食高能量、富含维生素及营养素全面的饮食,以满足机体的需要。

(三)阴道、肠道准备

术前3天需每日行阴道冲洗2次,冲洗时动作应轻柔,以免损伤宫颈脆性癌组织引起阴道大出血。肠道按清洁灌肠来准备。另外,术前教会患者进行肛门、阴道肌肉的缩紧与舒张练习,掌握锻炼盆底肌肉的方法。

(四)术后帮助膀胱功能恢复

由于手术范围大,可能损伤支配膀胱的神经,膀胱功能恢复缓慢,所以一般留置尿管7~14天,甚至21天。

1.盆底肌肉的锻炼

术前教会患者进行盆底肌肉的缩紧与舒张练习,术后第2天开始锻炼盆底肌肉,术后第4天开始锻炼腹部肌肉,如抬腿、仰卧起坐等。有资料还报道改变体位的肌肉锻炼有利于排尿功能的恢复,锻炼的强度应逐渐增加。

2.膀胱肌肉的锻炼

在拔除尿管前3天开始定时开放尿管,每2~3小时放尿1次,锻炼膀胱功能,促进排尿功能的恢复。

3.导残余尿

在膀胱充盈的情况下拔除尿管,让患者立即排尿,排尿后,导残余尿,每日 1 次。如残余尿连续 3 次在 100 mL 以下,证明膀胱功能恢复尚可,不需再留置尿管;如残余尿超过 100 mL,应及时给患者再留置尿管,保留 3～5 天,再行拔管,导残余尿,直至低于 100 mL 以下。

(五)保持负压引流管的通畅

手术创面大、渗出多,同时淋巴回流受阻,术后常在盆腔放置引流管,应密切注意引流管是否通畅,引流液的量、色、质,一般引流管于 48～72 小时拔除。

(六)出院指导

(1)定期随访:护士应向出院患者及其家属说明随访的重要性及随访要求。第 1 年内,出院后1个月首次随访,以后每2～3个月随访1次;第2年每3～6个月随访1次;第3～5年,每半年随访 1 次;第 6 年开始每年随访 1 次。如有不适随时就诊。

(2)少数患者出院时尿管未拔,应教会患者留置尿管的护理,强调多饮水、外阴清洁的重要性,勿将尿袋高于膀胱口,避免尿液倒流,继续锻炼盆底肌肉、膀胱功能,及时到医院拔尿管、导残余尿。

(3)康复后应逐步增加活动强度,适当参加社交活动及正常的工作等,以便恢复原来的角色功能。

十、结果评价

(1)患者住院期间能以积极态度配合诊治全过程。

(2)出院时,患者无尿路感染症状,拔管后已经恢复正常排尿功能。

(3)患者能正常与人交往,正确树立自我形象。

第七节　子宫内膜癌

子宫内膜癌发生于子宫体的内膜层,又称子宫体癌。绝大多数为腺癌,故又称子宫内膜腺癌。多见于老年妇女,是女性生殖器三大恶性肿瘤之一,仅次于宫颈癌,居第 2 位,近年来我国该病的发病率呈上升趋势。腺癌是一种生长缓慢,发生转移也较晚的恶性肿瘤。但是,一旦蔓延至宫颈,侵犯子宫肌层或子宫外,其预后极差。

一、病因

确切病因尚不清楚,可能与下列因素相关。

(一)体质因素

易发生于肥胖、高血压、糖尿病、绝经延迟、未孕或不育的妇女。这些因素是子宫内膜癌的高危因素。

(二)长期持续的雌激素刺激

在长期持续雌激素刺激而又无孕激素拮抗的情况下,可发生子宫内膜增生症(单纯型或复杂型,伴有或不伴有不典型增生),子宫内膜癌发病的危险性增高。临床常见于无排卵性疾病、卵巢女性化肿瘤等。

(三)遗传因素

约 20% 的患者有家族史。

二、病理

(一)巨检

病变多发生于子宫底部内膜,尤其是两侧宫角。根据病变形态及范围分为两种类型。

1.局限型

肿瘤局限于部分子宫内膜,常发生在宫底部或宫角部,呈息肉状或菜花状,表面有溃疡,容易出血,易侵犯肌层。

2.弥漫型

癌肿累及大部分或全部子宫内膜,呈菜花状,可充满子宫腔或脱出宫颈口外。癌组织表面呈灰白色或淡黄色。质脆,易出血、坏死或有溃疡形成,侵入肌层少。晚期癌灶可侵入深肌层或宫颈,若阻塞宫颈管引起子宫腔积脓。

(二)镜检

1.子宫内膜样腺癌

子宫内膜样腺癌最为常见,占子宫内膜癌的 80%~90%,腺体异常增生,癌细胞大而不规则,核大深染。分裂活跃。

2.腺癌伴鳞状上皮分化

腺癌中含成团的分化良好的良性鳞状上皮称为腺角化癌,恶性为鳞腺癌,介于两者之间为腺癌伴鳞状上皮不典型增生。

3.子宫内膜浆液性腺癌

子宫内膜浆液性腺癌占 10%。为复杂乳头样结构,裂隙样腺体,明显的细胞复层,芽状结构形成和核异型。恶性程度很高,常见于年老的晚期患者。

4.透明细胞癌

肿瘤呈管状结构,镜下见多量大小不等、背靠背排列的小管,内衬透明的鞋钉状细胞。

三、转移途径

子宫内膜癌多数生长缓慢,局限于内膜或子宫腔内时间较长,也有极少数发展较快,短期内出现转移。

(一)直接蔓延

癌灶沿子宫内膜向上蔓延生长,经子宫角达输卵管,向下蔓延累及宫颈、阴道;向肌层浸润,可穿透浆膜而延及输卵管、卵巢,并广泛种植于盆腔腹膜、子宫直肠陷凹及大网膜。

(二)淋巴转移

淋巴转移是子宫内膜癌的主要转移途径。其转移途径与肿瘤生长的部位有关。宫底部的癌灶可沿阔韧带上部的淋巴管网转移到卵巢,再向上到腹主动脉旁淋巴结。子宫角及前壁的病灶可经圆韧带转移到腹股沟淋巴结。子宫后壁的病灶可沿骶韧带至直肠淋巴结。子宫下段及宫颈管的病灶与宫颈癌的淋巴转移途径相同。

(三)血行转移

血行转移较少见,出现较晚,主要转移到肺、肝、骨等处。

四、临床分期

现广泛采用国际妇产科联盟(FIGO,2000)规定的手术病理分期(表9-2)。

表 9-2   子宫内膜癌临床分期(FIGO,2000)

期别	肿瘤累及范围
0 期	原位癌(浸润前癌)
Ⅰ期	癌局限于子宫体
Ⅰa 期	癌局限于子宫内膜
Ⅰb 期	癌侵犯肌层≤1/2
Ⅰc 期	癌侵犯肌层>1/2
Ⅱ期	癌累及宫颈,无子宫外病变
Ⅱa 期	仅宫颈黏膜腺体受累
Ⅱb 期	宫颈间质受累
Ⅲ期	癌扩散于子宫外的盆腔内,但未累及膀胱、直肠
Ⅲa 期	癌累及浆膜和(或)附件和(或)腹腔细胞学检查阳性
Ⅲb 期	阴道转移
Ⅲc 期	盆腔淋巴结和(或)腹主动脉淋巴结转移
Ⅳ期	癌累及膀胱及直肠(黏膜明显受累),或有盆腔外远处转移
Ⅳa 期	癌累及膀胱和(或)直肠黏膜
Ⅳb 期	远处转移,包括腹腔内转移和(或)腹股沟淋巴结转移

五、临床表现

(一)症状

极早期的患者无明显症状,随着病程进展后出现下列症状。

1.阴道流血

不规则阴道流血为最常见的症状,量一般不多。绝经后患者主要表现为间歇性或持续性出血,量不多;未绝经者则表现为月经紊乱,如经量增多、经期延长,或经间期出血。

2.阴道排液

少数患者述阴道排液增多,由癌肿渗出液或感染坏死所致。早期多为浆液性或浆液血性白带,晚期合并感染则为脓性或脓血性,有恶臭。

3.疼痛

通常不引起疼痛。晚期癌肿侵犯盆腔或压迫神经,可引起下腹部及腰骶部疼痛,并向下肢放射。若癌肿累及宫颈,堵塞宫颈管致使宫腔积脓时,可出现下腹胀痛或痉挛样疼痛。

4.全身症状

晚期可出现贫血、消瘦、乏力、发热、恶病质、全身衰竭等症状。

(二)体征

早期妇科检查无明显异常。随着病情发展,可有子宫增大、质地变软。有时可见癌组织自宫颈口脱出,质脆,易出血。若并发宫腔积脓,子宫明显增大、有压痛。若周围有浸润,子宫常固定,宫旁、盆腔内可触及不规则结节状物。

六、治疗

主要治疗方法为手术、放疗及药物治疗。早期以手术为主,晚期则采用放疗、药物等综合治疗。

七、护理评估

(一)健康史

了解患者一般情况,评估高危因素,如老年、肥胖、高血压、糖尿病、不孕不育、绝经期推迟及用雌激素替代治疗等,了解有无家族肿瘤史;了解患者疾病诊疗过程及用药情况。

(二)身体状况

1.症状

评估阴道流血、排液、疼痛及有无肿瘤转移的临床表现。

2.体征

了解妇科检查的结果,如有子宫增大、变软,是否可以触及转移性结节或肿块,有无明显触痛等情况。

(三)心理－社会状况

子宫内膜癌多发生于绝经后妇女,因子女工作忙,疏于对患者的关心,使患者在精神上有较强的失落感;或因未婚、婚后不孕等易产生孤独感;加上恶性肿瘤的发生,更增加了患者的恐惧心理。

(四)辅助检查

根据病史、临床表现及辅助检查做出诊断。

1.分段刮宫

是确诊子宫内膜癌最可靠的方法。先刮宫颈管,再刮子宫腔,刮出物分瓶标记送病理检查。刮宫时操作要轻柔,特别是刮出豆渣样组织时,应立即停止操作,以免子宫穿孔或癌肿扩散。

2.B超检查

子宫增大,子宫腔内可见实质不均的回声区,形态不规则,宫腔线消失。若肌层中有不规则回声紊乱区,则提示肌层有浸润。

3.宫腔镜检查

可直接观察病变大小、形态,并取活组织行病理检查。

4.细胞学检查

用宫腔吸管或宫腔刷取子宫腔分泌物找癌细胞,阳性率可达 90%。

5.其他检查

CT、MRI、淋巴造影检查及血清 CA125 检查等。

八、护理诊断

(一)焦虑

与住院及手术有关。

(二)知识缺乏

缺乏子宫内膜癌相关的治疗、护理知识。

九、护理目标

(1)患者获得有关子宫内膜癌的治疗、护理知识。

(2)患者焦虑减轻,主动参与诊治过程。

十、护理措施

(一)心理护理

帮助患者熟悉医院环境,为患者提供安静、舒适的休息环境。告知患者子宫内膜癌的病程发展慢,是女性生殖系统恶性肿瘤预后较好的一种,以缓解或消除心理压力,增强治病的信心。

(二)生活护理

(1)卧床休息,注意保暖。鼓励患者进食高蛋白、高热量、富含维生素、易消化饮食。进食不足或营养状况极差者,遵医嘱静脉补充营养。

(2)严密观察生命体征、腹痛、手术切口、血象变化;保持会阴清洁,每天用0.1%苯扎溴铵溶液会阴冲洗,正确使用消毒会阴垫,发现感染征象及时报告医生,并遵医嘱及时使用抗生素和其他药物。

(三)治疗配合

对于采用不同治疗方法的患者,实施相应的护理措施。手术患者注意术后病情观察,记录阴道残端出血的情况,指导患者适度活动。孕激素治疗过程中注意药物的不良反应,指导患者坚持用药。化疗患者要注意骨髓抑制现象,做好支持护理。

(四)健康教育

1.普及防癌知识

大力宣传定期防癌普查的重要性,定期进行防癌检查;正确掌握使用雌激素的指征;绝经过渡期妇女月经紊乱或不规则流血,应先除外子宫内膜癌;绝经后妇女出现阴道流血者需警惕子宫内膜癌的可能;注意高危因素,重视高危患者。

2.定期随访

手术、放疗、化疗患者应定期随访。随访时间:术后2年内,每3~6个月1次;术后3~5年,每6~12个月1次。随访中注意有无复发病灶,并根据患者康复情况调整随访时间。随访内容:盆腔检查,阴道脱落细胞学检查,胸片(6个月~1年)。

十一、结果评价

(1)患者能叙述子宫内膜癌治疗和护理的相关知识。

(2)患者睡眠良好,焦虑缓解。

第十章　产科护理

第一节　产科基础护理技术

一、会阴切开缝合术

会阴切开缝合术是产科最常用的手术。在局部麻醉下于会阴部做一切口，以减少会阴部的阻力及避免分娩引起的严重会阴损伤。常用的方式有会阴正中切开术和会阴侧切开术。

（一）适应证

（1）初产妇需行产钳术、胎头吸引术、臀位助产术。

（2）初产妇头位分娩时会阴较紧、会阴体长、组织硬韧或发育不良、炎症、水肿或遇急产时会阴未充分扩展，估计胎头娩出将发生Ⅱ度以上裂伤者。

（3）经产妇曾做会阴切开缝合或修补后瘢痕大，影响会阴扩展者。

（4）各种原因导致头盆不称。

（5）各种原因需缩短第二产程。

（6）预防早产儿因会阴阻力引起颅内出血。

（7）胎儿窘迫、宫内发育迟缓或早产需减轻胎头受压并及早娩出者。

（二）会阴切开的时机

会阴切开的时间必须掌握适当。切开过早，伤口出血过多，且增加污染机会；切开过迟则失去手术的作用。故当自然分娩时，估计在切开后 5～10 分钟胎儿可娩出；手术产时，在准备工作完毕，对产道和胎儿情况完全查明后，进行切开。

（三）麻醉方式

会阴切开术应在阴部神经阻滞麻醉及（或）局部浸润麻醉下进行。

（1）局部浸润麻醉是适用于会阴裂伤修补术，会阴体正中切开、侧切开及缝合术。消毒后，用 1％利多卡因先做一皮丘，然后按预定切开部位或裂口周围做皮内、皮下及阴道前庭黏膜下浸润约 10 mL。

（2）阴部神经阻滞是解除分娩疼痛的有效麻醉方法，双侧阻滞可使盆底肌肉放松，适用于自然分娩、会阴切开缝合术及手转胎头、产钳或吸引器助产等手术。

患者取膀胱截石位，取肛门至坐骨结节连线中点，消毒后先注一皮丘，左手示指经阴道触坐骨棘引导，将腰椎穿刺针头推进至坐骨棘内下方，先回抽，如无回血，即注入 1％普鲁卡因或 1％利多卡因 5～10 mL，可维持麻醉 1～1.5 小时，为使盆底肌肉松弛，可行双侧阴部神经阻滞。必要时再加局部麻醉。麻醉药总量为普鲁卡因200～400 mg，利多卡因 160～300 mg。

（四）操作方法

1.会阴正中切开术

冲洗后消毒会阴部并铺无菌洞巾。当胎头着冠时,沿会阴正中向下切开,通常剪开不超过3 cm。切开后立即保护会阴,注意使胎头俯曲以最小径线娩出。分娩过程中,注意避免切口延长发生Ⅲ度裂伤。胎盘娩出后,按层缝合,用1号肠线对位缝合阴道黏膜至阴道外口,将双侧皮下组织对位缝合,最后用丝线缝合皮肤。

2.会阴侧切开术

切口可在会阴左侧,也可在右侧,于左侧切开者居多。冲洗、消毒会阴部并铺巾。麻醉起效后,术者将左手示、中两指伸入阴道分开,插于先露与阴道侧后壁之间,右手将剪刀张开,一叶置于阴道外,一叶沿示、中两指间伸入阴道。切口起点在阴道口5点钟处,切线与垂直线成45°,剪刀刃应与皮肤垂直,待宫缩会阴绷紧时,一次全层剪开。会阴高度膨隆时,切口交角应略大于45°。长度视需要而定。须行手术者切口宜略长,通常3～5 cm。剪开后,可用纱布压迫止血,有小动脉出血者,应予缝扎。

分娩结束后,将带尾纱布一块塞入阴道内,暂时阻止流血,使手术野暴露清楚。用中号圆弯针,2-0号肠线间断或连续缝合阴道黏膜,自切开顶端稍上方开始,直至处女膜外。对合务求整齐,注意恢复原解剖关系。继而间断缝合肌层,严密止血,不留无效腔,但缝合不宜过密。如皮下组织过厚,可间断缝合。最后,换三角弯针及细丝线间断缝合皮肤。

（五）护理

(1)术前向产妇讲解会阴切开术的目的是缩短第二产程,避免阴道及会阴裂伤,以取得产妇积极配合。

(2)密切观察产程进展,协助医师掌握会阴切开的时机。

(3)术中指导产妇正确运用腹压,顺利完成胎儿经阴道娩出。

(4)术毕注意使缝线松紧适宜,过紧可致伤口水肿,影响愈合。常规进行肛门检查,如发现肠线穿透直肠黏膜,应拆掉重缝,以免日后形成直肠阴道瘘。

(5)术后保持外阴清洁,嘱患者尽可能避免向手术侧卧位,及时更换会阴垫。术后5天内,每天会阴擦洗2次,大小便后及时擦洗,更换会阴垫。

(6)外阴伤口肿胀、疼痛者,可用50%硫酸镁或95%乙醇湿热敷,配合切口局部理疗,有利于切口愈合。

(7)术后每天检查伤口,局部有硬节、红肿者应按医嘱进行相应处理。若形成脓肿,则应立即拆除缝线,撑开伤口,彻底引流并给予抗生素治疗。正常侧切伤口于术后第5天拆线,正中切开伤口于术后第3天拆线。

二、胎头吸引术

胎头吸引术是将胎头吸引器置于胎头,形成一定负压后吸住胎头,通过牵引协助胎儿娩出的一种助产术。方法简单,优点甚多,对母子危害较小,但掌握负压十分重要。如所用负压过大,胎头容易损伤,如负压过小,吸引力弱,胎头吸引器容易滑脱。通常胎头吸引器使用的负压为 37.24～46.55 kPa。

（一）适应证

1.第二产程延长

持续性枕横位或枕后位、宫缩乏力等原因,可能或已经发生第二产程延长者。

2.缩短第二产程

因妊娠合并心脏病、妊娠期高血压、子痫前期、剖宫产史或子宫有瘢痕,不宜在分娩时屏气者及有轻度胎儿窘迫者。

（二）必备条件

（1）宫口开全或近开全。

（2）头先露,头盆相称。

（3）胎头已入盆,且双顶径已达坐骨棘平面或以下。

（4）胎膜已破。

（5）活胎儿。

（三）禁忌证

（1）骨盆狭窄或头盆不称、面先露、产道阻塞、尿瘘修补术后。

（2）宫口未开全或胎膜未破。

（3）严重胎儿窘迫,胎头位置过高,未达阴道口。

（四）手术步骤

（1）产妇取膀胱截石位,导尿排空膀胱,冲洗后消毒外阴,铺巾。

（2）初产妇会阴体较长或会阴部坚韧者,应先行会阴切开术。

（3）如为枕后位或枕横位,可先行手转胎头术。

（4）放置胎头吸引器:将吸引器大端涂以液状石蜡润滑,术者以左手示指及中指撑开阴道后壁,右手持吸引器,将大端经阴道后壁送入,其后缘抵达胎头部。然后,左手示、中指掌面向外,拨开阴道右侧壁,使大端侧缘滑入阴道内,继而手指向上托起阴道前壁,使吸引器前壁滑入。最后以右手中、示指拉开阴道左侧壁,使整个吸引器滑入阴道内,与胎头顶部紧贴。

（5）检查胎头吸引器附着位置,用左手将吸引器紧扣在胎头上,右手示、中指沿吸引器大端边缘触摸,了解是否有阴道壁或宫颈组织夹入吸引器与胎头之间,如有应推开。

（6）抽吸胎头吸引器内空气,使之成为负压,一般以每分钟使负压增加 0.2 kg/m² 为度,最大负压以 0.6 kg/m² 为度。若无负压表,则抽吸空气 150 mL,此时用血管钳夹住连接管,确认吸引器与胎头紧贴。

（7）牵引吸引器:在宫缩及产妇屏气时开始牵引,在向外牵引过程中,旋转胎头至正枕前位,当胎头枕部抵达耻骨联合下方时,保护好会阴,逐渐向上向外牵引,使胎头逐渐仰伸,待双顶径娩出时,解除负压,轻轻取下胎头吸引器,胎额、鼻及颏相继娩出。若一次宫缩胎头未娩出,在宫缩间歇期可轻轻保持原有牵引力,待下次宫缩时再继续牵引,以助胎儿娩出。

（五）护理

（1）术前向产妇讲解胎头吸引术助产的目的及方法,以取得产妇配合。

（2）胎头吸引器在使用前半小时应洗净并消毒，牵拉胎头吸引器，检查吸引器有无漏气。胎头吸引器位置必须安放正确，负压要适当，压力过大容易使胎儿头皮受损，压力不足容易滑脱；发生滑脱，虽可重新放置，但不应超过 2 次，否则改行剖宫产。

（3）在牵引中胎头吸引器发生漏气或滑脱的原因可能是：负压不足或牵引过早，产瘤尚未形成；牵引力过大或牵引方向不当；骨盆狭窄、胎方位不正、先露部过高或产力不足，而导致胎头下降受阻。

（4）牵引时间不宜过长，以免影响胎儿，一般 10 分钟内结束分娩，不应超过 20 分钟。

（5）术后应认真检查产道，如软产道有撕裂伤，应立即缝合，对牵引困难者，应密切观察胎儿有无头皮血肿、颅内出血、头皮损伤等，以便及时处理；做好新生儿抢救的准备。

三、产钳术

产钳术是利用产钳牵拉胎头以纠正胎头方位、协助胎头下降及胎儿娩出的产科手术。根据手术时胎头双顶径及骨质最低部在骨盆内位置的高低而分为高位产钳术、中位产钳术、低位产钳术、出口产钳术。由于产钳术部位愈高对母儿危害也愈大，故高位产钳术已被剖宫产术替代。目前常用的为出口产钳术和低位产钳术。

(一)适应证

（1）第二产程延长：因持续性枕横位或枕后位、轻度骨盆狭窄、巨大胎儿或宫缩乏力等原因导致第二产程延长者。

（2）缩短第二产程：妊娠合并心脏病、妊娠期高血压、剖宫产史及子宫有瘢痕而不宜在分娩时屏气者。

（3）妊娠期高血压、胎盘早剥、过期妊娠、脐带绕颈或脐带脱垂等原因导致胎儿窘迫。

（4）胎头吸引术因阻力较大而失败时，臀位产后出胎头娩出困难。剖宫产术中，胎头娩出困难。

(二)必备条件

（1）无头盆不称、骨盆狭窄。

（2）宫口开全。

（3）活胎儿，且无明显畸形。

（4）膀胱必须排空。

(三)禁忌证

（1）胎头颅骨最低点在坐骨棘水平或以上，有明显头盆不称者。

（2）确定为死胎、胎儿畸形者，应行穿颅术，避免损伤产妇软产道。

(四)手术步骤

手术以枕前位低位产钳为例，步骤如下。

（1）产妇取膀胱截石位，消毒外阴，导尿排空膀胱，阴道检查明确胎位及施术条件。放置产钳前多行左侧会阴后侧切术。

（2）放置产钳：术者左手握左钳柄，使其上下垂直，钳匙凹面朝前，右手掌面朝上伸入胎头与阴道后壁之间,将左钳匙沿右手掌伸入手掌与胎头之间,然后右手指引钳匙置于胎头左侧滑行,并按胎耳方向,将左钳匙置于胎头左侧顶颞部。当钳叶向前滑行时,钳柄同时向下并微向逆时针方向旋转,最终钳匙与钳柄在同一水平位。左叶产钳放置适当后,由助手握住并保证钳柄水平位。再换右手执产钳右叶,左手四指伸入胎头与阴道右后壁之间,将右叶产钳按放置左叶产钳法沿左手掌滑行至左手掌与胎头之间,使之达到左钳匙相对应的位置。如位置正确,产钳两叶一定分别贴在胎儿两耳上。

(3)扣合:如两叶产钳位置适当,钳锁容易扣合,钳柄可顺利靠拢。如钳锁不能扣合,则提示产钳位置不当,可先用左手中、示指调整右钳匙,使钳锁合拢,如扣合仍有困难,则应取出产钳,再次检查胎方位后另行放置。

(4)牵引:宫缩时术者向外、向下缓慢牵拉产钳,然后再平行牵拉。当胎头着冠后将钳柄上提,使胎头仰伸娩出。

(5)取下产钳,当胎头双顶径牵出后,即以右手握住钳柄,按放置产钳的相反方向取出右叶产钳,再按同法取出左叶产钳。钳叶应顺胎头慢慢滑出,然后按正常分娩助产娩出胎儿,协助胎盘娩出。

(6)术后常规检查会阴、阴道、宫颈等处有无撕裂,侧切伤口有无上延,其后按层缝合。

(五)护理

(1)术前明确胎位,检查产钳、接生台、新生儿抢救准备是否完好。向产妇及其家属说明出口或低位产钳术的目的,指导产妇正确运用腹压,减轻其紧张情绪。

(2)术中严密观察宫缩及胎心情况,根据需要及时给氧,补充能量,为出现下肢麻木和肌痉挛的产妇做局部按摩。

(3)仔细检查阴道,正确了解胎头骨质最低部及双顶径的高低,以及矢状缝方向和胎耳,可指引钳匙放在胎儿双侧顶颞部。

(4)牵引过程中用力要均匀、适当,速度不宜过快,不能左右摇晃。

(5)因产程长,胎头压迫膀胱颈部较久,可发生尿潴留,应留置导尿管开放 24 小时。

(6)产后常规检查软产道,并注意宫缩、阴道流血情况。

(7)注意检查新生儿产伤情况,出生后给予维生素 K_1 5 mg 肌内注射,每天 1 次,共 1～3 天。

(8)操作较多、时间较长者,术后新生儿及产妇可应用抗生素预防感染。

四、人工剥离胎盘术

胎儿娩出后,术者用手剥离并取出滞留于子宫内胎盘的手术,称人工剥离胎盘术。

(一)适应证

(1)胎儿娩出后不到 30 分钟,但阴道流血已达 200 mL 者。

(2)胎儿经阴道娩出后 30 分钟,胎盘仍未娩出者。

(二)麻醉方式

一般不需麻醉,当宫颈内口较紧、手不能伸入时,可肌内注射阿托品 0.5 mg 及哌替啶

50～100 mg,必要时可用全身麻醉。

(三)手术步骤

(1)产妇取膀胱截石位,消毒会阴,导尿。

(2)术者戴无菌手套,一手牵脐带,另一手涂润滑剂,五指合拢成圆锥状,沿脐带进入阴道和子宫腔,摸清胎盘附着位置。

(3)一手在腹壁按压子宫底,子宫腔内的另一手掌展开,四指并拢,手背紧贴子宫壁,进入胎盘与子宫壁之间,如裁纸状,慢慢钝性分离,将胎盘全部剥离后,握于手内,于子宫收缩时取出。立即检查,如不完整,应再探查子宫腔寻找遗留部分,并检查子宫有无损伤。如有胎膜遗留,可用纱布轻轻擦拭。粘连面积广而紧,不能用手剥离者,可能为胎盘粘连或植入,应立即停止手术,加强宫缩,可用麦角新碱 0.2 mg 肌内注射或静脉滴注,若出血不多,可暂观察,给予抗生素,若出血多,即予开腹处理。

(四)护理

(1)术前应向产妇说明行人工胎盘剥离术的目的,并做好输液、输血准备。

(2)术中严密观察产妇生命体征。

(3)操作时严格执行无菌操作规程,注意动作轻柔,切忌粗暴及强行剥离。

(4)产妇身旁有专人留守观察,给予解释,配合医师尽快完整娩出胎盘、胎膜,尽量减少在子宫腔内操作的次数。

(5)剥离胎盘时要注意观察宫缩情况,如宫缩不佳,应及时按摩子宫,使用宫缩剂加强宫缩。

(6)术后密切观察有无发热、阴道分泌物异常等感染体征,给予抗生素预防感染。

第二节　自然流产

流产是指妊娠不足 28 周、胎儿体重不足 1 000 g 而终止者。流产发生于妊娠 12 周前者称早期流产,发生在妊娠 12 周至不足 28 周者称晚期流产。流产又分为自然流产和人工流产,本节内容仅限于自然流产。自然流产的发生率占全部妊娠的 15% 左右,多数为早期流产,是育龄妇女的常见病,严重影响妇女生殖健康。

一、病因和发病机制

导致自然流产的原因很多,可分为胚胎因素和母体因素。早期流产常见的原因是胚胎染色体异常、孕妇内分泌异常、生殖器官畸形、生殖道感染、血栓前状态、免疫因素异常等;晚期流产多由宫颈功能不全等因素引起。

(一)胚胎因素

胚胎染色体异常是自然流产最常见的原因。据文献报道,46%～54% 的自然流产与胚胎染色体异常有关。流产发生越早,胚胎染色体异常的频率越高,早期流产中染色体异常的发生率为 53%,晚期流产为 36%。

胚胎染色体异常包括数量异常和结构异常。在数量异常中占第 1 位的是染色三体,占 52％,除 1 号染色三体未见报道外,各种染色三体均有发现,其中以 13、16、18、21 及 22 号染色体最常见,18-三体约占1/3;第 2 位的是 45,X 单体,约占 19 ％;其他依次为三倍体占 16 ％,四倍体占 5.6 ％。染色体结构异常主要是染色体易位,占 3.8 ％,嵌合体占 1.5 ％,染色体倒置、缺失和重叠也见有报道。

多数三体胚胎是以流产或死胎告终,但也有少数能成活,如 21-三体、13-三体、18-三体等。单体是减数分裂不分离所致,以 X 单体最为多见,少数胚胎如能存活,足月分娩后即形成特纳综合征。三倍体常与胎盘的水泡样变性共存,不完全水泡状胎块的胎儿可发育成三倍体或第 16 号染色体的三体,流产较早,少数存活,继续发育后伴有多发畸形,未见活婴。四倍体活婴极少,绝大多数极早期流产。在染色体结构异常方面,不平衡易位可导致部分三体或单体,易发生流产或死胎。总之,染色体异常的胚胎多数结局为流产,极少数可能继续发育成胎儿,但出生后也会发生某些功能异常或合并畸形。若已流产,妊娠产物有时仅为一空孕囊或已退化的胚胎。

(二)母体因素

1.夫妇染色体异常

习惯性流产与夫妇染色体异常有关,习惯性流产者夫妇染色体异常发生率为 3.2％,其中多见的是染色体相互易位,占 2％,罗伯逊易位占 0.6％。着床前配子在女性生殖道时间过长,配子发生老化,流产的机会也会增加。在促排卵及体外受精等辅助生殖技术中,是否存在配子老化问题目前尚不清楚。

2.内分泌因素

(1)黄体功能不足(inadequate luteal function,LPD):黄体中期黄体酮峰值低于正常标准值,或子宫内膜活检与月经时间同步差 2 天以上即可诊断为 LPD。高浓度黄体酮可阻止子宫收缩,使妊娠子宫保持相对静止状态;黄体酮分泌不足,可引起妊娠蜕膜反应不良,影响孕卵着床和发育,导致流产。孕期黄体酮的来源有两条途径:一是由卵巢黄体产生,二是胎盘滋养细胞分泌。孕 6～8 周卵巢黄体产生黄体酮逐渐减少,之后由胎盘产生黄体酮替代,如果两者衔接失调则易发生流产。在习惯性流产中有 23％～60％的病例存在黄体功能不足。

(2)多囊卵巢综合征(polycystic ovarian syndrome,PCOS):有人发现在习惯性流产中多囊卵巢综合征的发生率可高达 58％,而且其中有 56％的患者 LH 呈高分泌状态。现认为PCOS患者高浓度的 LH 可能导致卵细胞第二次减数分裂过早完成,从而影响受精和着床过程。

(3)高催乳素血症:高水平的催乳素可直接抑制黄体颗粒细胞增生及其分泌功能。高催乳素血症的临床主要表现为闭经和泌乳,当催乳素水平高于正常值时,可表现为黄体功能不全。

(4)糖尿病:血糖控制不良者流产发生率可在 15％～30％,妊娠早期高血糖还可能造成胚胎畸形的危险因素。

(5)甲状腺功能:目前认为甲状腺功能减退或亢进与流产有着密切的关系,妊娠前期和早孕期进行合理的药物治疗,可明显降低流产的发生率。有学者报道,甲状腺自身抗体阳性者流产发生率显著升高。

3.生殖器官解剖因素

(1)子宫畸形:米勒管先天性发育异常导致子宫畸形,如单角子宫、双角子宫、双子宫、子宫纵隔等。子宫畸形可影响子宫血供和子宫腔内环境造成流产。母体在孕早期使用或接触己烯雌酚可影响女胎子宫发育。

(2)阿谢曼综合征:由子宫腔创伤(如刮宫过深)、感染或胎盘残留等引起的子宫腔粘连和纤维化。宫腔镜下行子宫内膜切除或黏膜下肌瘤切除手术也可造成子宫腔粘连。子宫内膜受损伤可影响胚胎种植,导致流产发生。

(3)宫颈功能不全:是中晚期流产的主要原因。宫颈功能不全在解剖上表现为宫颈管过短或宫颈内口松弛。由于存在解剖上的缺陷,随着妊娠的进程,子宫增大,子宫腔压力升高,多数患者在中、晚期妊娠时出现无痛性的宫颈管消退、宫口扩张、羊膜囊突出、胎膜破裂,最终发生流产。宫颈功能不全主要由宫颈局部创伤(分娩、手术助产、刮宫、宫颈锥形切除、曼彻斯特手术等)引起,先天性宫颈发育异常较少见。另外,胚胎时期接触己烯雌酚也可引起宫颈发育异常。

(4)其他:子宫肿瘤可影响子宫内环境,导致流产。

4.生殖道感染

有一些生殖道慢性感染被认为是早期流产的原因之一。能引起反复流产的病原体往往是持续存在于生殖道而母体很少产生症状,而且此病原体能直接或间接导致胚胎死亡。生殖道逆行感染一般发生在妊娠12周以前,过此时期,胎盘与蜕膜融合,构成机械屏障,而且随着妊娠进程,羊水抗感染力也逐步增强,感染的机会减少。

(1)细菌感染:布鲁菌属和弧菌属感染可导致动物(牛、猪、羊等)流产,但在人类还不肯定。

(2)沙眼衣原体:文献报道,妊娠期沙眼衣原体感染率为3%~30%,但是否直接导致流产尚无定论。

(3)支原体:流产患者宫颈及流产物中支原体的阳性率均较高,血清学上也支持人支原体和解脲支原体与流产有关。

(4)弓形虫:弓形虫感染引起的流产是散发的,与习惯性流产的关系尚未完全证明。

(5)病毒感染:巨细胞病毒经胎盘可累及胎儿,引起心血管系统和神经系统畸形,致死或流产。妊娠前半期单纯疱疹感染流产发生率可高达70%,即使不发生流产,也易累及胎儿、新生儿。妊娠初期风疹病毒感染者流产的发生率较高。人类免疫缺陷病毒感染与流产密切相关,据报道,HIV-1抗体阳性是流产的独立相关因素。

5.血栓前状态

系凝血因子浓度升高,或凝血抑制物浓度降低而产生的血液易凝状态,尚未达到生成血栓的程度,或者形成的少量血栓正处于溶解状态。

血栓前状态与习惯性流产的发生有一定的关系,临床上包括先天性和获得性血栓前状态,前者是由凝血和纤溶有关的基因突变造成,如凝血因子Ⅴ突变、凝血酶原基因突变、蛋白C缺陷症、蛋白S缺陷症等;后者主要是抗磷脂抗体综合征、获得性高半胱氨酸血症,以及机体存在各种引起血液高凝状态的疾病等。

各种先天性血栓形成倾向引起自然流产的具体机制尚未阐明,目前研究比较多的是抗磷脂抗体综合征,并已肯定它与早、中期胎儿丢失有关。普遍的观点认为高凝状态使子宫胎盘部位血流状态改变,易形成局部微血栓,甚至胎盘梗死,使胎盘血供下降,胚胎或胎儿缺血缺氧,引起胚胎或胎儿发育不良而流产。

6.免疫因素

免疫因素引起的习惯性流产,可分自身免疫型和同种免疫型。

(1)自身免疫型:主要与患者体内抗磷脂抗体有关,部分患者同时可伴有血小板减少症和血栓栓塞现象,这类患者可称为早期抗磷脂抗体综合征。在习惯性流产中,抗磷脂抗体阳性率约为21.8%。另外,自身免疫型习惯性流产还与其他自身抗体有关。

在正常情况下,各种带负电荷的磷脂位于细胞膜脂质双层的内层,不被免疫系统识别;一旦暴露于机体免疫系统,即可产生各种抗磷脂抗体。抗磷脂抗体不仅是一种强烈的凝血活性物质,激活血小板和促进凝血,促进血小板聚集和血栓形成,而且可直接造成血管内皮细胞损伤,加剧血栓形成,使胎盘循环发生局部血栓栓塞,胎盘梗死,胎死宫内,导致流产。近来的研究还发现,抗磷脂抗体可能直接与滋养细胞结合,从而抑制滋养细胞功能,影响胎盘着床过程。

(2)同种免疫型:现代生殖免疫学认为,妊娠是成功的半同种异体移植现象,孕妇由于自身免疫系统而产生一系列的适应性变化,从而对宫内胚胎移植物表现出免疫耐受,不发生排斥反应,妊娠得以继续。

在正常妊娠的母体血清中,存在一种或几种能够抑制免疫识别和免疫反应的封闭因子,也称封闭抗体,以及免疫抑制因子,而习惯性流产患者体内则缺乏这些因子,因此使得胚胎遭受母体的免疫打击而被排斥。封闭因子既可直接作用于母体淋巴细胞,又可与滋养细胞表面的特异性抗原结合,从而阻断母儿之间的免疫识别和免疫反应,封闭母体淋巴细胞对滋养细胞的细胞毒作用。还有认为封闭因子可能是一种抗独特型抗体,直接针对T淋巴细胞或B淋巴细胞表面特异性抗原受体(BCR/TCR),从而防止母体淋巴细胞与胚胎靶细胞起反应。

几十年来,同种免疫型习惯性流产与HLA抗原相容性的关系一直存在争议。有学者提出习惯性流产可能与夫妇HLA抗原的相容性有关,在正常妊娠过程中夫妇或母胎间HLA抗原是不相容的,胚胎所带的父源性HLA抗原可以刺激母体免疫系统,产生封闭因子。同时,滋养细胞表达的HLA-G抗原能够引起抑制性免疫反应,这种反应对胎儿具有保护性作用,能够抑制母体免疫系统对胎儿胎盘的攻击。

7.其他因素

(1)慢性消耗性疾病:结核和恶性肿瘤常导致早期流产,并威胁孕妇的生命;高热可导致子宫收缩;贫血和心脏病可引起胎儿胎盘单位缺氧;慢性肾炎、高血压可使胎盘发生梗死。

(2)营养不良:严重营养不良可直接导致流产。现在更强调各种营养素的平衡,如维生素

E 缺乏也可造成流产。

(3)精神、心理因素:焦虑、紧张、恐吓等严重精神刺激均可导致流产。近来还发现,噪声和振动对人类生殖也有一定的影响。

(4)吸烟、饮酒等:近年来育龄妇女吸烟、饮酒,甚至吸毒的人数有所增加,这些因素都是流产的高危因素。孕期过多饮用咖啡也会增加流产的危险性。

(5)环境毒性物质:影响生殖功能的外界不良环境因素很多,可以直接或间接对胚胎造成损害。过多接触某些有害的化学物质(如砷、铅、苯、甲醛、氯丁二烯、氧化乙烯等)和物理因素(如放射线、噪声及高温等),均可引起流产。

尚无确切的依据证明使用避孕药物与流产有关,然而,有报道宫内节育器避孕失败者,感染性流产发生率有所升高。

二、病理

早期流产时胚胎多数先死亡,随后发生底蜕膜出血,造成胚胎的绒毛与蜕膜层分离,已分离的胚胎组织如同异物,引起子宫收缩而被排出。有时也可能蜕膜海绵层先出血坏死或有血栓形成,使胎儿死亡,然后排出。8 周以内妊娠时,胎盘绒毛发育尚不成熟,与子宫蜕膜联系还不牢固,此时流产妊娠产物多数可以完整地从子宫壁分离而排出,出血不多。妊娠 8~12 周时,胎盘绒毛发育茂盛,与蜕膜联系较牢固。此时若发生流产,妊娠产物往往不易完整分离排出,常有部分组织残留于子宫腔内影响子宫收缩,致使出血较多。妊娠 12 周后,胎盘已完全形成,流产时往往先有腹痛,然后排出胎儿、胎盘。有时底蜕膜反复出血,使凝固的血块包绕胎块,形成血样胎块稽留于宫腔内。血红蛋白因时间长久被吸收形成肉样胎块,或纤维化与子宫壁粘连。偶有胎儿被挤压,形成纸样胎儿,或钙化后形成石胎。

三、临床表现

(一)停经

多数流产患者有明显的停经史,根据停经时间的长短可将流产分为早期流产和晚期流产。

(二)阴道流血

发生在妊娠 12 周以内流产者,开始时绒毛与蜕膜分离,血窦开放,即开始出血。当胚胎完全分离排出后,由于子宫收缩,出血停止。早期流产的全过程均伴有阴道流血,而且出血量往往较大。晚期流产者,胎盘已形成,流产过程与早产相似,胎盘继胎儿分娩后排出,一般出血量不多。

(三)腹痛

早期流产开始阴道流血后宫腔内存有血液,特别是血块,刺激子宫收缩,呈阵发性下腹痛,特点是阴道流血往往出现在腹痛之前。晚期流产则先有阵发性的子宫收缩,然后胎儿胎盘排出,特点是往往先有腹痛,然后出现阴道流血。

四、临床类型

根据临床发展过程和特点的不同,流产可以分为 7 种类型。

(一)先兆流产

先兆流产指妊娠 28 周前,先出现少量阴道流血,继之常出现阵发性下腹痛或腰背痛。

　　妇科检查:宫颈口未开,胎膜未破,妊娠产物未排出,子宫大小与停经周数相符。妊娠有希望继续者,经休息及治疗后,若流血停止及下腹痛消失,妊娠可以继续;若阴道流血量增多或下腹痛加剧,则可能发展为难免流产。

(二)难免流产

　　难免流产是先兆流产的继续,妊娠难以持续,有流产的临床过程,阴道出血时间较长,出血量较多,而且有血块排出,阵发性下腹痛,或有羊水流出。

　　妇科检查:宫颈口已扩张,羊膜囊突出或已破裂,有时可见胚胎组织或胎囊堵塞于宫颈管中,甚至露见于宫颈外口,子宫大小与停经周数相符或略小。

(三)不全流产

　　不全流产指妊娠产物已部分排出体外,尚有部分残留于宫腔内,由难免流产发展而来。妊娠 8 周前发生流产,胎儿胎盘成分多能同时排出;妊娠 8～12 周时,胎盘结构已形成并密切连接于子宫蜕膜,流产物不易从子宫壁完全剥离,往往发生不全流产。由于宫腔内有胚胎组织残留,影响子宫收缩,以致阴道出血较多、时间较长,易引起宫内感染,甚至因流血过多而发生失血性休克。

　　妇科检查:宫颈口已扩张,不断有血液自宫颈口内流出,有时尚可见胎盘组织堵塞于宫颈口或部分妊娠产物已排出于阴道内,而部分仍留在宫腔内。一般子宫小于停经周数。

(四)完全流产

　　完全流产指妊娠产物已全部排出,阴道流血逐渐停止,腹痛逐渐消失。

　　妇科检查:宫颈口已关闭,子宫接近正常大小。常常发生于妊娠 8 周之前。

(五)稽留流产

　　稽留流产又称过期流产,指胚胎或胎儿已死亡滞留在宫腔内尚未自然排出者。患者有停经史和(或)早孕反应,按妊娠时间计算已达到中期妊娠但未感到腹部增大,病程中可有少量断续的阴道流血,早孕反应消失。尿妊娠试验由阳性转为阴性,血清 β-HCG 值下降,甚至降至非孕水平。B 超检查子宫小于相应孕周,无胎动及心管搏动,子宫内回声紊乱,难以分辨胎盘和胎儿组织。

　　妇科检查:阴道内可少量血性分泌物,宫颈口未开,子宫较停经周数小,由于胚胎组织机化,子宫失去正常组织的柔韧性,质地不软,或已孕 4 个月尚未听见胎心、触到胎动。

(六)习惯性流产

　　习惯性流产指自然流产连续发生 3 次或 3 次以上者。每次流产多发生于同一妊娠月份,其临床经过与一般流产相同。早期流产的原因常为黄体功能不足、多囊卵巢综合征、高催乳素血症、甲状腺功能低下、染色体异常、生殖道感染及免疫因素等;晚期流产最常见的原因为宫颈内口松弛、子宫畸形、子宫肌瘤等。宫颈内口松弛者于妊娠后,常于妊娠中期,胎儿长大,羊水增多,宫腔内压力增加,胎囊向宫颈内口突出,宫颈管逐渐短缩、扩张。患者多无自觉症状,一旦胎膜破裂,胎儿迅即排出。

(七)感染性流产

　　感染性流产是指流产合并生殖系统感染。各种类型的流产均可并发感染,包括选择性或治疗性的人工流产,但以不全流产、过期流产和非法堕胎为常见。感染性流产的病原菌常常是阴道或肠道的寄生菌(条件致病菌),有时为混合性感染。厌氧菌感染占 60% 以上,需氧菌中以大肠杆菌和假芽孢杆菌为多见,也见有 β 溶血链球菌及肠球菌感染。患者除了有各种类型流产的临床表现和非法堕胎史,还出现一系列感染相关的症状和体征。

妇科检查:宫口可见脓性分泌物流出,宫颈举痛明显,子宫体压痛,附件区增厚或有痛性包块。严重时感染可扩展到盆腔、腹腔乃至全身,并发盆腔炎、腹膜炎、败血症及感染性休克等。

五、诊断

诊断流产一般并不困难。根据病史及临床表现多能确诊,仅少数需进行辅助检查。确诊流产后,还应确定流产的临床类型,同时还要对流产的病因进行筛查,这对决定流产的处理方法很重要。

(一)病史

应询问患者有无停经史和反复流产史,有无早孕反应、阴道流血,应询问阴道流血量及其持续时间,有无腹痛,腹痛的部位、性质及程度,还应了解阴道有无水样排液,阴道排液的色、量及有无臭味,有无妊娠产物排出等。

(二)体格检查

观察患者全身状况,有无贫血,并测量体温、血压及脉搏等。在消毒条件下进行妇科检查,注意宫颈口是否扩张,羊膜囊是否膨出,有无妊娠产物堵塞于宫颈口内;宫颈阴道部是否较短,甚至消退,内外口松弛,可容一指通过,有时可触及羊膜囊或见有羊膜囊突出于宫颈外口。子宫大小与停经周数是否相符,有无压痛等。并应检查双侧附件有无肿块、增厚及压痛。检查时操作应轻柔,尤其对疑为先兆流产者。

(三)辅助检查

对诊断有困难者,可采用必要的辅助检查。

1.B 超检查

目前应用较广,对鉴别诊断与确定流产类型有实际价值。对疑为先兆流产者,可根据妊娠囊的形态、有无胎心反射及胎动来确定胚胎或胎儿是否存活,以指导正确的治疗方法。一般妊娠 5 周后宫腔内即可见到孕囊光环,为圆形或椭圆形的无回声区,有时由于着床过程中的少量出血,孕囊周围可见环形暗区,此为早孕双环征。孕 6 周后可见胚芽声像,并出现心管搏动。孕 8 周可见胎体活动,孕囊约占子宫腔一半。孕 9 周可见胎儿轮廓。孕 10 周孕囊几乎占满整个子宫腔。孕 12 周胎儿出现完整形态。不同类型的流产及其超声图像特征有所差别,可帮助鉴别诊断。

(1)先兆流产声像图特征:子宫大小与妊娠月份相符,少量出血者孕囊一侧见无回声区包绕,出血多者子宫腔有较大量的积血,有时可见胎膜与子宫腔分离,胎膜后有回声区,孕 6 周后可见到正常的心管搏动。

(2)难免流产声像图特征:孕囊变形或塌陷,宫颈内口开大,并见有胚胎组织阻塞于宫颈管内,羊膜囊未破者可见到羊膜囊突入宫颈管内或突出宫颈外口,心管搏动多已消失。

（3）不全流产声像图特征:子宫较正常妊娠月份小,宫腔内无完整的孕囊结构,代之以不规则的光团或小暗区,心管搏动消失。

（4）完全流产声像图特征:子宫大小正常或接近正常,宫腔内空虚,见有规则的宫腔线,无不规则光团。

B 超检查在确诊宫颈功能不全引起的晚期流产中也很有价值。通过 B 超可以观察宫颈长度、内口宽度、羊膜囊突出等情况,能够客观地评价妊娠期宫颈结构,且具有无创伤、可重复等优点,近年来临床应用较多。可作为宫颈功能评价的超声指标较多,如宫颈长度、宫颈内口宽度、宫颈漏斗宽度、羊膜囊楔入宫颈管长度等。一般认为,宫颈结构随着妊娠进程有所变化,故动态观察妊娠期宫颈结构变化的意义更大。目前国内规定:孕 12 周时如三条径线中有一条异常即提示宫颈功能不全,这包括宫颈长度小于 25 mm、宽度大于 32 mm 和内径大于 5 mm。

另外,以超声多普勒血流频谱显示孕妇子宫动脉和胎儿脐动脉,可判断宫内胎儿健康状况及母体并发症。目前常用动脉血流频谱的收缩期速度峰值与舒张期速度最低值的比值,估计动脉血管的阻力,早孕期动脉阻力高者,胎儿血供和营养不足,可诱发胚胎发育停止。

2.妊娠试验

用免疫学方法,近年临床多用试纸法,对诊断妊娠有意义。为进一步了解流产的预后,多选用血清β-HCG的定量测定。一般妊娠后 8~9 天在母血中即可测出 β-HCG,随着妊娠的进程,β-HCG 逐渐升高,早孕期 β-HCG 倍增时间为 48 小时左右,孕 8~10 周达高峰。血清β-HCG值低或呈下降趋势,提示可能发生流产。

3.其他激素检查

其他激素主要有血黄体酮的测定,可以协助判断先兆流产的预后。甲状腺功能低下和亢进均易发生流产,测定游离 T_3 和 T_4 有助于孕期甲状腺功能的判断。人胎盘催乳素（HPL）的分泌与胎盘功能密切相关,妊娠 6~7 周时血清 HPL 正常值为 0.02 mg/L,8~9 周为0.04 mg/L。HPL 低水平常常是流产的先兆。正常空腹血糖值为 5.9 mmol/L,异常时应进一步做糖耐量试验,排除糖尿病。

4.血栓前状态测定

血栓前状态的妇女可能没有明显的临床表现,但母体的高凝状态使子宫胎盘部位血流状态改变,形成局部微血栓,甚至胎盘梗死,使胎盘血供下降,胚胎或胎儿缺血缺氧,引起胚胎或胎儿发育不良而流产。以下诊断可供参考:D-二聚体、FDP 数值增加表示已经产生轻度凝血—纤溶反应的病理变化;而对虽有危险因子参与,但尚未发生凝血—纤溶反应的患者,却只能用血浆凝血功能亢进动态评价,如血液流变学和红细胞形态检测;另外凝血和纤溶有关的基因突变造成凝血因子Ⅴ突变、凝血酶原基因突变、蛋白 C 缺陷症、蛋白 S 缺陷症、抗磷脂抗体综合征、获得性高半胱氨酸血症,以及机体存在各种引起血液高凝状态的疾病等均需引起重视。

（四）病因筛查

引发流产的病因众多,特别是针对习惯性流产,进行系统的病因筛查,明确诊断,及时干预治疗,为避免流产的再次发生是必要的。筛查内容包括胚胎染色体及夫妇外周血染色体核型分析、生殖道微生物检测、内分泌激素测定、生殖器官解剖结构检查、凝血功能测定、自身抗体检测等。

六、治疗

流产为妇产科常见病，一旦发生流产症状，应根据流产的不同类型，及时进行恰当的治疗。

(一)先兆流产处理原则

(1)休息镇静：患者应卧床休息，禁止性生活，阴道检查操作应轻柔，精神过分紧张者可使用对胎儿无害的镇静剂，如苯巴比妥(鲁米那)0.03~0.06 g，每日 3 次。加强营养，保持大便通畅。

(2)应用黄体酮或 HCG：黄体功能不足者，可用黄体酮 20 mg，每日或隔日肌内注射 1 次，也可使用 HCG 以促进黄体酮合成，维持黄体功能，用法为 1 000 U，每日肌内注射 1 次，或 2 000 U，隔日肌内注射 1 次。

(3)其他药物：维生素 E 为抗氧化剂，有利孕卵发育，每日 100 mg 口服。基础代谢率低者可以服用甲状腺素片，每日 1 次，每次 40 mg。

(4)出血时间较长者，可选用无胎毒作用的抗生素预防感染，如青霉素等。

(5)心理治疗：要使先兆流产患者的情绪安定，增强其信心。

(6)经治疗两周症状不见缓解或反而加重者，提示可能胚胎发育异常，进行 B 超检查及 β-HCG 测定，确定胚胎状况，给以相应处理，包括终止妊娠。

(二)难免流产处理原则

(1)孕 12 周内可行刮宫术或吸宫术，术前肌内注射催产素 10 U。

(2)孕 12 周以上可先以催产素 5~10 U 加于 5 %葡萄糖注射液 500 mL 内静脉滴注，促使胚胎组织排出，出血多者可行刮宫术。

(3)出血多伴休克者，应在纠正休克的同时清宫。

(4)清宫术后应详细检查刮出物，注意胚胎组织是否完整，必要时做病理检查或胚胎染色体分析。

(5)术后应用抗生素预防感染。出血多者可使用肌内注射催产素以减少出血。

(三)不全流产处理原则

(1)一旦确诊，无合并感染者应立即清宫，以清除宫腔内残留组织。

(2)出血时间短，量少或已停止，并发感染者，应在控制感染后再行清宫术。

(3)出血多并伴休克者，应在抗休克的同时行清宫术。

(4)出血时间较长者，术后应给予抗生素预防感染。

(5)刮宫标本应送病理检查，必要时可送检胎儿的染色体核型。

(四)完全流产处理原则

如无感染征象，一般不需特殊处理。

(五)稽留流产处理原则

1.早期过期流产

宜及早清宫，因胚胎组织机化与宫壁粘连，刮宫时有可能遇到困难，而且此时子宫肌纤维可发生变性,失去弹性,刮宫时出血可能较多并有子宫穿孔的危险。故过期流产的刮宫术必须慎重,术时注射宫缩剂以减少出血,如一次不能刮净可于 5～7 天再次刮宫。

2.晚期过期流产

均为妊娠中期胚胎死亡,此时胎盘已形成,诱发宫缩后宫腔内容物可自然排出。若凝血功能正常,可先用大剂量的雌激素,如已烯雌酚 5 mg,每日 3 次,连用 3～5 天,以提高子宫肌层对催产素的敏感性;再静脉滴注缩宫素(5～10u 加于 5% 葡萄糖注射液内),也可用前列腺素或依沙吖啶等进行引产,促使胎儿、胎盘排出。若不成功,再行清宫术。

3.预防 DIC

胚胎坏死组织在子宫腔稽留时间过长,尤其是孕 16 周以上的过期流产,容易并发 DIC。所以,处理前应检查血常规、出凝血时间、血小板计数、血纤维蛋白原、凝血酶原时间、凝血块收缩试验、D-二聚体、纤维蛋白降解产物及血浆鱼精蛋白副凝试验(3P 试验)等,并做好输血准备。若存在凝血功能异常,应及早使用纤维蛋白原、输新鲜血或输血小板等,高凝状态可用低分子量肝素,防止或避免 DIC 发生,待凝血功能好转后再行引产或刮宫。

4.预防感染

过期流产病程往往较长,且多合并有不规则阴道流血,易继发感染,故在处理过程中应使用抗生素。

(六)习惯性流产处理原则

有习惯性流产史的妇女,应在怀孕前进行必要的检查,包括夫妇双方染色体检查与血型鉴定及其丈夫的精液检查,女方尚需进行内分泌、生殖道感染、血栓前状态、生殖道局部或全身免疫等检查及生殖道解剖结构的详细检查,查出原因者,应于怀孕前及时治疗。

1.染色体异常

若每次流产均由胚胎染色体异常所致,这提示流产的病因与配子的质量有关。如精子畸形率过高者建议到男科治疗,久治不愈者可行供者人工授精(AID)。如女方为高龄,胚胎染色体异常多为三体,且多次治疗失败可考虑做赠卵体外受精——胚胎移植术(IVF)。夫妇双方染色体异常可做 AID,或赠卵 IVF 及种植前诊断(PGD)。

2.生殖道解剖异常

完全或不完全子宫纵隔可行纵隔切除术;子宫黏膜下肌瘤可在宫腔镜下行肌瘤切除术,壁间肌瘤可经腹肌瘤挖出术;宫腔粘连可在宫腔镜下做粘连分离术,术后放置宫内节育器3个月;宫颈内口松弛者,于妊娠前做宫颈内口修补术,若已妊娠,最好于妊娠 14～16 周行宫颈内口环扎术,术后定期随诊,提前住院,待分娩发动前拆除缝线,若环扎术后有流产征象,治疗失败,应及时拆除缝线,以免造成宫颈撕裂。国际上有对于有先兆流产症状的患者进行紧急宫颈缝扎术获得较好疗效的报道。

3.内分泌异常

黄体功能不全者主要采用孕激素补充疗法。孕时可使用黄体酮 20 mg 隔日或每日肌内注射至孕10 周左右,或 HCG 1 000～3 000 U,隔日肌内注射 1 次。如患者存在多囊卵巢综合征、高催乳素血症、甲状腺功能异常或糖尿病等,均宜在孕前进行相应的内分泌治疗,并于孕早期加用孕激素。

4.感染

孕前应根据不同的感染原进行相应的抗感染治疗。

5.免疫异常

自身免疫型习惯性流产的治疗多采用抗凝剂和免疫抑制剂治疗。常用的抗凝剂有阿司匹林和肝素,免疫抑制剂以泼尼松为主,也有使用人丙种球蛋白治疗成功的报道。同种免疫型习惯性流产采用主动免疫治疗,自 20 世纪 80 年代以来,国外有学者开始采用主动免疫治疗同种免疫型习惯性流产。即采用丈夫或无关个体的淋巴细胞对妻子进行主动免疫致敏,其目的是诱发女方体内产生封闭抗体,避免母体对胚胎的免疫排斥。

6.血栓前状态

目前多采用低分子量肝素(LMWH)单独用药或联合阿司匹林治疗。一般 LMWH 5 000 IU 皮下注射,每天 1～2 次。用药时间从早孕期开始,治疗过程中必须严密监测胎儿生长发育情况和凝血—纤溶指标,检测项目恢复正常,即可停药。但停药后必须每月复查凝血—纤溶指标,有异常时重新用药。有时治疗可维持整个孕期,一般在终止妊娠前 24 小时停止使用。

7.原因不明的习惯性流产

当有怀孕征兆时,可按黄体功能不足给以黄体酮治疗,每日 10～20 mg 肌内注射,或 HCG 2 000 U,隔日肌内注射一次。确诊妊娠后继续给药直至妊娠 10 周或超过以往发生流产的月份,并嘱孕妇卧床休息,禁忌性生活,补充维生素 E 并给予心理治疗,以解除其精神紧张,并安定其情绪。同时在孕前和孕期尽量避免接触环境毒性物质。

(七)感染性流产

流产感染多为不全流产合并感染。治疗原则是积极控制感染,若阴道流血不多,应用广谱抗生素2～3 天,待控制感染后再行刮宫,清除子宫腔残留组织以止血。若阴道流血量多,静脉滴注广谱抗生素和输血的同时,用卵圆钳将宫腔内残留组织夹出,使出血减少,切不可用刮匙全面搔刮子宫腔,以免造成感染扩散。术后继续应用抗生素,待感染控制后再行彻底刮宫。若已合并感染性休克者,应积极纠正休克。若感染严重或腹、盆腔有脓肿形成时,应行手术引流,必要时切除子宫。

七、护理

(一)护理评估

1.病史

停经、阴道流血和腹痛是流产孕妇的主要症状。应详细询问患者停经史、早孕反应情绪;阴道流血的持续时间与阴道流血量;有无腹痛,腹痛的部位、性质及程度。此外,还应了解阴道有无水样排液,排液的色、量和有无臭味,以及有无妊娠产物排出等。对于既往病史,应全面了解孕妇在妊娠期间有无全身性疾病、生殖器官疾病、内分泌功能失调及有无接触有害物质等,以识别发生流产的诱因。

2.身心诊断

流产孕妇可因出血过多而出现休克,或因出血时间过长、宫腔内有残留组织而发生感染。因此,护士应全面评估孕妇的各项生命体征。判断流产类型,尤其须注意与贫血及感染相关的征象(表 10-1)。

表 10-1　各型流产的临床表现

类型	病史			妇科检查	
	出血量	下腹痛	组织排出	宫颈口	子宫大小
先兆流产	少	无或轻	无	闭	与妊娠周数相符
难免流产	中~多	加剧	无	扩张	相符或略小
不全流产	少~多	减轻	部分排出	扩张或有物堵塞或闭	小于妊娠周数
完全流产	少~无	无	全部排出	闭	正常或略大

流产孕妇的心理状况以焦虑和恐惧为特征。孕妇面对阴道流血往往会不知所措,甚至有过度严重化情绪,同时对胎儿健康的担忧也会直接影响孕妇的情绪反应,孕妇可能会表现出伤心、郁闷、烦躁不安等情绪。

3.辅助检查

(1)产科检查:在消毒条件下进行妇科检查,进一步了解宫颈口是否扩张、羊膜是否破裂、有无妊娠产物堵塞于宫颈口内;子宫大小与停经周数是否相符、有无压痛等,并应检查双侧附件有无肿块、增厚及压痛等。

(2)实验室检查:多采用放射免疫方法对 HCG、HPL、雌激素和孕激素等进行定量测定,如测定的结果低于正常值,提示有流产可能。

(3)B 超显像:B 超可显示有无胎囊、胎动、胎心等,从而可诊断并鉴别流产及其类型,指导正确处理。

(二)可能的护理诊断

1.有感染的危险

与阴道出血时间过长、宫腔内有残留组织等因素有关。

2.焦虑

与担心胎儿健康等因素有关。

(三)预期目标

(1)出院时护理对象无感染征象。

(2)先兆流产孕妇能积极配合保胎措施,继续妊娠。

(四)护理措施

对于不同类型的流产孕妇,处理原则不同,其护理措施也有差异。护理在全面评估孕妇身心状况的基础上,综合病史及诊断检查,明确基本处理原则,认真执行医嘱,积极配合医生为流产孕妇进行诊断,并为之提供相应的护理措施。

1.先兆流产孕妇的护理

先兆流产孕妇需卧床休息,禁止性生活,禁用肥皂水灌肠,以减少各种刺激。护士除了为其提供生活护理,通常遵医嘱给孕妇适量镇静剂、孕激素等。随时评估孕妇的病情变化,如是否有腹痛加重、是否阴道流血量增多等。此外,由于孕妇的情绪状态也会影响其保胎效果,因此护士还应注意观察孕妇的情绪反应,加强心理护理,从而稳定孕妇情绪,增强保胎信心。护士须向孕妇及其家属讲明以上保胎措施的必要性,以取得孕妇及其家属的理解和配合。

2.妊娠不能再继续者的护理

护士应积极采取措施,及时采取终止妊娠的措施,协助医师完成手术过程,使妊娠产物完全排出,同时开放静脉通道,做好输液、输血准备。并严密检测孕妇的体温、血压及脉搏。观察其面色、腹痛、阴道流血及与休克有关的征象。有凝血功能障碍者应予以纠正,然后再行引产或手术。

3.预防感染

护士应检测患者的体温、血象及阴道流血,以及分泌物的性质、颜色、气味等,并严格执行无菌操作规程,加强会阴部的护理。指导孕妇使用消毒会阴垫,保持会阴部清洁,维持良好的卫生习惯。当护士发现感染征象后应及时报告医师,并按医嘱进行抗感染处理。此外,护士还应嘱患者流产后1个月返院复查,确定无禁忌证后,方可开始性生活。

4.协助患者顺利渡过悲伤期

患者失去婴儿,往往会出现伤心、悲哀等情绪反应。护士应给予同情和理解,帮助患者及其家属接受现实,顺利渡过悲伤期。此外,护士还应与孕妇及其家属共同讨论此次流产的原因,并向他们讲解有关流产的相关知识,帮助他们为再次妊娠做好准备。有习惯性流产史的孕妇在下一次妊娠确诊后卧床休息,加强营养,禁止性生活。补充维生素 B、维生素 E、维生素 C 等,治疗期必须超过以往发生流产的妊娠月份。病因明确者,应积极接受对因治疗。黄体功能不足者,按医嘱正确使用黄体酮治疗,以预防流产;子宫畸形者须在妊娠前先进行矫正手术。宫颈内口松弛者应在未妊娠前做宫颈内口松弛修补术。如已妊娠,则可在妊娠 14～16 周时行子宫内口缝扎术。

(五)护理评价

(1)护理对象体温正常,血红蛋白及白细胞数正常,无出血、感染征象。

(2)先兆流产孕妇配合保胎治疗,继续妊娠。

第三节　胎儿发育异常

一、胎儿发育异常的类型

(一)巨大胎儿

体重达到或超过 4 000 g 的胎儿称为巨大胎儿。约占出生总数的 6％,多见于父母身材高大者、过期妊娠、妊娠合并糖尿病、孕期营养过度者,也多见于经产妇。近年来因营养过度而致巨大儿孕妇有逐渐增加的趋势。临产表现妊娠期子宫增大较快,妊娠后期孕妇常出现呼吸困难,自觉腹部沉重及两肋部胀痛。临床若经阴道分娩常发生头盆不称,致使产程延长。

(二)脑积水

胎头脑室内外有大量脑脊液(500～3 000 mL 或更多)潴积于颅腔内,使颅腔体积增大,颅缝明显增宽,囟门显著增大,称为脑积水。脑积水常伴有脊柱裂、足内翻等畸形,发生率为 0.5%。

临床表现:明显头盆不称,跨耻征阳性,如不及时处理可导致子宫破裂。

(三)其他胎儿异常

1.联体双胎

联体双胎发生率为 0.02%,B 超可确诊。

2.胎儿颈、胸、背、腹、臀等处发生肿瘤或发育异常

其使局部体积增大造成难产,通常于第二产程胎先露下降受阻,经阴道检查时被发现。

二、治疗

(一)巨大儿

定期产前检查,一旦发现为巨大儿应查明原因。如系糖尿病孕妇,则需积极治疗,于孕 36 周后根据胎儿成熟度、胎盘功能及血糖控制情况择期引产或行剖宫产。临产后,根据孕妇及胎儿的具体情况综合分析,选择阴道分娩或剖宫产术,以减少围生儿的病死率。

(二)胎儿畸形

定期产前检查,一旦确诊及时引产终止妊娠,以母体免受伤害为原则。若在第二产程发现胎儿畸形,应尽量辨清胎儿异常的具体部位,选用对母体最安全的方法结束分娩。

三、护理评估

(一)病史

了解有无分娩巨大儿、畸形儿的家族史、孕产史,有无糖尿病病史。查阅产前检查资料,了解孕妇身高、骨盆测量值、胎方位,估计胎儿大小,有无羊水过多、有无胎儿畸形等,在产程中应注意评估产程进展及胎儿的情况等。

(二)身心状态

因胎儿发育异常可造成头盆不称、产程延长、产程停滞等一系列表现,孕妇因产程延长、产程停滞,使分娩的压力增大,常表现出烦躁不安、激动易怒。胎儿畸形导致此次妊娠失败,使孕妇感到很悲伤,表现为沉默寡言或哭泣流泪。

(三)辅助检查

1.腹部检查

腹部明显膨隆、宫底高,先露高浮、胎体粗大,只听到一个胎心音可能为巨大儿。若为头先露,在耻骨联合上方可扪及宽大、骨质薄软、有弹性的胎头,胎头过大与胎体不相称,胎头高浮,跨耻征阳性,胎心音在脐上听得最清楚,应考虑为脑积水。

2.肛查及阴道检查

若感胎头很大、颅缝宽、囟门大且紧张、颅骨骨质薄而软、触之有乒乓球的感觉可诊断为脑积水。

3.B超检查

可估计胎儿的大小,判断胎儿有无明显的畸形,如脑积水、无脑儿、先天性多囊肾、胎儿腹

水等。

四、护理诊断

(一)焦虑

与担心胎儿的安危及自身受到伤害有关。

(二)悲伤

与胎儿畸形有关。

(三)有感染的危险

与手术操作有关。

(四)潜在并发症:子宫破裂

与头盆不称有关。

五、护理目标

(1)产妇自诉焦虑程度减轻。

(2)产妇能顺利度过悲伤期。

(3)产后体温、脉搏、血白细胞正常,伤口愈合良好,无感染征象出现。

(4)产妇顺利分娩,无并发症发生。

六、护理措施

(一)巨大儿拟定剖宫产

应遵医嘱做好择期剖宫术的术前准备。拟定阴道分娩者应严密观察宫缩及产程进展的情况,注意胎心音变化,发现产程进展缓慢,胎心音＞160 次/分、＜120 次/分或不规则,应及时通知医师,并做好急诊剖宫产术的术前准备。

(二)胎儿畸形

一旦确诊为胎儿畸形,应及时引产终止妊娠,以保护母体免受损害为原则。脑积水若为头先露,当宫口开大 3 cm 时即行脑室穿刺抽出脑脊液,也可在临产前在 B 超指示下经腹腔穿刺抽出脑脊液,以缩小头颅体积而有利于娩出。若为臀先露,可经脊椎裂孔插管至脑室后缓慢放出脑脊液,使头颅体积缩小后便于牵出胎儿,如胎儿有腹水,应给予腹部穿刺放出腹水缩小体积后娩出。畸胎引产分娩发动后,应严密观察宫缩及产程进展的情况,发现异常及时通知医师,并协助处理。保持良好的营养状况,维持水电解质平衡,必要时给予补液。指导产妇采用深呼吸、按摩下腹部、放松等方法来减轻疼痛和分娩压力。接产时正确保护会阴,尽量避免会阴裂伤。

(三)加强心理护理

对巨大胎儿拟定经阴道分娩者,应及时向孕妇提供产程进展的信息,以增加其信心,及时向孕妇提供胎儿宫内的健康状况,以减轻其焦虑程度。

对畸胎分娩的产妇更应给予关心和照顾,尽量避免提及胎儿,避免与有新生儿的产妇同室,避免刺激性语言,以防引起产妇伤感。多与产妇交谈,鼓励其诉说心中的不悦,鼓励产妇家属多陪伴,帮助其尽快度过悲伤期。

七、评价

(1)产妇的焦虑情绪已减轻。

(2)产妇已顺利度过悲伤期。

(3)产妇的体温、脉搏正常,没有发生感染征象。

(4)产妇平安分娩,没有发生并发症。

第四节　妊娠剧吐

妊娠剧吐是指妊娠期恶心,频繁呕吐,不能进食,导致脱水,酸、碱平衡失调及水、电解质紊乱,甚至肝肾功能损害,严重者可危及孕妇生命。其发生率为 0.3%～1%。

一、病因

尚未明确,可能与下列因素有关。

(一)绒毛膜促性腺激素(HCG)水平增高

因早孕反应的出现和消失的时间与孕妇血清 HCG 值上升、下降的时间一致;另外多胎妊娠、葡萄胎患者 HCG 值显著增高,发生妊娠剧吐的比率也增高;而终止妊娠后,呕吐消失。但症状的轻重与血 HCG 水平并不一定呈正相关。

(二)精神及社会因素

恐惧妊娠、精神紧张、情绪不稳、经济条件差的孕妇易患妊娠剧吐。

(三)幽门螺杆菌感染

近年研究发现妊娠剧吐的患者与同孕周无症状孕妇相比,血清抗幽门螺杆菌的 IgG 浓度升高。

(四)其他因素

维生素缺乏,尤其是维生素 B_6 缺乏可导致妊娠剧吐;变态反应;研究发现几种组胺受体亚型与呕吐有关,临床上抗组胺治疗呕吐有效。

二、病理生理

(1)频繁呕吐导致失水、血容量不足、血液浓缩、细胞外液减少,钾、钠等离子丢失使电解质平衡失调。

(2)不能进食,热量摄入不足,发生负氮平衡,使血浆尿素氮及尿酸升高;由于机体动用脂肪组织供给热量,脂肪氧化不全,导致丙酮、乙酰乙酸及 β-羟丁酸聚集,产生代谢性酸中毒。

(3)由于脱水、缺氧,血转氨酶升高,严重时血胆红素升高。机体血液浓缩及血管通透性增加,另外,钠盐丢失,不仅尿量减少,尿中还可出现蛋白及管型。肾脏继发性损害,肾小管有退行性变,部分细胞坏死,肾小管的正常排泄功能减退,终致血浆中非蛋白氮、肌酐、尿酸的浓度迅速增加。肾功能受损和酸中毒使细胞内钾离子较多地移到细胞外,出现高钾血症,严重时心脏停搏。

(4)病程长达数周者,可致严重营养缺乏,由于缺乏维生素 C,血管脆性增加,可致视网膜出血。

三、临床表现

(一)恶心、呕吐

恶心、呕吐多见于年轻初孕妇,一般停经 6 周左右出现,逐渐加重直至频繁呕吐不能进食。

(二)水、电解质紊乱

严重呕吐、不能进食导致失水和电解质紊乱,使氢、钠、钾离子大量丢失,出现低钾血症。营养摄入不足可致负氮平衡,使血浆尿素氮及尿素增高。

(三)酸碱平衡失调

机体动用脂肪组织供给能量,使脂肪代谢中间产物酮体增多,引起代谢性酸中毒。病情发展,可出现意识模糊。

(四)维生素缺乏

频繁呕吐、不能进食可引起维生素 B_1 缺乏,导致 Wernicke-Korsakoff 综合征。维生素 K 缺乏,可致凝血功能障碍,常伴血浆蛋白及纤维蛋白原减少,增加孕妇出血倾向。

四、辅助检查

(1)尿液检查:患者尿比重增加,尿酮体阳性,肾功能受损时,尿中可出现蛋白和管型。

(2)血液检查:血液浓缩,红细胞计数增多,血细胞比容上升,血红蛋白增高;血酮体可为阳性,二氧化碳结合力降低;肝、肾功能受损害时胆红素、转氨酶、肌酐和尿素氮升高。

(3)眼底检查:严重者出现眼底出血。

五、诊断及鉴别诊断

根据病史、临床表现及妇科检查,诊断并不困难。可用 B 超检查排除滋养叶细胞疾病,此外尚需与可引起呕吐的疾病,如急性病毒性肝炎、胃肠炎、胰腺炎、胆管疾病、脑膜炎、脑血管意外及脑肿瘤等鉴别。

六、并发症

(一)Wernicke-Korsakoff 综合征

发病率为妊娠剧吐患者的 10%,是由于妊娠剧吐长期不能进食,维生素 B_1 缺乏引起的中枢系统疾病,Wernicke 脑病和 Korsakoff 综合征是一个病程中的先后阶段。

维生素 B_1 是糖代谢的重要辅酶,参与糖代谢的氧化脱羧代谢,维生素 B_1 缺乏时,体内丙酮酸及乳酸堆积,发生糖代谢的三羧酸循环障碍,使得主要靠糖代谢供给能量的神经组织、骨骼肌和心肌代谢出现严重障碍。病理变化主要发生在丘脑、下丘脑的脑室旁区域、中脑导水管的周围区灰质、乳头体、第四脑室底部、迷走神经运动背核,可出现不同程度的神经细胞和神经纤维轴索或髓鞘丧失,伴有星形细胞和小胶质细胞的增生。毛细血管扩张,血管的外膜和内皮细胞明显增生,有散在小出血灶。

Wernicke 脑病表现为眼球震颤、眼肌麻痹等眼部症状,躯干性共济失调及精神障碍,上述症状可同时出现,但大多数患者精神症状迟发。Korsakoff 综合征表现为严重的近事记忆障碍,表情呆滞、缺乏主动性,产生虚构与错构,部分伴有周围神经病变。严重时发展为永久性的精神、神经功能障碍,出现神经错乱、昏迷甚至死亡。

(二)Mallory-Weis 综合征

胃—食管连接处的纵向黏膜撕裂出血,引起呕血和黑便。严重时可使食管穿孔,表现为胸痛、剧吐、呕血,需急症手术治疗。

七、治疗与护理

治疗原则:休息,适当禁食,计出入量,纠正脱水、酸中毒及电解质紊乱,补充营养,良好的心理支持。

(一)补液治疗

每日应补充葡萄糖注射液、生理盐水、平衡液,总量 3 000 mL 左右,加维生素 B_6 100 mg。维生素 C 2～3 g,维持每日尿量大于等于 1 000 mL,肌内注射维生素 B_1,每日 100 mg。为了更好地利用输入的葡萄糖,可适当加用胰岛素。根据血钾、血钠情况决定补充剂量。根据二氧化碳结合力或血气分析结果,予以静脉滴注碳酸氢钠溶液。

一般经上述治疗 2～3 天,病情大多迅速好转,症状缓解。待呕吐停止后,可试进少量流食,以后逐渐增加进食量,调整静脉输液量。

(二)终止妊娠

经上述治疗后,若病情不见好转,反而出现下列情况,应迅速终止妊娠:①持续黄疸;②持续尿蛋白;③体温升高,持续在 38 ℃以上;④心率大于 120 次/分;⑤多发性神经炎及神经性体征;⑥出现 Wernicke-Korsakoff 综合征。

(三)妊娠剧吐并发 Wernicke-Korsakoff 综合征的治疗

如不紧急治疗,该综合征的病死率高达 50%,即使积极处理,病死率也达 17%。在未补给足量维生素 B_1 前,静脉滴注葡萄糖会进一步加重三羧酸循环障碍,使病情加重,导致患者昏迷甚至死亡。对长期不能进食的患者应给维生素 B_1,400～600 mg 分次肌内注射,以后每日 100 mg 肌内注射至能正常进食为止,然后改口服,并给予多种维生素。同时应对其内分泌及神经状态进行评价,对病情严重者及时终止妊娠。早期大量维生素 B_1 治疗,上述症状可在数日至数周内有不同程度的恢复,但仍有 60% 患者不能得到完全恢复,特别是记忆恢复往往需要 1 年左右的时间。

八、预后

绝大多数妊娠剧吐患者预后良好,仅少数病例因病情严重而需终止妊娠。然而对胎儿方面,曾有报道妊娠剧吐发生酮症者,所生后代的智商较低。

第五节　胎膜早破

胎膜早破(premature rupture of membranes,PROM)是指在临产前胎膜自然破裂。它是常见的分娩期并发症,妊娠满 37 周的发生率为 10%,妊娠不满 37 周的发生率为 2%～3.5%。胎膜早破可引起早产及围生儿病死率增加,也可导致孕产妇宫内感染率和产褥期感染率增加。

一、病因

一般认为胎膜早破与以下因素有关,常为多因素所致。

(一)上行感染

可由生殖道病原微生物上行感染,引起胎膜炎,使胎膜局部张力下降而破裂。

(二)羊膜腔压力增高

羊膜腔压力增高常见于多胎妊娠、羊水过多等。

(三)胎膜受力不均

胎先露高浮、头盆不称、胎位异常可使胎膜受压不均导致破裂。

(四)营养因素

缺乏维生素 C、锌及铜,可使胎膜张力下降而破裂。

(五)宫颈内口松弛

手术创伤或先天性宫颈组织薄弱,宫颈内口松弛,胎膜进入扩张的宫颈或阴道内,导致感染或受力不均,而使胎膜破裂。

(六)细胞因子

IL-1、IL-6、IL-8、TNF-α 升高,可激活溶酶体酶,破坏羊膜组织,导致胎膜早破。

(七)机械性刺激

创伤或妊娠后期性交也可导致胎膜早破。

二、临床表现

(一)症状

孕妇突感有较多液体自阴道流出,有时可混有胎脂及胎粪,无腹痛等其他产兆,当咳嗽、打喷嚏等腹压增加时,羊水可少量间断性排出。

(二)体征

肛诊或阴检时,触不到羊膜囊,上推胎儿先露部可见到羊水流出。如伴羊膜腔感染时,可有臭味,并伴有发热、母儿心率增快、子宫压痛,以及白细胞计数增多、C 反应蛋白升高。

三、对母儿的影响

(一)对母亲的影响

胎膜早破后,生殖道病原微生物易上行感染,通常感染程度与破膜时间有关。羊膜腔感染易发生产后出血。

(二)对胎儿的影响

胎膜早破经常诱发早产,早产儿易发生呼吸窘迫综合征。羊膜腔感染时,可引起新生儿吸入性肺炎,严重者发生败血症、颅内感染等。脐带受压、脐带脱垂时可致胎儿窘迫。胎膜早破发生的孕周越小,胎肺发育不良发生率越高,围生儿病死率越高。

四、治疗

预防感染和脐带脱垂,如有感染、胎窘征象,及时行剖宫产终止妊娠。

五、护理

(一)护理评估

1.病史

询问病史,了解是否有发生胎膜早破的病因,确定具体的胎膜早破时间、妊娠周数,是否有宫缩、见红等产兆,是否出现感染征象,是否出现胎儿窘迫现象。

2.身心状况

观察孕妇阴道流液的色、质、量,是否有气味。孕妇常可能因为不了解胎膜早破的原因,而对不可自控的阴道流液形成恐慌,担心自身与胎儿的安危。

3.辅助检查

(1)阴道流液的 pH 测定:正常阴道液 pH 为 4.5～5.5,羊水 pH 为 7.0～7.5。若 pH>6.5,提示胎膜早破,准确率 90%。

(2)肛查或阴道窥器检查:肛查时未触到羊膜囊,上推胎儿先露部,有羊水流出。阴道窥器检查时见液体自宫口流出或可见阴道后穹窿有较多混有胎脂和胎粪的液体。

(3)阴道液涂片检查:阴道液置于载玻片上,干燥后镜检可见羊齿植物叶状结晶为羊水,准确率 95%。

(4)羊膜镜检查:可直视胎先露部,看不到前羊膜囊,即可诊断。

(5)胎儿纤维连接蛋白(fFN)测定:fFN 为胎膜分泌的细胞外基质蛋白。当宫颈及阴道分泌物内 fFN 含量>0.05 mg/L 时,胎膜抗张能力下降,易发生胎膜早破。

(6)超声检查:羊水量减少可协助诊断,但不可确诊。

(二)护理诊断

(1)有感染的危险:与胎膜破裂后,生殖道病原微生物上行感染有关。

(2)知识缺乏:缺乏预防和处理胎膜早破的知识。

(3)有胎儿受伤的危险:与脐带脱垂、早产儿肺部发育不成熟有关。

(三)护理目标

(1)孕妇无感染征象发生。

(2)孕妇了解胎膜早破的知识,如突然发生胎膜早破,能够及时进行初步应对。

(3)胎儿无并发症发生。

(四)护理措施

1.预防脐带脱垂的护理

胎膜早破并胎先露未衔接的孕妇绝对卧床休息,多采用左侧卧位,注意抬高臀部防止脐带脱垂造成胎儿宫内窘迫。注意监测胎心变化,进行肛查或阴检时,确定有无隐性脐带脱垂,一旦发生,立即通知医生,并于数分钟内结束分娩。

2.预防感染

保持床单位清洁。使用无菌的会阴垫于外阴处,勤于更换,保持清洁干燥,防止上行感染。更换会阴垫时观察羊水的色、质、量、气味等。嘱孕妇保持外阴清洁,每日对其会阴擦洗2次。同时观察产妇的生命体征,血生化指标,了解是否存在感染征象。按医嘱一般破膜,大于12小时给予抗生素防止感染。

3.监测胎儿宫内情况

密切观察胎心率的变化,嘱孕妇自测胎动。如有混有胎粪的羊水流出,即为胎儿宫内缺氧的表现,应及时予以吸氧,左侧卧位,并根据医嘱做好相应的护理。

若胎膜早破孕周小于35周者,根据医嘱予地塞米松促进胎肺成熟;若孕周小于37周并已临产,或孕周大于37周,胎膜早破大于12~18小时仍未临产者,可根据医嘱尽快结束分娩。

4.健康教育

孕期时为孕妇讲解胎膜早破的定义与原因,并强调孕期卫生保健的重要性。指导孕妇,如出现胎膜早破现象,无须恐慌,应立即平卧,及时就诊。孕晚期禁止性交,避免腹部碰撞或增加腹压。指导孕期补充足量的维生素和锌、铜等微量元素。如宫颈内口松弛,应多卧床休息,并遵医嘱根据需要于孕14~16周时行宫颈环扎术。

第六节　胎盘早剥

妊娠20周以后或分娩期正常位置的胎盘在胎儿娩出前部分或全部从子宫壁剥离,称为胎盘早剥。胎盘早剥是妊娠晚期严重并发症,具有起病急、发展快特点,若处理不及时可危及母儿生命。胎盘早剥的发病率在国外为1‰~2‰,在国内为0.46‰~2.1‰。

一、病因

胎盘早剥确切的原因及发病机制尚不清楚,可能与下述因素有关。

(一)孕妇血管病变

孕妇患严重妊娠期高血压、慢性高血压、慢性肾脏疾病或全身血管病变时,胎盘早剥的发生率增高。妊娠合并上述疾病时,底蜕膜螺旋小动脉痉挛或硬化,引起远端毛细血管变性坏死甚至破裂出血,血液流至底蜕膜层与胎盘之间形成胎盘后血肿。致使胎盘与子宫壁分离。

(二)机械性因素

外伤尤其是腹部直接受到撞击或挤压;脐带过短(<30 cm)或脐带绕颈、绕体相对过短时,分娩过程中胎儿下降牵拉脐带造成胎盘剥离;羊膜穿刺时刺破前壁胎盘附着处,血管破裂出血引起胎盘剥离。

(三)宫腔内压力骤减

双胎妊娠分娩时,第一胎儿娩出过速;羊水过多时,人工破膜后羊水流出过快,均可使宫腔内压力骤减,子宫骤然收缩,胎盘与子宫壁发生错位剥离。

(四)子宫静脉压突然升高

妊娠晚期或临产后,孕妇长时间仰卧位,巨大妊娠子宫压迫下腔静脉,回心血量减少,血压下降。此时子宫静脉瘀血、静脉压增高、蜕膜静脉床瘀血或破裂,形成胎盘后血肿,导致部分或全部胎盘剥离。

(五)其他一些高危因素

如高龄孕妇、吸烟、可卡因滥用、孕妇代谢异常、孕妇有血栓形成倾向、子宫肌瘤(尤其是胎盘附着部位肌瘤)等与胎盘早剥发生有关。有胎盘早剥史的孕妇再次发生胎盘早剥的危险性比无胎盘早剥史者高 10 倍。

二、分类及病理变化

胎盘早剥主要病理改变是底蜕膜出血并形成血肿,使胎盘从附着处分离。按病理类型,胎盘早剥可分为显性、隐性及混合性 3 种(图 10-1)。若底蜕膜出血量少,出血很快停止,多无明显的临床表现,仅在产后检查胎盘时发现胎盘母体面有凝血块及压迹。若底蜕膜继续出血,形成胎盘后血肿,胎盘剥离面随之扩大,血液冲开胎盘边缘并沿胎膜与子宫壁之间经过宫颈管向外流出,称为显性剥离或外出血。若胎盘边缘仍附着于子宫壁或由于胎先露部固定于骨盆入口,使血液积聚于胎盘与子宫壁之间,称为隐性剥离或内出血。由于子宫内有妊娠产物存在,子宫肌不能有效收缩,以压迫破裂的血窦而止血,血液不能外流,胎盘后血肿越积越大,子宫底随之升高。当出血达到一定程度时,血液终会冲开胎盘边缘及胎膜外流,称为混合型出血。偶有出血穿破胎膜溢入羊水中成为血性羊水。

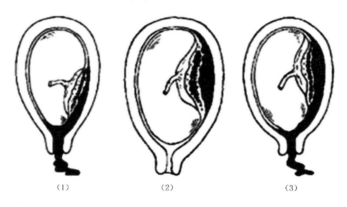

(1)　　　　　　　(2)　　　　　　　(3)

图 10-1　胎盘早剥类型

(1)显性剥离;(2)隐性剥离;(3)混合性剥离

胎盘早剥发生内出血时,血液积聚于胎盘与子宫壁之间,随着胎盘后血肿压力的增加,血液浸入子宫肌层,引起肌纤维分离、断裂甚至变性,当血液渗透至子宫浆膜层时,子宫表面出现紫蓝色瘀斑,称为子宫胎盘卒中,又称为库弗莱尔子宫。有时血液还可渗入输卵管系膜、卵巢生发上皮下、阔韧带内。子宫肌层由于血液浸润、收缩力减弱,造成产后出血。

严重的胎盘早剥可以引发一系列病理生理改变。从剥离处的胎盘绒毛和蜕膜中释放大量组织凝血活酶,进入母体血液循环,激活凝血系统,导致 DIC,肺、肾等脏器的毛细血管内微血栓形成,造成脏器缺血和功能障碍。胎盘早剥持续时间越长,促凝物质不断进入母血,激活纤维蛋白溶解系统,产生大量的纤维蛋白原降解产物(FDP),引起继发性纤溶亢进。发生胎盘早剥后,消耗大量凝血因子,并产生高浓度 FDP,最终导致凝血功能障碍。

三、临床表现

根据病情严重程度,Sher 将胎盘早剥分为 3 度。

(一)Ⅰ度

多见于分娩期,胎盘剥离面积小,患者常无腹痛或腹痛轻微,贫血体征不明显。腹部检查见子宫软,大小与妊娠周数相符,胎位清楚,胎心率正常。产后检查见胎盘母体面有凝血块及压迹即可诊断。

(二)Ⅱ度

胎盘剥离面为胎盘面积 1/3 左右。主要症状为突然发生持续性腹痛、腰酸或腰背痛,疼痛程度与胎盘后积血量成正比。无阴道流血或流血量不多,贫血程度与阴道流血量不相符。腹部检查见子宫大于妊娠周数,子宫底随胎盘后血肿增大而升高。胎盘附着处压痛明显(胎盘位于后壁则不明显),宫缩有间歇,胎位可扪及,胎儿存活。

(三)Ⅲ度

胎盘剥离面超过胎盘面积 1/2,临床表现较Ⅱ度重。患者可出现恶心、呕吐、面色苍白、四肢湿冷、脉搏细数、血压下降等休克症状,且休克程度大多与阴道流血量不成正比。腹部检查见子宫硬如板状,宫缩间歇时不能松弛,胎位扪不清,胎心消失。

四、处理原则

纠正休克、及时终止妊娠是处理胎盘早剥的原则。患者入院时,情况危重,处于休克状态,应积极补充血容量,及时输入新鲜血液,尽快改善患者状况。胎盘早剥一旦确诊,必须及时终止妊娠。终止妊娠的方法根据胎次、胎盘早剥的严重程度、胎儿宫内状况及宫口开大等情况而定。此外,对并发症如凝血功能障碍、产后出血和急性肾衰竭等进行紧急处理。

五、护理

(一)护理评估

1.病史

孕妇在妊娠晚期或临产时突然发生腹部剧痛,有急性贫血或休克现象,应引起高度重视。护士需结合有无妊娠期高血压或高血压病史、胎盘早剥史、慢性肾炎史、仰卧位低血压综合征史及外伤史,进行全面评估。

2.身心状况

胎盘早剥孕妇发生内出血时,严重者常表现为急性贫血和休克症状,而无阴道流血或有少量阴道流血。因此对胎盘早剥孕妇除进行阴道流血的量、色评估外,还应重点评估腹痛的程度、性质,孕妇的生命体征和一般情况,以及时、准确地了解孕妇的身体状况。胎盘早剥孕妇入院时情况危急,孕妇及其家属常常感到高度紧张和恐惧。

3.诊断检查

(1)产科检查:通过四步触诊判断胎方位、胎心情况、宫高变化、腹部压痛范围和程度等。

(2)B超检查:正常胎盘B超图像应紧贴子宫体部后壁、前壁或侧壁,若胎盘与子宫体之间有血肿时,在胎盘后方出现液性低回声区,暗区常不止一个,并见胎盘增厚。若胎盘后血肿较大时,能见到胎盘胎儿面凸向羊膜腔,甚至能使子宫内的胎儿偏向对侧。若血液渗入羊水中,见羊水回声增强、增多,系羊水浑浊所致。当胎盘边缘已与子宫壁分离,未形成胎盘后血肿,则见不到上述图像,故B超检查诊断胎盘早剥有一定的局限性。重型胎盘早剥时常伴胎心、胎动消失。

(3)实验室检查:主要了解患者贫血程度及凝血功能。重型胎盘早剥患者应检查肾功能与二氧化碳结合力。若并发DIC时进行筛选试验(血小板计数、凝血酶原时间、纤维蛋白原测定),结果可疑者可做纤溶确诊试验(凝血酶时间、优球蛋白溶解时间、血浆鱼精蛋白副凝时间)。

(二)可能的护理诊断

1.潜在并发症

潜在并发症有弥散性血管内凝血。

2.恐惧

与胎盘早剥引起的起病急、进展快,危及母儿生命有关。

3.预感性悲哀

与死产、切除子宫有关。

(三)预期目标

(1)孕妇出血性休克症状得到控制。

(2)患者未出现凝血功能障碍、产后出血和急性肾衰竭等并发症。

(四)护理措施

胎盘早剥是一种妊娠晚期严重危及母儿生命的并发症,积极预防非常重要。护士应使孕妇接受产前检查,预防和及时治疗妊娠期高血压、慢性高血压、慢性肾病等;妊娠晚期避免仰卧位及腹部外伤;施行外倒转术时动作要轻柔;处理羊水过多和双胎时,避免子宫腔压力下降过快等。对于已诊断为胎盘早剥的患者,护理措施如下。

1.纠正休克

改善患者的一般情况。护士应迅速开放静脉通道,积极补充其血容量,及时输入新鲜血。既能补充血容量,又可补充凝血因子。同时密切监测胎儿状态。

2.严密观察病情变化

及时发现并发症,凝血功能障碍表现为皮下、黏膜或注射部位出血,子宫出血不凝,有时有尿血、咯血及呕血等症状;急性肾衰竭可表现为尿少或无尿。护士应高度重视上述症状,一旦发现,及时报告医生并配合处理。

3.为终止妊娠做好准备

一旦确诊,应及时终止妊娠,以孕妇病情轻重、胎儿宫内状况、产程进展、胎产式等具体状态决定分娩方式,护士需为此做好相应准备。

4.预防产后出血

胎盘早剥的产妇胎儿娩出后易发生产后出血,因此分娩后应及时给予宫缩剂,并配合按摩子宫,必要时按医嘱做切除子宫的术前准备。未发生出血者,产后仍应加强生命体征观察,预防晚期产后出血的发生。

5.产褥期的处理

产妇在产褥期应注意加强营养,纠正贫血。更换消毒会阴垫,保持会阴清洁,预防感染。根据产妇身体情况给予母乳喂养指导。死产者及时给予退乳措施,可在分娩后 24 小时内尽早服用大剂量雌激素,同时紧束双乳,少进汤类;水煎生麦芽当茶饮;针刺足临泣、悬钟等穴位等。

(五)护理评价

(1)产妇分娩顺利,婴儿平安出生。

(2)产妇未出现并发症。

第七节　前置胎盘

妊娠 28 周后,胎盘附着于子宫下段,甚至胎盘下缘达到或覆盖宫颈内口,其位置低于胎先露部,称为前置胎盘。前置胎盘是妊娠晚期严重并发症,也是妊娠晚期阴道流血最常见的原因。其发病率国外报道 0.5%,国内报道 0.24%～1.57%。

一、病因

目前尚不清楚,高龄初产妇(年龄＞35 岁)、经产妇及多产妇、吸烟或吸毒妇女为高危人群。其病因可能与下述因素有关。

(一)子宫内膜病变或损伤

多次刮宫、分娩、子宫手术史等是前置胎盘的高危因素。上述情况可损伤子宫内膜,引起子宫内膜炎或萎缩性病变,再次受孕时子宫蜕膜血管形成不良、胎盘血供不足,刺激胎盘面积增大延伸到子宫下段。前次剖宫产手术瘢痕可妨碍胎盘在妊娠晚期向上迁移,增加前置胎盘的可能性。据统计发生前置胎盘的孕妇,85%～95%为经产妇。

(二)胎盘异常

双胎妊娠时胎盘面积过大,前置胎盘发生率较单胎妊娠高 1 倍;胎盘位置正常而副胎盘位于子宫下段接近宫颈内口,膜状胎盘大而薄,扩展到子宫下段,均可发生前置胎盘。

(三)受精卵滋养层发育迟缓

受精卵到达子宫腔后,滋养层尚未发育到可以着床的阶段,继续向下游走到达子宫下段,并在该处着床而发育成前置胎盘。

二、分类

根据胎盘下缘与宫颈内口的关系,将前置胎盘分为 3 类(图 10-2)。

(1)完全性前置胎盘:又称中央性前置胎盘,胎盘组织完全覆盖宫颈内口。

（2）部分性前置胎盘:宫颈内口部分为胎盘组织所覆盖。

（3）边缘性前置胎盘:胎盘附着于子宫下段,胎盘边缘到达宫颈内口,未覆盖宫颈内口。

胎盘位于子宫下段,与胎盘边缘极为接近,但未达到宫颈内口,称为低置胎盘。胎盘下缘与宫颈内口的关系可因宫颈管消失、宫口扩张而改变。前置胎盘类型可因诊断时期不同而改变,如临产前为完全性前置胎盘,临产后因宫口扩张而成为部分性前置胎盘。目前临床上均依据处理前最后一次检查结果来决定其分类。

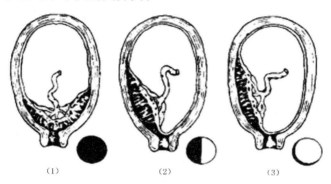

图 10-2　前置胎盘的类型
（1）完全性前置胎盘;（2）部分性前置胎盘;（3）边缘性前置胎盘

三、临床表现

(一)症状

前置胎盘的典型症状是妊娠晚期或临产时,发生无诱因、无痛性反复阴道流血。妊娠晚期子宫下段逐渐伸展,牵拉宫颈内口,宫颈管缩短;临产后规律宫缩使宫颈管消失成为软产道的一部分。宫颈外口扩张,附着于子宫下段及宫颈内口的胎盘前置部分不能相应伸展而与其附着处分离,血窦破裂出血。前置胎盘出血前无明显诱因,初次出血量一般不多,剥离处血液凝固后,出血自然停止,也有初次即发生致命性大出血而导致休克的。由于子宫下段不断伸展,前置胎盘出血常反复发生,导致出血量也越来越多。阴道流血发生的迟早、反复发生次数、出血量多少与前置胎盘类型有关。完全性前置胎盘初次出血时间早,多在妊娠28周左右,称为"警戒性出血"。边缘性前置胎盘出血多发生于妊娠晚期或临产后,出血量较少。部分性前置胎盘的初次出血时间、出血量及反复出血次数,介于两者之间。

(二)体征

患者一般情况与出血量有关,大量出血呈现面色苍白、脉搏增快微弱、血压下降等休克表现。腹部检查:子宫软,无压痛,大小与妊娠周数相符。由于子宫下段有胎盘占据,影响胎先露部入盆,故胎先露高浮,易并发胎位异常。反复出血或一次出血量过多,使胎儿宫内缺氧,严重者胎死宫内。当前置胎盘附着于子宫前壁时,可在耻骨联合上方听到胎盘杂音。临产时检查见宫缩为阵发性,间歇期子宫完全松弛。

四、治疗

原则是抑制宫缩、止血、纠正贫血和预防感染。根据阴道流血量、有无休克、妊娠周数、胎位、胎儿是否存活、是否临产及前置胎盘类型等综合做出决定。

(一)期待疗法

应在保证孕妇安全的前提下尽可能延长孕周,以提高围生儿存活率。适用于妊娠<34周、胎儿体重<2 000 g、胎儿存活、阴道流血量不多、一般情况良好的孕妇。

尽管国外有资料证明,前置胎盘孕妇的妊娠结局住院与门诊治疗并无明显差异,但我国仍应强调住院治疗。住院期间密切观察病情变化,为孕妇提供全面优质护理是期待疗法的关键措施。

(二)终止妊娠

1.终止妊娠指征

孕妇反复发生多量出血甚至休克,无论胎儿成熟与否,为了母亲安全应终止妊娠;期待疗法中发生大出血或出血量虽少,但胎龄在孕36周以上,胎儿成熟度检查提示胎儿肺成熟;胎龄未达孕36周,出现胎儿窘迫征象,或胎儿电子监护发现胎心异常;出血量多,危及胎儿;胎儿已死亡或出现难以存活的畸形,如无脑儿。

2.剖宫产

剖宫产可在短时间内娩出胎儿,迅速结束分娩,对母儿相对安全,是处理前置胎盘的主要手段。剖宫产指征应包括:完全性前置胎盘,持续大量阴道流血;部分性和边缘性前置胎盘出血量较多,先露高浮,短时间内不能结束分娩;胎心异常。术前应积极纠正贫血、预防感染等,备血,做好处理产后出血和抢救新生儿的准备。

3.阴道分娩

边缘性前置胎盘、枕先露、阴道流血不多、无头盆不称和胎位异常,估计在短时间内能结束分娩者,可予试产。

五、护理

(一)护理评估

1.病史

除个人健康史外,在孕产史中尤其注意识别有无剖宫产术、人工流产术及子宫内膜炎等前置胎盘的易发因素。此外妊娠中特别是孕28周后,是否出现无痛性、无诱因、反复阴道流血症状,并详细记录具体经过及医疗处理情况。

2.身心状况

患者的一般情况与出血量多少密切相关。大量出血时可见面色苍白、脉搏细速、血压下降等休克症状。孕妇及其家属可因突然阴道流血而感到恐惧或焦虑,既担心孕妇的健康,更担心胎儿的安危,可能显得恐慌、紧张、手足无措。

3.辅助检查

(1)产科检查:子宫大小与停经月份一致,胎儿方位清楚,先露高浮,胎心可以正常,也可因孕妇失血过多致胎心异常或消失。前置胎盘位于子宫下段前壁时,可于耻骨联合上方听到胎盘血管杂音。临产后检查,宫缩为阵发性,间歇期子宫肌肉可以完全放松。

（2）B超检查：B超断层相可清楚看到子宫壁、胎头、宫颈和胎盘的位置，胎盘定位准确率达95％，可反复检查，是目前最安全、有效的首选检查方法。

（3）阴道检查：目前一般不主张应用。只有在近临产期出血不多时，终止妊娠前为除外其他出血原因或明确诊断决定分娩方式前考虑采用。要求阴道检查操作必须在输血、输液和做好手术准备的情况下方可进行。怀疑前置胎盘的个案，切忌肛查。

（4）术后检查胎盘及胎膜：胎盘的前置部分可见陈旧血块附着呈黑紫色或黯红色，如这些改变位于胎盘的边缘，而且胎膜破口处距胎盘边缘小于7 cm，则为部分性前置胎盘。如行剖宫产术，术中可直接了解胎盘附着的部分并确立诊断。

（二）护理诊断

1.潜在并发症

潜在并发症有出血性休克。

2.有感染的危险

与前置胎盘剥离面靠近宫颈口、细菌易经阴道上行感染有关。

（三）预期目标

（1）接受期待疗法的孕妇血红蛋白不再继续下降，胎龄可达或更接近足月。

（2）产妇产后未发生产后出血或产后感染。

（四）护理措施

根据病情须立即接受终止妊娠的孕妇，安排孕妇去枕侧卧位，开放静脉通道，交叉配血，做好输血准备。在抢救休克的同时，按腹部手术患者的护理进行术前准备，并做好母儿生命体征监护及抢救准备工作。接受期待疗法孕妇的护理措施如下。

1.保证休息，减少刺激

孕妇需住院观察，绝对卧床休息，尤以左侧卧位为佳，并定时间断吸氧，每日3次，每次1小时，以提高胎儿血氧供应。此外，还需避免各种刺激，以减少出血可能。医护人员进行腹部检查时动作要轻柔，禁做阴道检查和肛查。

2.纠正贫血

除采取口服硫酸亚铁、输血等措施外，还应加强饮食营养指导，建议孕妇多食高蛋白及含铁丰富的食物，如动物肝脏、绿叶蔬菜和豆类等，一方面有助于纠正贫血，另一方面还可以增强机体抵抗力，同时也促进胎儿发育。

3.监测生命体征

及时发现病情变化，严密观察并记录孕妇生命体征，阴道流血的量、色，流血事件及一般状况，检测胎儿宫内状态。按医嘱及时完成实验室检查项目，并交叉配血备用。发现异常及时报告医师并配合处理。

4.预防产后出血和感染

（1）产妇回病房休息时严密观察其生命体征及阴道流血情况，发现异常及时报告医师处理，以防止或减少产后出血。

(2)及时更换会阴垫,以保持会阴部清洁、干燥。

(3)胎儿分娩后,及早使用宫缩剂,以预防产后大出血;对新生儿严格按照高危儿处理。

5.健康教育

护士应加强对孕妇的管理和宣教。指导围孕期妇女避免吸烟、酗酒等不良行为,避免多次刮宫、引产或宫内感染,防止多产,减少子宫内膜损伤或子宫内膜炎。对妊娠期出血,无论量多少均应就医,做到及时诊断、正确处理。

(五)护理评价

(1)接受期待疗法的孕妇胎龄接近(或达到)足月时终止妊娠。

(2)产妇产后未出现产后出血和感染。

第八节　异位妊娠

受精卵在子宫腔以外着床称为异位妊娠,习称宫外孕。异位妊娠依受精卵在子宫腔外种植部位不同分为输卵管妊娠、卵巢妊娠、腹腔妊娠、阔韧带妊娠和宫颈妊娠(图10-3)。

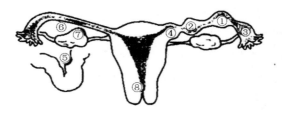

图 10-3　异位妊娠的发生部位
①输卵管壶腹部妊娠;②输卵管峡部妊娠;③输卵管伞部妊娠;④输卵管间质部妊娠;⑤腹腔妊娠;⑥阔韧带妊娠;⑦卵巢妊娠;⑧宫颈妊娠

异位妊娠是妇产科常见的急腹症,发病率约1%,是孕产妇的主要死亡原因之一。异位妊娠以输卵管妊娠最常见,占异位妊娠95%左右,其中壶腹部妊娠最多见,约占78%,其次为峡部,伞部、间质部妊娠较少见。

一、病因

(一)输卵管炎症

输卵管炎症是异位妊娠的主要病因,可分为输卵管黏膜炎和输卵管周围炎。输卵管黏膜炎轻者可发生黏膜皱褶粘连、管腔变窄,或使纤毛功能受损,从而导致受精卵在输卵管内运行受阻并于该处着床;输卵管周围炎病变主要在输卵管浆膜层或浆肌层,常造成输卵管周围粘连、输卵管扭曲、管腔狭窄、蠕动减弱而影响受精卵运行。

(二)输卵管手术史

有输卵管绝育史及手术史者输卵管妊娠的发生率为10%～20%。尤其是腹腔镜下电凝输卵管及硅胶环套术绝育,可因输卵管瘘或再通而导致输卵管妊娠。曾经接受输卵管粘连分离术、输卵管成形术(输卵管吻合术或输卵管造口术)者,在再次妊娠时输卵管妊娠的可能性也增加。

(三)输卵管发育不良或功能异常

输卵管过长、肌层发育差、黏膜纤毛缺乏、双输卵管、输卵管憩室或有输卵管副伞等,均可造成输卵管妊娠。输卵管功能(包括蠕动、纤毛活动及上皮细胞分泌)受雌、孕激素调节,若调节失败,可影响受精卵正常运行。

(四)辅助生殖技术影响

近年来,辅助生育技术的应用,使输卵管妊娠发生率增加,既往少见的异位妊娠,如卵巢妊娠、宫颈妊娠、腹腔妊娠的发生率增加。1998年,美国报道由助孕技术应用所致输卵管妊娠的发生率为2.8%。

(五)避孕失败

宫内节育器避孕失败,发生异位妊娠的机会较大。

(六)其他

子宫肌瘤或卵巢肿瘤压迫输卵管,影响输卵管管腔通畅,使受精卵运行受阻。输卵管子宫内膜异位可增加受精卵着床于输卵管的可能性。

二、病理

(一)输卵管妊娠的特点

输卵管管腔狭小,管壁薄且缺乏黏膜下组织,其肌层远不如子宫肌壁厚与坚韧,妊娠时不能形成完好的蜕膜,不利于胚胎的生长发育,常发生以下结局。

1.输卵管妊娠流产

输卵管妊娠流产多见于妊娠8~12周输卵管壶腹部妊娠。受精卵种植在输卵管黏膜皱襞内,由于蜕膜形成不完整,发育中的胚泡常向管腔突出,最终突破包膜而出血,胚泡与管壁分离,若整个胚泡剥离落入管腔,刺激输卵管逆蠕动经伞端排出到腹腔,形成输卵管妊娠完全流产,出血一般不多。若胚泡剥离不完整,妊娠产物部分排出到腹腔,还有部分附着于输卵管壁,形成输卵管妊娠不全流产,滋养细胞继续侵蚀输卵管壁,导致反复出血,形成输卵管血肿或输卵管周围血肿,血液不断流出并积聚在直肠子宫陷窝形成盆腔血肿,量多时甚至流入腹腔。

2.输卵管妊娠破裂

输卵管妊娠破裂多见于妊娠6周左右输卵管峡部妊娠。受精卵着床于输卵管黏膜皱襞间,胚泡生长发育时绒毛向管壁方向侵蚀肌层及浆膜,最终穿破浆膜,形成输卵管妊娠破裂。输卵管肌层血管丰富,短期内可发生大量腹腔内出血,使患者出现休克。其出血量远较输卵管妊娠流产多,腹痛剧烈;也可反复出血,在盆腔与腹腔内形成血肿。孕囊可自破裂口排出,种植于任何部位。若胚泡较小则可被吸收;若过大则可在直肠子宫陷凹内形成包块或钙化为石胎。

输卵管间质部妊娠虽少见,但后果严重,其结局几乎均为输卵管妊娠破裂。由于输卵管间质部管腔周围肌层较厚、血运丰富,因此破裂常发生于孕12~16周。其破裂犹如子宫破裂,症状较严重,往往在短时间内出现低血容量休克症状。

3.陈旧性宫外孕

输卵管妊娠流产或破裂,若长期反复内出血形成的盆腔血肿不消散,血肿机化变硬并与周围组织粘连,临床上称为陈旧性宫外孕。

4.继发性腹腔妊娠

无论输卵管妊娠流产或破裂,胚胎从输卵管排入腹腔内或阔韧带内,多数死亡,偶尔也有存活者。若存活胚胎的绒毛组织附着于原位或排至腹腔后重新种植而获得营养,可继续生长发育,形成继发性腹腔妊娠。

(二)子宫的变化

输卵管妊娠和正常妊娠一样,合体滋养细胞产生 HCG 维持黄体生长,使类固醇激素分泌增加,致使月经停止来潮、子宫增大变软、子宫内膜出现蜕膜反应。若胚胎受损或死亡,滋养细胞活力消失,蜕膜自宫壁剥离而发生阴道流血。有时蜕膜可完整剥离,随阴道流血排出三角形蜕膜管型;有时呈碎片排出。排出的组织见不到绒毛,组织学检查无滋养细胞,此时血 β-HCG 下降。子宫内膜形态学改变呈多样性,若胚胎死亡已久,内膜可呈增生期改变,有时可见 Arias-Stella(A-S)反应,镜检见内膜腺体上皮细胞增生、增大,细胞边界不清,腺细胞排列成团突入腺腔,细胞极性消失,细胞核肥大、深染,细胞质有空泡。这种子宫内膜过度增生和分泌反应,可能为类固醇激素过度刺激所引起;若胚胎死亡后部分深入肌层的绒毛仍存活,黄体退化迟缓,内膜仍可呈分泌反应。

三、临床表现

输卵管妊娠的临床表现与受精卵着床部位、有无流产或破裂,以及出血量多少与时间长短等有关。

(一)症状

典型症状为停经后腹痛与阴道流血。

1.停经

除输卵管间质部妊娠停经时间较长外,多有 6~8 周停经史。有 20%～30% 患者无停经史,将异位妊娠时出现的不规则阴道流血误认为月经;或由于月经过期仅数日而不认为是停经。

2.腹痛

腹痛是输卵管妊娠患者的主要症状。在输卵管妊娠发生流产或破裂之前,由于胚胎在输卵管内逐渐增大,常表现为一侧下腹部隐痛或酸胀感。当发生输卵管妊娠流产或破裂时,突感一侧下腹部撕裂样疼痛,常伴有恶心、呕吐。若血液局限于病变区,主要表现为下腹部疼痛,当血液积聚于直肠子宫陷凹时,可出现肛门坠胀感。随着血液由下腹部流向全腹,疼痛可由下腹部向全腹部扩散,血液刺激膈肌,可引起肩胛部放射性疼痛及胸部疼痛。

3.阴道流血

胚胎死亡后。常有不规则阴道流血,色黯红或深褐,量少呈点滴状,一般不超过月经量,少数患者阴道流血量较多,类似月经。阴道流血可伴有蜕膜管型或蜕膜碎片排出,系子宫蜕膜剥离所致。阴道流血一般常在病灶去除后方能停止。

4.晕厥与休克

由于腹腔内出血及剧烈腹痛,轻者出现晕厥,严重者出现失血性休克。出血量越多越快,症状出现越迅速越严重,但与阴道流血量不成正比。

5.腹部包块

输卵管妊娠流产或破裂时形成的血肿时间较久者,由于血液凝固并与周围组织或器官(如子宫、输卵管、卵巢、肠管或大网膜等)发生粘连形成包块,包块较大或位置较高者,腹部可扪及。

(二)体征

根据患者内出血的情况,患者可呈贫血貌。腹部检查:下腹压痛、反跳痛明显,出血多时,叩诊有移动性浊音。

四、治疗

以手术治疗为主,其次是药物治疗。

(一)药物治疗

1.化学药物治疗

主要适用于早期输卵管妊娠、要求保存生育能力的年轻患者。符合下列条件可采用此法:①无药物治疗的禁忌证;②输卵管妊娠未发生破裂或流产;③输卵管妊娠包块直径≤4 cm;④血β-HCG<2 000 U/L;⑤无明显内出血,常用氨甲蝶呤(MTX),治疗机制是抑制滋养细胞增生,破坏绒毛,使胚胎组织坏死、脱落、吸收。但在治疗中若病情无改善,甚至发生急性腹痛或输卵管破裂症状,则应立即进行手术治疗。

2.中医中药治疗

中医学认为本病属血瘀少腹,不通则痛的实证。以活血化瘀、消癥为治则,但应严格掌握指征。

(二)手术治疗

手术治疗分为保守手术和根治手术。保守手术为保留患侧输卵管,根治手术为切除患侧输卵管。手术治疗适用于:①生命体征不稳定或有腹腔内出血征象者;②诊断不明确者;③异位妊娠有进展者(如血β-HCG处于高水平,附件区大包块等);④随诊不可靠者;⑤药物治疗禁忌证或无效者。

1.保守手术

保守手术适用于有生育要求的年轻妇女,特别是对侧输卵管已切除或有明显病变者。

2.根治手术

根治手术适用于无生育要求的输卵管妊娠内出血并发休克的急症患者。

3.腹腔镜手术

这是近年治疗异位妊娠的主要方法。

五、护理

(一)护理评估

1.病史

应仔细询问月经史,以准确推断停经时间。注意不要将不规则阴道流血误认为末次月经,或由于月经仅过期几天,就不认为是停经。此外,对不孕、放置宫内节育器、绝育术、输卵管复通术、盆腔炎等与发病相关的高危因素应予以高度重视。

2.身心状况

输卵管妊娠发生流产或破裂前,症状及体征不明显。当患者腹腔内出血较多时呈贫血貌,严重者可出现面色苍白,四肢湿冷,脉搏快、弱、细,血压下降等休克症状。体温一般正常,出现休克时体温略低,腹腔内血液吸收时体温略升高,但不超过38℃。下腹有明显压痛、反跳痛,尤以患侧为重,肌紧张不明显,叩诊有移动性浊音。血凝后下腹部可触及包块。

输卵管妊娠流产或破裂后,腹腔内急性大量出血及剧烈腹痛,以及妊娠终止的现实都将是孕妇出现较为激烈的情绪反应,可表现为哭泣、自责、无助、抑郁和恐惧等行为。

3.辅助检查

(1)腹部检查:输卵管妊娠流产或破裂者,下腹部有明显压痛或反跳痛,尤以患侧为甚,轻度腹肌紧张;出血多时,叩诊有移动性浊音;如出血时间较长,形成血凝块,在下腹部可触及软性肿块。

(2)盆腔检查:输卵管妊娠未发生流产或破裂者,除子宫略大较软外,仔细检查可能触及胀大的输卵管并有轻度压痛。输卵管妊娠流产或破裂者,阴道后穹隆饱满,有触痛。将宫颈轻轻上抬或左右摇动时引起剧烈疼痛,称为宫颈抬举痛或摇摆痛,是输卵管妊娠的主要体征之一。子宫稍大而软,腹腔内出血多时子宫检查呈漂浮感。

(3)阴道后穹隆穿刺:一种简单、可靠的诊断方法,适用于疑有腹腔内出血的患者。由于腹腔内血液易积聚于子宫直肠陷凹,抽出黯红色不凝血为阳性,说明存在血腹症。无内出血、内出血量少、血肿位置较高或子宫直肠陷凹有粘连者,可能抽不出血液,因而穿刺阴性不能排除输卵管妊娠存在。如有移动性浊音,可做腹腔穿刺。

(4)妊娠试验:放射免疫法测血中HCG,尤其是β-HCG阳性有助诊断。虽然此方法灵敏度高,异位妊娠的阳性率一般可在80%~90%,但β-HCG阴性者仍不能完全排除异位妊娠。

(5)血清黄体酮测定:对判断正常妊娠胚胎的发育情况有帮助,血清黄体酮值<5 ng/mL应考虑宫内妊娠流产或异位妊娠。

(6)超声检查:B超显像有助于诊断异位妊娠。阴道B超检查较腹部B超检查准确性高。诊断早期异位妊娠。单凭B超现象有时可能会误诊。若能结合临床表现及β-HCG测定等,对诊断的帮助很大。

(7)腹腔镜检查:适用于输卵管妊娠尚未流产或破裂的早期患者和诊断有困难的患者,腹腔内有大量出血或伴有休克者,禁止做腹腔镜检查。在早期异位妊娠患者,腹腔镜可见一侧输卵管肿大,表面紫蓝色,腹腔内无出血或有少量出血。

(8)子宫内膜病理检查:诊刮仅适用于阴道流血量较多的患者,目的在于排除宫内妊娠流产。将子宫腔排出物或刮出物做病理检查,切片中见到绒毛,可诊断为宫内妊娠,仅见蜕膜未见绒毛者有助于诊断异位妊娠。现已很少依靠诊断性刮宫协助诊断。

（二）护理诊断

1.潜在并发症

潜在并发症有出血性休克。

2.恐惧

与担心手术失败有关。

（三）预期目标

（1）患者休克症状得到及时发现并缓解。

（2）患者能以正常心态接受此次妊娠失败的事实。

（四）护理措施

1.接受手术治疗患者的护理

（1）护士在严密监测患者生命体征的同时，配合医生积极纠正患者休克症状，做好术前准备。手术治疗是输卵管异位妊娠的主要处理原则。对于严重内出血并发休克的患者，护士应立即开放静脉通道，交叉配血，做好输血输液的准备，以便配合医生积极纠正休克，补充血容量，并按急症手术要求迅速做好手术准备。

（2）加强心理护理：护士于术前简洁明了地向患者及其家属讲明手术的必要性，并以亲切的态度和切实的行动赢得患者及其家属的信任，保持周围环境的安静、有序，减少和消除患者的紧张、恐惧心理，协助患者接受手术治疗方案。术后，护士应帮助患者以正常的心态接受此次妊娠失败的现实，向她们讲述异位妊娠的有关知识，一方面可以减少因害怕再次发生异位妊娠而抵触妊娠的不良情绪，另一方面也可以增加和提高患者的自我保健意识。

2.接受非手术治疗患者的护理

对于接受非手术治疗的患者，护士应从以下几个方面加强护理。

（1）护士需密切观察患者的一般情况、生命体征，并重视患者的主诉，尤应注意阴道流血量与腹腔内出血量不成比例，当阴道流血量不多时，不要误认为腹腔内出血量也很少。

（2）护士应告诉患者病情发展的一些指征，如出血增多、腹痛加剧、肛门坠胀感明显等，以便当患者病情发展时，医患均能及时发现，给予相应处理。

（3）患者应卧床休息，避免腹部压力增大，从而减少异位妊娠破裂的机会。在患者卧床期间，护士需提供相应的生活护理。

（4）护士应协助正确留取血标本，以检测治疗效果。

（5）护士应指导患者摄取足够的营养物质，尤其是富含铁蛋白的食物，如动物肝脏、肉类、豆类、绿叶蔬菜及黑木耳等，以促进血红蛋白的增加，增强患者的抵抗力。

3.出院指导

输卵管妊娠的预后在于防治输卵管的损伤和感染，因此护士应做好妇女的健康保健工作，防止发生盆腔感染。教育患者保持良好的卫生习惯，勤洗浴、勤换衣，性伴侣稳定。发生盆腔炎后须立即彻底治疗，以免延误病情。另外，由于输卵管妊娠者中约有10%的再发生率和50%～60%的不孕率，因此护士需要告诫患者，下次妊娠时要及时就医，并且不宜轻易终止妊娠。

（五）护理评价

（1）患者的休克症状得到及时发现并纠正。

（2）患者消除了恐惧心理.愿意接受手术治疗。

第九节　过期妊娠

平时月经周期规则,妊娠达到或超过42周(＞294天)尚未分娩者,称为过期妊娠。其发生率占妊娠总数的3%～15%。过期妊娠使胎儿窘迫、胎粪吸入综合征、过熟综合征、新生儿窒息、围生儿死亡、巨大儿,以及难产等不良结局发生率增高,并随妊娠期延长而增加。

一、病因

过期妊娠可能与下列因素有关。

（一）雌、孕激素比例失调

内源性前列腺素和雌二醇分泌不足而使黄体酮水平增高,导致孕激素优势,从而抑制前列腺素和缩宫素的作用,延迟分娩发动,导致过期妊娠。

（二）头盆不称

部分过期妊娠胎儿较大,导致头盆不称和胎位异常,使胎先露部不能紧贴子宫下段及宫颈内口,反射性子宫收缩减少,容易发生过期妊娠。

（三）胎儿畸形

胎儿畸形如无脑儿,由于无下丘脑,垂体－肾上腺轴发育不良或缺如,促肾上腺皮质激素产生不足,胎儿肾上腺皮质萎缩,使雌激素的前身物质16α-羟基硫酸脱氢表雄酮不足,进而雌激素分泌减少;小而不规则的胎儿不能紧贴子宫下段及宫颈内口诱发宫缩,导致过期妊娠。

（四）遗传因素

某家族、某个体常反复发生过期妊娠,提示过期妊娠可能与遗传因素有关。胎盘硫酸酯酶缺乏症是一种罕见的伴性隐性遗传病,可导致过期妊娠。其发生机制是因胎盘缺乏硫酸酯酶,胎儿肾上腺与肝脏产生的16α-羟基硫酸脱氢表雄酮不能脱去硫酸根转变为雌二醇及雌三醇,从而使血雌二醇及雌三醇明显减少,降低子宫对缩宫素的敏感性,使分娩难以启动。

二、临床表现

（一）胎盘

过期妊娠的胎盘病理有两种类型:一种是胎盘功能正常,除重量略有增加外,胎盘外观和镜检均与妊娠足月胎盘相似;另一种是胎盘功能减退,肉眼观察胎盘母体面呈片状或多灶性梗死及钙化,胎儿面及胎膜常被胎粪污染,呈黄绿色。

（二）羊水

正常妊娠38周后,羊水量随妊娠推延逐渐减少,妊娠42周后羊水减少迅速,约30%减至300 mL以下;羊水粪染率明显增高,是足月妊娠的2～3倍,若同时伴有羊水过少,羊水粪染率达71%。

（三）胎儿

过期妊娠胎儿生长模式与胎盘功能有关,可分以下3种。

1.正常生长及巨大儿

胎盘功能正常者,能维持胎儿继续生长,约 25% 成为巨大儿,其中 1.4% 胎儿出生体重＞4 500 g。

2.胎儿成熟障碍

10%～20% 过期妊娠并发胎儿成熟障碍。胎盘功能减退与胎盘血流灌注不足、胎儿缺氧及营养缺乏等有关。由于胎盘合成、代谢、运输及交换等功能障碍,胎儿不易再继续生长发育。临床分为3期:第Ⅰ期为过度成熟期,表现为胎脂消失,皮下脂肪减少、皮肤干燥松弛多皱褶,头发浓密,指(趾)甲长,身体瘦长,容貌似"小老人"。第Ⅱ期为胎儿缺氧期,肛门括约肌松弛,有胎粪排出,羊水及胎儿皮肤黄染,羊膜和脐带绿染,胎儿患病率及围生儿病死率最高。第Ⅲ期为胎儿全身因粪染历时较长广泛黄染,指(趾)甲和皮肤呈黄色,脐带和胎膜呈黄绿色,此期胎儿已经历和渡过第Ⅱ期危险阶段,其预后反较第Ⅱ期好。

3.胎儿生长受限

小样儿可与过期妊娠共存,后者更增加胎儿的危险性,约 1/3 过期妊娠死产儿为生长受限小样儿。

三、处理

应根据胎盘功能、胎儿大小、宫颈成熟度综合分析,以确诊过期妊娠,并选择恰当的分娩方式终止妊娠,在产程中密切观察羊水情况,进行胎心监护,出现胎儿窘迫征象,行剖宫产尽快结束分娩。

四、护理

(一)护理评估

1.病史

准确核实孕周,确定胎盘功能是否正常是关键。诊断过期妊娠之前必须准确核实孕周。

2.身心诊断

平时月经周期规则,妊娠达到或超过 42 周(＞294 天)未分娩者,可诊断为过期妊娠。由于孕妇结果的不可预知,恐惧、焦虑、猜测是过期妊娠孕妇常见的情绪反应。

3.辅助检查

实验室检查:①根据 B 超检查确定孕周,妊娠 20 周内,B 超检查对确定孕周具有重要意义。妊娠 5～12 周以胎儿顶臀径推算孕周较准确,妊娠 12～20 周以胎儿双顶径、股骨长度推算预产期较好。②根据妊娠初期血、尿 HCG 增高的时间推算孕周。

(二)可能的护理诊断

1.有新生儿受伤的危险

与过期胎儿生长受限有关。

2.焦虑

与担心分娩方式、过期胎儿预后有关。

(三)预期目标

(1)新生儿不存在因护理不当而产生的并发症。

(2)患者能平静地面对事实,接受治疗和护理。

(四)护理措施

1.预防过期妊娠

(1)加强孕期宣教,使孕妇及其家属认识过期妊娠的危害性。

(2)定期进行产前检查,适时结束妊娠。

2.加强监测,判断胎儿宫内情况

(1)教会孕妇进行胎动计数:妊娠超过 40 周的孕妇,通过计数胎动进行自我监测尤为重要。胎动计数>30 次/12 小时为正常,<10 次/12 小时或逐日下降,超过 50%,应视为胎盘功能减退,提示胎儿宫内缺氧。

(2)胎儿电子监护仪检测:无应激试验(NST)每周 2 次,胎动减少时应增加检测次数;住院后需每日1 次监测胎心变化。NST 无反应型需进一步做催产素激惹试验,若多次反复出现胎心晚期减速,提示胎盘功能减退、胎儿明显缺氧。因 NST 存在较高假阳性率,需结合 B 超检查,估计胎儿安危。

3.终止妊娠应根据胎盘功能、胎儿大小、宫颈成熟度综合分析,选择恰当的分娩方式

(1)终止妊娠的指征:已确诊过期妊娠,严格掌握终止妊娠的指征有:①宫颈条件成熟;②胎儿体重>4 000 g 或胎儿生长受限;③12 小时内胎动<10 次或 NST 为无反应型,OCT 可疑;④尿 E/C 比值持续低值;⑤羊水过少(羊水暗区<3 cm)和(或)羊水粪染;⑥并发重度子痫前期或子痫。终止妊娠的方法应酌情而定。

(2)引产:宫颈条件成熟、Bishop 评分>7 分者,应予引产;胎头已衔接者,通常采用人工破膜,破膜时羊水多而清者,可静脉滴注缩宫素,在严密监视下经阴道分娩。对羊水Ⅱ度污染者,若阴道分娩,要求在胎肩娩出前用负压吸管或吸痰管吸净胎儿鼻咽部黏液。

(3)剖宫产:出现胎盘功能减退或胎儿窘迫征象,无论宫颈条件成熟与否,均应行剖宫产尽快结束分娩。过期妊娠时,胎儿虽有足够储备力,但临产后宫缩应激力的显著增加超过其储备力,出现隐性胎儿窘迫,对此应有足够认识。最好应用胎儿监护仪,及时发现问题,采取应急措施,适时选择剖宫产挽救胎儿。进入产程后,应鼓励产妇左侧卧位、吸氧。产程中最好连续监测胎心,注意羊水性状,必要时取胎儿头皮血测 pH,及早发现胎儿窘迫,并及时处理。过期妊娠时,常伴有胎儿窘迫、羊水粪染,分娩时应做相应准备。胎儿娩出后立即在直接喉镜指引下行气管插管吸出气管内容物,以减少胎粪吸入综合征的发生。过期儿患病率和病死率均增高,应及时发现和处理新生儿窒息、脱水、低血容量及代谢性酸中毒等并发症。

(五)护理评价

(1)患者能积极配合医护措施。

(2)新生儿未发生窒息。

第十一章 儿科护理

第一节 小儿急性上呼吸道感染

急性上呼吸道感染是小儿最常见的疾病,主要侵犯鼻、鼻咽和咽部,常诊断为"急性鼻咽炎(普通感冒)"、"急性咽炎"、"急性扁桃体炎"等,也可统称为上呼吸道感染,或简称上感。

一、病因

各种病毒和细菌都可引起上呼吸道感染,尤以病毒为多见,约占上感发病病原体的60%,甚至90%以上,常见有鼻病毒、腺病毒、副流感病毒、流行性感冒病毒、呼吸道合胞病毒等,其他病毒如冠状病毒、肠道病毒、单纯疱疹病毒、EB病毒等。细菌感染常继发于病毒感染,其中溶血性链球菌占重要地位,其次为肺炎链球菌、葡萄球菌、嗜血流感杆菌,偶尔也有革兰阴性杆菌。有报道肺炎支原体菌也可引起上呼吸道感染。

二、病理改变

病变部位早期表现为毛细血管和淋巴管扩张、黏膜充血水肿、腺体及杯状细胞分泌增加及单核细胞和吞噬细胞浸润,以后转为中性粒细胞浸润,上皮细胞和纤毛细胞坏死脱落。恢复期上皮细胞新生、黏膜修复、恢复正常。

三、临床表现

本病多为散发,偶然可见流行。婴幼儿患病症状较重,年长儿较轻。婴幼儿患病时可有或无流涕、鼻塞、喷嚏等呼吸道症状,常突发高热、呕吐、腹泻,甚至由高热而引起惊厥。年长患儿常有流涕、鼻塞、喷嚏、咽部不适、发热等症状,可伴有轻度咳嗽与声嘶。部分患儿发病早期可出现脐周围阵痛、咽炎、咽痛等症状,咽黏膜充血,若咽侧索也受累,则在咽两外侧壁上各见一纵行条索状肿块突出。疱疹性咽峡炎,在鳃弓、软腭、腭垂黏膜上可见数个或数十个灰白色小疱疹,直径为1～3 mm,周围有红晕,1～2天破溃成溃疡。咽—眼结合膜热患者,临床特点为发热,体温39 ℃左右,咽炎及结膜炎同时存在,而有别于其他类型的上呼吸道感染。急性扁桃体炎除了发热咽痛,扁桃体可见明显红肿,表面有黄白色脓点,可融合成假膜状。

四、实验室检查

病毒感染时白细胞计数多偏低或正常,中性粒细胞不增高。病因诊断除采用病毒分离与血清反应外,近年来广泛利用免疫荧光、酶联免疫等方法开展病毒学的早期诊断,对初步鉴别诊断有一定帮助。细菌感染时白细胞计数及中性粒细胞可增高;由链球菌引起者血清抗链球菌溶血素"O"滴度增高,咽拭子培养可有致病菌生长。

五、诊断

急性上呼吸道感染具有典型症状,如发热、鼻塞、咽痛、扁桃体肿大等全身和局部症状,结合季节、流行病学特点等,临床诊断并不困难,但对病原学的诊断则需依靠病毒学和细菌学检查。

六、鉴别诊断

(1)症状中高热惊厥和腹痛严重者,须与中枢神经系统感染和急腹症等疾病相鉴别。

(2)很多急性传染病早期也有上呼吸道感染的症状,虽然现在预防接种比较普遍,传染病发病率明显下降,但在传染病流行季节要仔细询问麻疹、猩红热、腮腺炎、百日咳、流感及脊髓灰质炎的流行接触史,夏季尤其要注意和中毒性疾病的早期相鉴别。

(3)如有高热、流涎、拒食、咽后壁及扁桃体周围有小疱疹及小溃疡,可诊断为疱疹性咽峡炎;如有高热、咽红伴眼结膜充血,可诊断为咽结膜热;扁桃体红肿且有渗出者为急性扁桃体炎或化脓性扁桃体炎;如有明显流行史、高热、四肢酸痛、头痛等全身症状且较鼻咽部症状更重,要考虑流行性感冒。

七、治疗

(一)一般治疗

充分休息,多饮水,注意隔离,预防并发症。WHO在急性呼吸道感染的防治纲要中指出,关于感冒的治疗主要是家庭护理和对症处理。

(二)对症治疗

1.高热

高热时口服阿司匹林类,剂量为 10 mg/(kg·次),持续高热可每 4 小时口服 1 次;也可用对乙酰氨基酚,剂量为5～10 mg/(kg·次),市场上多为糖浆剂,便于小儿服用。高热时还可以赖氨酸阿司匹林或阿尼利定等肌内注射,同时可用冷敷、温湿敷、酒精擦浴等物理方法降温。

2.高热惊厥

出现高热惊厥可针刺人中、十宣等穴位或肌内注射苯巴比妥钠 4～6 mg/(kg·次),有高热惊厥史的小儿可在服退热剂同时服用苯巴比妥等镇静剂。

3.鼻塞

乳儿鼻塞妨碍喂奶时,可在喂奶前用 0.5 ％麻黄碱,1～2 滴滴鼻,年长儿也可加用氯苯那敏等脱敏剂。

4.咽痛

疱疹性咽峡炎时可用冰硼酸、锡类散、金霉素鱼肝油或碘甘油涂抹口腔内疱疹或溃疡处;年长儿可口含碘喉片及其他中药清利咽喉,如华素片、度美芬、四季润喉片、草珊瑚、西瓜霜润喉片等。

(三)病因治疗

如诊断为病毒感染,目前常用 1 ％利巴韦林滴鼻,每 2～3 小时双鼻孔各滴 2～3 滴,或口服利巴韦林口服液(威乐星),或用利巴韦林口含片。也有用口服金刚烷胺、吗啉胍(吗啉双呱片),但疗效不肯定。如明确为腺病毒或单纯性溃疡病毒感染可用疱疹净(碘苷)、阿糖胞苷。近年来有报道用干扰素治疗重症病毒性感染取得较好疗效。如诊断为细菌性感染,大多合并有中耳炎、鼻窦炎、化脓性扁桃体炎、淋巴结炎及下呼吸道炎症时,可选用复方新诺明、氨苄西林、阿莫西林或其他抗生素。但多数上呼吸道感染病例不应滥用抗生素。

八、预防

减少上呼吸道感染的根本办法在于预防。平时要多参加户外活动,增强体质,避免交叉感染,特别是在感冒流行季节少去公共场所或串门;注意气候骤变,及时添减衣服;对体弱患儿及反复呼吸道感染患儿可服玉屏风散或左旋咪唑,0.25～3 mg/(kg·d),每周服 2 天停 5 天,3个月为 1 个疗程,也可口服卡慢舒。这些治疗目的多是增强机体抵抗力,预防呼吸道感染复发。

九、并发症

正常 5 岁以下小儿平均每年患急性呼吸道感染 4～6 次。但有的患儿患呼吸道感染的次数过于频繁,可称为反复呼吸道感染,简称复感儿。

(一)影响因素

由于小儿正处在生长发育之中,身体的免疫系统还未发育完善,缺乏抵御微生物侵入的能力,故很容易患急性呼吸道感染,但有的患儿由于环境或机体本身条件比一般小儿更易患急性呼吸道感染,影响因素有以下 3 点。

1.机体条件

如患儿长期营养不良,婴儿母乳不足又未及时添加辅食,体内缺乏必需的蛋白质、脂肪及热量不足,则会影响器官组织的正常发育导致抵抗力低下;也有的家庭经济条件并不差,但父母缺乏科学育儿知识,偏食或喂养不合理,特别是患儿只喝牛奶、巧克力,缺乏多种维生素和微量元素如铁、锌等,也会对免疫系统造成损害,抗病能力下降而易患病。

2.环境因素

环境因素特别是大气污染或被动吸烟。例如,冬天屋内生炉子,空气中大量烟雾、粉尘及有害物质进入小儿呼吸道,同样被动吸烟也是。这些有害物质不但损伤呼吸道正常黏膜,而且可降低抵抗力,诱发呼吸道感染。有报道在吸烟家庭中生长的小儿比无吸烟家庭的小儿患急性呼吸道感染的机会大数倍乃至 10 倍。

3.先天因素

小儿患有先天的免疫缺陷病或暂时性免疫低下也可造成反复呼吸道感染。

(二)诊断

根据 1987 年全国小儿呼吸道疾病学术会议讨论标准做出诊断(表 11-1)。

表 11-1 小儿反复呼吸道疾病诊断标准

年龄(岁)	上呼吸道感染(次/年)	下呼吸道感染(次/年)
0～2	7	3
3～5	5	2
6～12	5	2

(三)治疗

急性感染除可参照上述方法治疗外,还要针对引起反复上感的原因,如增加营养、改善环境因素。应该指出先天性免疫缺陷的小儿是极少数,大部分还是护理问题,因此增强患儿体质是治疗及预防的根本。加强体育锻炼及注意户外活动,使患儿增强适应外界环境及气候变化的能力;同时注意对反复呼吸道感染患儿的生活护理,随气候变化增减衣服,切忌过捂过饱,这些都是治疗反复呼吸道感染的关键。

十、护理评估

(一)健康史

询问发病情况,注意有无受凉史,或当地有无类似疾病的流行,患儿发热开始时间、程度,伴随症状及用药情况;了解患儿有无营养不良、贫血等病史。

(二)身体状况

观察患儿精神状态,注意有无鼻塞、呼吸困难,测量体温,检查咽部有无充血和疱疹,扁桃体及颈部淋巴结是否肿大,结膜及咽喉膜有无充血,皮肤有无皮疹,腹痛及支气管、肺受累的表现。了解血常规等实验室检查结果。

(三)心理—社会状况

了解患儿及其家长的心理状态和对该病因、预防及护理知识的认识程度;评估患儿家庭环境及经济情况,注意疾病流行趋势。

十一、常见护理诊断与合作性问题

(一)体温过高

与上呼吸道感染有关。

(二)潜在并发症:惊厥

与高热有关。

(三)有外伤的危险

与发生高热惊厥时抽搐有关。

(四)有窒息的危险

与发生高热惊厥时胃内容物反流或痰液阻塞有关。

(五)有体液不足的危险

与高热大汗及摄入减少有关。

(六)低效性呼吸形态

与呼吸道炎症有关。

(七)舒适的改变

与咽痛、鼻塞等有关。

十二、护理目标

(1)患儿体温降至正常范围(36～37.5 ℃)。

(2)患儿不发生惊厥或惊厥时能被及时发现。

(3)患儿维持舒适状态,无自伤及外伤发生。

(4)患儿呼吸道通畅,无误吸及窒息发生。

(5)患儿体温正常,能接受该年龄组的液体入量。

(6)患儿呼吸在正常范围,呼吸道通畅。

(7)患儿感到舒适,不再哭闹。

十三、护理措施

(1)保持室内空气新鲜,每日通风换气 2～4 次,保持室温在 18～22 ℃,湿度在 50%～60%,空气每日用过氧乙酸或含氯制剂喷雾消毒 2 次。有患儿居住的房间最好用空气消毒机,消毒净化空气。

(2)密切观察体温变化,体温超过 38.5 ℃时给予物理降温,如头部冷敷、腋下及腹股沟处置冰袋,温水或乙醇擦浴。冷盐水灌肠,必要时给予药物降温:使用对乙酰氨基酚、柴胡制剂及肌内注射阿尼利定。

(3)发热者卧床休息,直到退热 1 天以上可适当活动,做好心理护理,提供玩具、画册等有利于减轻患儿焦虑、不安情绪。

(4)防止发生交叉感染,患儿与正常小儿分开,接触者戴口罩,防止继发细菌感染。

(5)保持口腔清洁,每天用生理盐水漱口 1～2 次,婴幼儿可经常喂少量温开水以清洗口腔,防止口腔炎的发生。

(6)保持鼻咽部通畅,鼻腔分泌物和干痂及时清除,鼻孔周围应保持清洁,避免增加鼻腔压力,使炎症经咽管向中耳发展而引起中耳炎。鼻腔严重时于清洁鼻腔分泌部后用 0.5%麻黄碱液滴鼻,每次 1～2 滴;对鼻塞而妨碍吸吮的婴幼儿,宜在哺乳前 10～15 分钟滴鼻,使鼻腔通畅,保持吸吮。

(7)多饮温开水,以加速毒物排泄和降低体温,患儿衣着、被子不宜过厚,出汗后及时给患儿用温水擦干汗液,更换衣服。

(8)每 4 小时测体温 1 次,体温骤升或骤降时要随时测量并记录,如患儿病情加重,体温持续不退,应考虑并发症的可能,需要及时报告医生并及时处理,如病程中出现皮疹,应区别是否为某种传染病的早期征象,以便及时采取措施。

(9)注意观察咽部充血、水肿等情况,咽部不适时给予润喉含片或雾化吸入(雾化吸入药物可用利巴韦林、糜蛋白酶、地塞米松加入 20～40 mL 注射用水 2 次/天)。

(10)室内安静,减少刺激,发生高热惊厥时按惊厥护理常规进行护理。

(11)给予易消化和富含维生素的清淡饮食,必要时静脉补充营养和水分。

(12)将患儿安置在有氧气、吸痰器的病室内。

(13)患儿平卧,头偏向一侧,注意防止舌咬伤。防止呕吐物误吸,防止舌后倒引起窒息,应托起患儿下颌同时解开衣物及松开腰带,以减轻呼吸道阻力。

(14)密切观察病情变化,防止发生意外,如坠床或摔伤等。

(15)抽搐时上下牙之间放牙垫,防止舌及口唇咬伤,患儿持续发作时,可按照医嘱给予对症处理。

(16)按医嘱用止惊药物,如地西泮、苯巴比妥等,观察患儿用药后的反应并记录。

(17)治疗、护理等应集中进行,保持安静,减少刺激。

(18)保持呼吸道通畅,及时吸痰,发绀者给予吸氧,窒息者给人工呼吸,注射呼吸兴奋剂。

(19)高热者给予物理降温或退热剂降温,在严重感染并伴有循环衰竭、抽搐、高热者,可行冬眠疗法,冬眠期间不能搬动患儿或突然竖起,防止直立性休克。

(20)若患儿有抽畜,详细记录发作时间,抽动的姿势、次数及特点,因有的患儿抽搐时间相当短暂,虽有几秒钟,抽搐姿势也不同,有的像眨眼一样,有的口角微动,有的肢体像无意乱动一样等,因此需仔细注视才能发现。

(21)密切观察血压、呼吸、脉搏、瞳孔的变化,并做好记录。

十四、健康教育

(1)指导家庭护理。由于上呼吸道感染患儿多不住院,患儿家长应掌握上呼吸道感染的护理要点:让患儿多饮水,促进代谢及体内毒素的排泄;饮食要清淡,少食多餐,给予高蛋白、高热量、高维生素的流质或半流质饮食;要注意休息,避免剧烈活动,防止咳嗽加重。患儿鼻塞时呼吸不畅可在哺乳及临睡前用0.5%的麻黄碱溶液滴鼻,每次1~2滴,可使鼻腔通畅。但不能用药过频,以免引起心悸等表现。

(2)指导预防并发症的方法,以免引起中耳炎、鼻窦炎;介绍如何观察并发症的早期表现,如高热持续不退而复升、淋巴结肿大、耳痛或外耳道流脓、咳嗽加重、呼吸困难等,及时与医护人员联系并及时处理。

(3)介绍上呼吸道感染的预防重点,增加营养和体格锻炼,避免受凉;在上呼吸道感染流行季节避免到人多的公共场所;有流行趋势时给易感儿服用板蓝根、金银花、连翘等中药汤剂预防,对反复发生上呼吸道感染的小儿应积极治疗原发病,改善机体健康状况。鼓励母乳喂养,积极防治各种慢性病,如维生素D缺乏性佝偻病、营养不良及贫血等,在集体儿童机构中,如果有上感流行趋势,应早期隔离患儿,室内用食醋熏蒸法消毒。

(4)用药指导。指导患儿家长不要给患儿滥服感冒药,如成人速效伤风胶囊,以及其他市场上流行的感冒药、消炎药、抗病毒药,必须在医生指导下服药,服药时不要与奶粉、糖水同服,两种药物必须间隔半小时以上再服用。

第二节　小儿急性感染性喉炎

急性感染性喉炎是由病毒或细菌等引起的喉部黏膜的急性炎症,多见于5岁以下的儿童,冬春季发病较多。由于小儿喉腔狭小、黏膜下血管淋巴组织丰富、声门下组织疏松等解剖特点,易出现犬吠样咳嗽、声音嘶哑、吸气性喉鸣伴呼吸困难,严重时出现喉梗阻症状,若处理不及时,可危及生命。

一、临床特点

(一)症状

1.发热

患儿可有不同程度的发热,严重时体温可高达40℃并伴有中毒症状。

2.咳嗽

轻者为刺激性咳嗽,伴有声音嘶哑,较重的有犬吠样咳嗽。

3.喉梗阻症状

呈吸气性喉鸣、三凹征,重者迅速出现烦躁不安、吸气性呼吸困难、青紫、心率加快等缺氧症状。临床将喉梗阻分为4度。

Ⅰ度喉梗阻:安静时如常人,但活动(或受刺激)后可出现喉鸣及吸气性呼吸困难。胸部听诊呼吸音清晰,心率无改变。

Ⅱ度喉梗阻:即使在安静状态下也有喉鸣和吸气性呼吸困难。听诊可闻及喉鸣传导或气管呼吸音,呼吸音强度大致正常。心率稍快,一般状况尚好。

Ⅲ度喉梗阻:吸气性呼吸困难严重,除上述表现外,还因缺氧严重而出现明显发绀,患儿常极度不安、躁动、恐惧、大汗,胸廓塌陷,呼吸音明显减低。心率增快,常大于 140 次/分,心音低钝。

Ⅳ度喉梗阻:由于呼吸衰竭,以及体力逐渐耗竭,患儿极度衰竭,呈昏睡状或进入昏迷,三凹征反而不明显,呼吸微弱,呼吸音几乎消失,胸廓塌陷明显,心率或慢或快,心律不齐,心音微弱,面色由发绀变成苍白或灰白。

(二)体征

咽部充血,肺部无湿啰音。直接喉镜检查可见黏膜充血、肿胀,声门下黏膜呈梭状肿胀,黏膜表面有时附有黏稠分泌物。

二、护理评估

(一)健康史

询问发病情况,病前有无上呼吸道感染现象。

(二)症状及体征

检查患儿有无发热、声音嘶哑、咳嗽、气促、三凹征。

(三)社会—心理状况

评估患儿及其家长的心理状态,对疾病的了解程度,如家庭环境及经济情况,了解患儿有无住院的经历。

(四)辅助检查

了解病原学及血常规检查结果。

三、常见护理问题

(1)低效性呼吸形态:与喉头水肿有关。

(2)舒适的改变:与咳嗽、呼吸困难有关。

(3)有窒息的危险:与喉梗阻有关。

(4)体温过高:与感染有关。

四、护理措施

(一)改善呼吸功能,保持呼吸道通畅

(1)保持室内空气清新,每日定时通风 2 次,保持室内湿度在 60 %左右,以缓解喉肌痉挛,湿化气道。

(2)适当抬高患儿颈肩部,怀抱小儿使头部稍后仰以保持气道通畅,体位舒适。

(3)Ⅱ度以上喉梗阻患儿应给予吸氧。

(4)吸入以布地奈德混悬液+肾上腺素用生理盐水稀释后雾化吸入,每日 3～4 次。以消除喉水肿,恢复气道通畅。

(5)指导较大年龄患儿进行有效的咳嗽,当患儿剧烈咳嗽时,可嘱患儿深呼吸以抑制咳嗽。

(二)密切观察病情变化

根据患儿三凹征、喉鸣、青紫及烦躁的表现来判断缺氧的程度,及时发现喉梗阻,积极处理,避免窒息。如有喉梗阻先兆,立即通知医生,备好抢救物品,积极配合抢救。

(三)发热护理

监测体温变化,发热时给温水擦浴,解热贴敷前额,必要时按医嘱给予药物降温。

(四)提高患儿的舒适度

卧床休息,减少活动,各种护理操作尽量集中进行,避免患儿哭闹。一般情况下不用镇静剂,若患儿过度烦躁不安,可遵医嘱用地西泮、苯巴比妥肌内注射或10%水合氯醛灌肠。因氯丙嗪及吗啡有抑制呼吸的作用,不宜应用。

五、健康教育

(1)向患儿家长讲解疾病的有关知识和护理要点,指导家长耐心细致地喂养,给予患儿易消化的流质或半流质食物,多饮水,不吃有刺激性的食物,避免患儿进食时发生呛咳。

(2)向家长说明雾化吸入的重要性,鼓励患儿配合治疗。

(3)避免患儿哭闹时间过长,吸入有害气体或进食辛辣食物,刺激损伤喉部。

六、出院指导

(1)注意锻炼身体,合理喂养,增强机体抵抗力。

(2)养成良好卫生习惯,饭后漱口,多饮水,保持口腔清洁。

(3)一旦发生痉挛性喉炎(出现呼吸紧促如犬吠样咳嗽、喉鸣,吸气困难,胸廓塌陷,唇色青紫)应立即送医院治疗,并保持气道通畅(患儿头向后仰,解开衣领)。

第三节　小儿肺炎

肺炎是指不同病原体或其他因素所致的肺部炎症,以发热、咳嗽、气促、呼吸困难和肺部固定湿啰音为共同临床表现,该病是儿科常见疾病中能威胁生命的疾病之一。据联合国儿童基金会统计,全世界每年有350万左右小于5岁儿童死于肺炎,占小于5岁儿童总死亡率的28%;我国每年小于5岁儿童因肺炎死亡者约有35万,占全世界儿童肺炎死亡数的10%。因此,积极采取措施,降低小儿肺炎的死亡率,是21世纪世界儿童生存、保护和发展纲要规定的重要任务。

目前,小儿肺炎的分类尚未统一,常用方法有4种,各种肺炎可单独存在,也可两种同时存在。①病理分类:可分为支气管肺炎、大叶性肺炎、间质性肺炎等。②病因分类:可分为感染性肺炎,如病毒性肺炎、细菌性肺炎、支原体肺炎、衣原体肺炎、真菌性肺炎、原虫性肺炎;非感染性肺炎,如吸入性肺炎、坠积性肺炎等。③病程分类:可分为急性肺炎(病程<1个月)、迁延性肺炎(病程1~3个月)、慢性肺炎(病程>3个月)。④病情分类:可分为轻症肺炎(主要为呼吸系统表现)、重症肺炎(除呼吸系统受累外,其他系统也受累,且全身中毒症状明显)。

临床上若病因明确,则按病因分类,否则按病理分类。

一、病因与发病机制

引起肺炎的主要病原体为病毒和细菌,病毒中最常见的为呼吸道合胞病毒,其次为腺病毒、流行性感冒病毒等;细菌中以肺炎链球菌多见,其他有葡萄球菌、链球菌、革兰阴性杆菌等。低出生体重、营养不良、维生素 D 缺乏性佝偻病、先天性心脏病等患儿易患本病,且病情严重,容易迁延不愈,病死率也较高。

病原体多从呼吸道入侵,也可经血行入肺,引起支气管、肺泡、肺间质炎症,支气管因黏膜水肿而管腔变窄,肺泡壁因充血、水肿而增厚,肺泡腔内充满炎症渗出物,影响了通气和气体交换。同时,由于小儿呼吸系统的特点,当炎症进一步加重时,可使支气管管腔更加狭窄,甚至阻塞,造成通气和换气功能障碍,导致低氧血症及高碳酸血症。为代偿缺氧,患儿呼吸与心率加快,出现鼻翼扇动和三凹征,严重时可产生呼吸衰竭。由于病原体作用,重症常伴有毒血症,引起不同程度的感染中毒症状。缺氧、二氧化碳潴留及毒血症可导致循环系统、消化系统、神经系统的一系列症状,以及水、电解质和酸碱平衡紊乱。

(一)循环系统病变

缺氧使肺小动脉反射性收缩,肺循环压力增高,形成肺动脉高压;同时病原体和毒素侵袭心肌,引起中毒性心肌炎。肺动脉高压和中毒性心肌炎均可诱发心力衰竭。重症患儿常出现微循环障碍、休克,甚至弥散性血管内凝血。

(二)中枢神经系统病变

缺氧和高碳酸血症使脑血管扩张、血流减慢、血管通透性增加,致使颅内压增高。严重缺氧和脑供氧不足使脑细胞无氧代谢增加,造成乳酸堆积、ATP 生成减少和 Na^+-K^+ 离子泵转运功能障碍,引起脑细胞内水钠潴留,形成脑水肿。病原体毒素作用也可引起脑水肿。

(三)消化系统病变

低氧血症和毒血症可引起胃黏膜糜烂、出血,上皮细胞坏死、脱落等应激性反应,导致黏膜屏障功能破坏,使胃肠功能紊乱,严重者可引起中毒性肠麻痹和消化道出血。

(四)水、电解质和酸碱平衡紊乱

重症肺炎可出现混合性酸中毒,因为严重缺氧时体内需氧代谢障碍、酸性代谢产物增加,常引起代谢性酸中毒,而 CO_2 潴留、H_2CO_3 增加又可导致呼吸性酸中毒。缺氧和 CO_2 潴留还可导致肾小动脉痉挛而引起水钠潴留,重症可造成稀释性低钠血症。

二、临床表现

(一)支气管肺炎

支气管肺炎为小儿最常见的肺炎。多见于 3 岁以下婴幼儿。

1.轻症

以呼吸系统症状为主,大多起病较急。主要表现为发热、咳嗽和气促。

(1)发热:热型不定,多为不规则热,新生儿或重度营养不良儿可不发热,甚至体温不升。

(2)咳嗽:较频,早期为刺激性干咳,以后有痰,新生儿则表现为口吐白沫。

(3)气促:多发生在发热、咳嗽之后,呼吸频率增高,每分钟为 40～80 次,可有鼻翼扇动、点头呼吸、三凹征、唇周发绀。肺部可闻及较固定的中、细湿啰音,病灶较大者可出现肺实变体征。

2.重症

重症肺炎常有全身中毒症状及循环、神经、消化系统受累的临床表现。

(1)循环系统:常见心肌炎、心力衰竭及微循环障碍。心肌炎表现为面色苍白、心动过速、心音低钝、心律不齐,心电图显示 ST 段下移和 T 波低平、倒置;心力衰竭表现为呼吸突然加快,大于 60 次/分;极度烦躁不安,明显发绀,面色发灰;心率增快,大于 180 次/分,心音低钝有奔马率;颈静脉怒张,肝脏迅速增大,尿少或无尿,颜面或下肢水肿等。

(2)神经系统:表现为烦躁或嗜睡,脑水肿时出现意识障碍、反复惊厥、前囟膨隆、脑膜刺激征等。

(3)消化系统:常有食欲缺乏、腹胀、呕吐、腹泻等;重症可引起中毒性肠麻痹和消化道出血,表现为严重腹胀、肠鸣音消失、便血等。

若延误诊断或病原体致病力强,可引起脓胸、脓气胸、肺大疱等并发症,多表现为体温持续不退,或退而复升,中毒症状或呼吸困难突然加重。

(二)几种不同病原体所致肺炎的特点

1.呼吸道合胞病毒性肺炎

呼吸道合胞病毒性肺炎由呼吸道合胞病毒感染所致,多见于 2 岁以内的婴幼儿,尤以 2～6 个月婴儿多见。常于上呼吸道感染后 2～3 天出现干咳、低中度发热,喘憋为突出表现,2～3 天病情逐渐加重,出现呼吸困难和缺氧症状。肺部听诊可闻及多量哮鸣音、呼气性喘鸣,肺基底部可闻及细湿啰音。喘憋严重时可合并心力衰竭、呼吸衰竭。临床上有两种类型。

(1)毛细支气管炎:有上述临床表现,但中毒症状不严重,当毛细支气管接近完全阻塞时,呼吸音可明显减低,胸部 X 线片常显示不同程度的梗阻性肺气肿和支气管周围炎,有时可见小点片状阴影或肺不张。

(2)间质性肺炎:全身中毒症状较重,呼吸困难明显,肺部体征出现较早,胸部 X 线片呈线条状或单条状阴影增深,或互相交叉成网状阴影,多伴有小点状致密阴影。

2.腺病毒性肺炎

腺病毒性肺炎由腺病毒引起,在我国以 3、7 两型为主,11、12 型次之。本病多见于 6 个月～2 岁的婴幼儿。起病急骤,呈稽留高热,全身中毒症状明显,咳嗽较剧,可出现喘憋、呼吸困难、发绀等。肺部体征出现较晚,常在发热 4～5 天出现湿啰音,以后病变融合而呈现肺实变体征,少数患儿可并发渗出性胸膜炎。胸部 X 线改变的出现较肺部体征为早,可见大小不等的片状阴影或融合成大病灶,并多见肺气肿,病灶吸收较缓慢,需数周至数月。

3.葡萄球菌肺炎

葡萄球菌肺炎主要包括金黄色葡萄球菌及白色葡萄球菌所致的肺炎,多见于新生儿及婴幼儿。临床起病急,病情重,进展迅速;多呈弛张高热,婴儿可呈稽留热;中毒症状明显,面色苍白、咳嗽、呻吟、呼吸困难,皮肤常见一过性猩红热样或荨麻疹样皮疹,有时可找到化脓灶,如疖肿等。肺部体征出现较早,双肺可闻及中、细湿啰音,易并发脓胸、脓气胸等,可合并循环、神经系统及胃肠功能障碍。胸部 X 线片常见浸润阴影,易变性是其特征。

4.流感嗜血杆菌肺炎

流感嗜血杆菌肺炎由流感嗜血杆菌引起。近年来,由于广泛使用广谱抗生素和免疫抑制剂,加上院内感染等因素,流感嗜血杆菌感染有上升趋势,多见于4岁以下的小儿,常并发于流行性感冒病毒或葡萄球菌感染者。临床起病较缓,病情较重,全身中毒症状明显,有发热、痉挛性咳嗽、呼吸困难、鼻翼扇动、三凹征、发绀等。体检肺部有湿啰音或肺实变体征,易并发脓胸、脑膜炎、败血症、心包炎、中耳炎等。胸部X线片表现多种多样。

5.肺炎支原体肺炎

肺炎支原体肺炎由肺炎支原体引起,多见于年长患儿,婴幼儿发病率也较高。以刺激性咳嗽为突出表现,有的酷似百日咳样咳嗽,咳出黏稠痰,甚至带血丝;常有发热,热程为1~3周。年长儿可伴有咽痛、胸闷、胸痛等症状,肺部体征不明显,常仅有呼吸音粗糙,少数闻及干、湿啰音。婴幼儿起病急,呼吸困难、喘憋和双肺哮鸣音较突出。部分患儿出现全身多系统的临床表现,如心肌炎、心包炎、溶血性贫血、脑膜炎等。胸部X线检查可分为4种改变:①肺门阴影增浓;②支气管肺炎改变;③间质性肺炎改变;④均一的实变影。

6.衣原体肺炎

衣原体肺炎多见于6个月以下的婴儿,可于产时或产后感染,起病缓,先有鼻塞、流涕,后出现气促、频繁咳嗽,有的酷似百日咳样阵咳,但无回声,偶有呼吸暂停或呼气喘鸣,一般无发热。可同时患有结膜炎或有结膜炎病史。胸部X线片显示弥漫性间质性改变和过度充气。肺炎衣原体肺炎多见于5岁以上小儿,发病隐匿,体温不高,咳嗽逐渐加重,两肺可闻及干、湿啰音。X线片显示单侧肺下叶浸润,少数呈广泛单侧或双侧浸润。

三、治疗

采取综合措施,积极控制感染,改善肺的通气功能,防止并发症。

(一)控制感染

根据不同病原体选用敏感抗生素积极控制感染,使用原则:早期、联合、足量、足疗程,重症宜静脉给药。

WHO推荐的4种第1线抗生素:复方磺胺甲噁唑、青霉素、氨苄西林、阿莫西林,其中青霉素为首选药,复方磺胺甲噁唑不能用于新生儿。怀疑有金黄色葡萄球菌肺炎者,推荐用氨苄西林、氯霉素、苯唑西林或氯唑西林和庆大霉素。我国原中华人民共和国卫生部(现中华人民共和国国家卫生健康委员会)对轻症肺炎推荐使用头孢氨苄(先锋霉素)。大环内酯类抗生素,如红霉素、交沙霉素、罗红霉、阿奇霉素素等对支原体肺炎、衣原体肺炎等均有效;除阿奇霉素外,用药时间应持续至体温正常后5~7天,临床症状基本消失后3天。支原体肺炎至少用药2~3周。应用阿奇霉素3~5天为1个疗程,根据病情可再重复1个疗程,以免复发。葡萄球菌肺炎比较顽固,疗程宜长,一般于体温正常后继续用药2周,总疗程6周。

病毒感染尚无特效药物,可用利巴韦林、干扰素、聚肌胞、乳清液等,中药治疗有一定疗效。

(二)对症治疗

止咳、止喘、保持呼吸道通畅;纠正低氧血症,水、电解质与酸碱平衡紊乱;对于中毒性肠麻痹,应禁食、胃肠减压,皮下注射新斯的明。对有心力衰竭、感染性休克、脑水肿、呼吸衰竭者,采取相应的治疗措施。

(三)肾上腺皮质激素的应用

若中毒症状明显,或严重喘憋,或伴有脑水肿、中毒性脑病、感染性休克、呼吸衰竭等,以及胸膜有渗出者,可应用肾上腺皮质激素,常用地塞米松,每日 2～3 次,每次 2～5 mg,1 个疗程 3～5 天。

(四)防治并发症

对并发脓胸、脓气胸者及时抽脓、抽气;对年龄小、中毒症状明显、脓液黏稠经反复穿刺抽脓不畅,以及有张力性气胸者进行胸腔闭式引流。

四、护理措施

(一)改善呼吸功能

(1)保持病室环境舒适,空气流通,温湿度适宜,尽量使患儿安静,以减少氧的消耗。不同病原体肺炎患儿应分室居住,以防交叉感染。

(2)置患儿于有利于肺扩张的体位并经常更换,或抱起患儿,以减少肺部瘀血和防止肺不张。

(3)给氧。凡有低氧血症,有呼吸困难、喘憋、口唇发绀、面色灰白等情况立即给氧;婴幼儿可用面罩法给氧,年长儿可用鼻导管法;若出现呼吸衰竭,则使用人工呼吸器。

(4)正确留取标本,以指导临床用药;遵医嘱使用抗生素治疗,以消除肺部炎症,促进气体交换;注意观察治疗效果。

(二)保持呼吸道通畅

(1)及时清除患儿口鼻分泌物,经常协助患儿转换体位,同时轻拍背部,边拍边鼓励患儿咳嗽,以促使肺泡及呼吸道的分泌物借助重力和振动易于排出;病情许可的情况下可进行体位引流。

(2)给予超声雾化吸入,以稀释痰液,有利于咳出,必要时予以吸痰。

(3)遵医嘱给予祛痰剂,如复方甘草合剂等;对严重喘憋者,遵医嘱给予支气管解痉剂。

(4)给予易消化、营养丰富的流质、半流质饮食,少食多餐,避免过饱影响呼吸;哺喂时应耐心,防止呛咳引起窒息;重症不能进食者,给予静脉营养。保证液体的摄入量,以湿润呼吸道黏膜,防止分泌物干结,有利于痰液排出,同时可以防止发热导致的脱水。

(三)加强体温监测

观察体温变化并警惕高热惊厥的发生,对高热者给予降温措施,保持口腔及皮肤清洁。

(四)密切观察病情

(1)如患儿出现烦躁不安、面色苍白、气喘加剧、心率加速(160～180 次/分)、肝脏在短时间内急剧增大等心力衰竭表现,及时报告医生,给予氧气吸入并减慢输液速度,遵医嘱给予强心、利尿药物,以增强心肌收缩力,减慢心率,增加心搏出量,减轻体内水钠潴留,从而减轻心脏负荷。

(2)若患儿出现烦躁或嗜睡、惊厥、昏迷、呼吸不规则等,提示颅内压增高,立即报告医生并共同抢救。

(3)患儿腹胀明显伴低钾血症时,及时补钾;若有中毒性肠麻痹,应禁食并予以胃肠减压,遵医嘱皮下注射新斯的明,以促进肠蠕动,消除腹胀,缓解呼吸困难。

(4)如患儿病情突然加重,出现剧烈咳嗽、烦躁不安、呼吸困难、胸痛、面色发绀、患侧呼吸运动受限等,提示并发脓胸或脓气胸,应及时配合进行胸穿或胸腔闭式引流。

（五）健康教育

　　向患儿家长讲解疾病的有关知识和护理要点，指导家长合理喂养，加强体格锻炼，以改善小儿呼吸功能；对易患呼吸道感染的患儿，在寒冷季节或气候骤变外出时，应注意保暖，避免着凉；定期健康检查，按时预防接种；对年长儿说明住院和注射等对疾病痊愈的重要性，鼓励患儿克服暂时的痛苦，与医护人员合作；教育患儿咳嗽时用手帕或纸捂嘴，不随地吐痰，防止病原菌污染空气而传染给他人。

第四节　支气管哮喘

一、定义

　　支气管哮喘简称哮喘，是一种以嗜酸性粒细胞、肥大细胞和 T 淋巴细胞等多种细胞参与的气道变应原性慢性炎症性疾病，具有气道高反应性特征。

二、疾病相关知识

（一）流行病学

　　以 1～6 岁患病较多，大多数在 3 岁以内起病。在青春期前，男孩哮喘的患病率是女孩的 1.5～3 倍，青春期时此种差别消失。

（二）临床表现

　　有反复发作性喘息、呼吸困难、胸闷或咳嗽等症状。

（三）治疗

　　去除病因、控制发作、预防复发。坚持长期、持续、规范、个体化的治疗原则。

（四）康复

　　经对症治疗，症状消失，维持正常呼吸功能。

（五）预后

　　预后较好，病死率约为（2～4）/10 万，70％～80％的人年长后症状不再复发，但可能存在不同程度气道炎症和高反应性，30％～60％的患儿可完全治愈。

三、专科评估与观察要点

　　(1)刺激性干咳、哮鸣音、吸气性呼吸困难。

　　(2)观察患儿精神状态，有无烦躁不安等症状发生。

　　(3)呼吸道黏膜、口腔黏膜干燥，评估是否有痰液黏稠不易咳出、皮肤弹性下降、尿量少于正常等情况发生。

四、护理问题

（一）低效性呼吸形态

　　与支气管痉挛、气道阻力增加有关。

（二）清理呼吸道无效

　　与呼吸道分泌物黏稠、体弱无力排痰有关。

(三)活动无耐力

与缺氧和辅助呼吸机过度使用有关。

(四)潜在并发症

潜在并发症有呼吸衰竭。

(五)焦虑

与哮喘反复发作有关。

五、护理措施

(一)常规护理

(1)保持病室空气清新,温湿度适宜。做好呼吸道隔离,避免有害气体及强光的刺激。

(2)保持患儿安静,给予坐位或半卧位,以利于保持呼吸道通畅。

(3)保证患儿摄入足够的水分,以降低分泌物的黏稠度,防止形成痰栓。

(4)遵医嘱给予氧气吸入,注意吸氧浓度和时间,根据病情,定时进行血气分析,及时调整氧流量,保持 PaO_2 在 70~90 mmHg(9.3~11.9 kPa)。

(5)给予雾化吸入、胸部叩击或震荡,以利于分泌物的排出,鼓励患儿做有效咳嗽,对痰液黏稠、无力咳出者应及时吸痰。

(6)密切观察病情变化,及时监测生命体征,注意呼吸困难的表现。记录哮喘发作的时间,注意诱因及避免接触过敏原。

(二)专科护理

(1)哮喘发作时应密切观察病情变化,给患儿以坐位或半卧位,背后给予衬垫,使患儿舒适,正确使用定量气雾剂或静脉输入止喘药物,记录哮喘发作及持续时间。

(2)哮喘持续状态时应及时给予氧气吸入,监测生命体征,及时准确给药,并备好气管插管及呼吸机,随时准备抢救。

六、健康教育

(1)指导呼吸运动,以加强呼吸肌的功能。

(2)指导患儿及其家长认识哮喘发作的诱因,室内禁止放置花草或毛毯等,避免接触过敏原。

(3)给予营养丰富、易消化、低盐、高维生素、清淡无刺激性食物。避免食用易过敏、刺激性食物,以免诱发哮喘发作。

(4)哮喘发作时应绝对卧床休息,保持患儿安静和舒适,指导家长给予合适的体位。缓解期逐渐增加活动量。

(5)教会家长正确认识哮喘发作的先兆,确认患儿对治疗的依从性,指导患儿及其家长正确使用药物和设备,如喷雾剂、峰流速仪、吸入器,及早用药控制、减轻哮喘症状。指导家长帮助患儿进行缓解期的功能锻炼,多进行户外活动及晒太阳,增强御寒能力,预防呼吸道感染。

(6)建立随访计划,坚持门诊随访。

七、护理结局评价

(1)患儿气道通畅,通气量有改善。

(2)患儿舒适感增强,能得到适宜的休息。

（3）患儿能保持平静状态，焦虑得到改善，无并发症的发生。

八、急危重症观察与处理

主要为哮喘持续状态。①表现：哮喘发作严重，有明显的呼吸困难及吸气三凹征，伴有心功能不全和低氧血症。②处理：应注意严密监测呼吸、心率变化，并注意观察神志状态，遵医嘱立即建立静脉通路，及时准确给药，随时准备行气管插管和机械通气。

第五节　小儿腹泻

一、定义

小儿腹泻是由多病原（病毒、细菌、真菌、寄生虫等）、多因素（感染因素、饮食因素、气候因素）引起的以大便次数增加和性状改变为主的一组消化道综合征。

二、疾病相关知识

（一）流行病学

6 个月～2 岁婴幼儿发病率高，1 岁以内者约占 50 %，夏秋季发病率最高。

（二）临床表现

以肠道症状为主，食欲缺乏、恶心、呕吐，排便次数增多，严重者出现明显的脱水、电解质紊乱等症状。

（三）治疗

调整饮食，纠正水、电解质紊乱和酸碱平衡失调，合理用药，加强护理，控制感染，预防并发症。

（四）预后

不同时期的腹泻治疗各有侧重点，急性腹泻多注意维持水、电解质平衡及抗感染；迁延性腹泻则应注意肠道菌群失调及饮食疗法。治疗不当可引起脱水、电解质紊乱，并可造成小儿营养不良、生长发育障碍和死亡。

三、专科评估与观察要点

（一）轻型腹泻

多由饮食因素或肠道外感染引起，主要是胃肠道症状，其每日大便次数多在 10 次以下（少数病例可达十几次），每次大便量不多，稀薄或带水，呈黄色，有酸味，常见白色或黄白色奶瓣（皂块）和泡沫，可混有少量黏液。一般无发热或发热不高，伴食欲缺乏，偶有溢乳或呕吐，无明显的全身症状，精神尚好，无脱水症状，多在数日内痊愈。

（二）重型腹泻

多由肠道感染引起，腹泻频繁，每天 10～30 次，水分多而粪质少，或混有黏液的稀水便多，同时可伴有腹胀和呕吐。严重患儿可出现烦躁、精神萎靡、嗜睡、发热，甚至昏迷、休克等全身中毒症状。

四、护理问题

(一)腹泻

与饮食不当、感染导致肠功能紊乱有关。

(二)体液不足

体液不足与呕吐、腹泻体液丢失过多及摄入不足有关。

(三)有皮肤完整性受损的危险

皮肤完整性受损与大便对臀部皮肤刺激有关。

(四)体温过高

体温过高与肠道感染有关。

(五)营养失调,低于机体需要量

营养失调与呕吐、腹泻、进食少有关。

(六)潜在并发症

潜在并发症有电解质紊乱。

五、护理措施

(一)一般护理

去除病因,观察并记录排便次数、性状及量,收集标本送检,做好消毒隔离,防止交叉感染。

(二)饮食护理

母乳喂养者应继续哺乳,并暂停辅食;人工喂养者暂停牛奶和其他辅食,4～6 小时再进食。6 个月以下婴儿以牛奶或稀释奶为首选;6 个月以上可用平常习惯的饮食,调整原则为由少到多、由稀到稠,腹泻停止后给予高热量、富含营养的饮食,一般两周内每日加餐 1 次。

(三)补液护理

1.口服 ORS 液(口服补液盐)

适用于轻中度脱水无严重呕吐者。轻度脱水 50 mL/kg,中度脱水 50～100 mL/kg,于 4～6 小时喂完,继续损失量根据排便次数和量而定。一般每 1～2 分钟喂 5 mL。若呕吐,可停 10 分钟再喂,每 2～3 分钟喂 5 mL。另外,应注意照常饮水,防止高钠血症;如出现水肿,即停服 ORS 液,改用白开水,新生儿不宜应用。

2.静脉补液

静脉补液适用于中度以上脱水患儿,补液期间应注意密切观察患儿前囟、皮肤弹性、眼窝凹陷情况及尿量。补液合理,3～4 小时应排尿,表明血容量恢复,如 24 小时患儿皮肤弹性恢复,说明脱水已纠正。

及时观察静脉输液是否通畅,有无渗液、红肿。准确记录第一次排尿时间、24 小时出入量,根据患儿基本情况,调整输液速度、入量。

六、健康教育

(一)增强体质

平时应加强户外活动,提高对自然环境的适应能力,注意小儿体格锻炼,增强体质,提高机体抵抗力,避免感染各种疾病。

(二)卫生及护理

婴幼儿的衣着应随气温的升降而增减,避免过热,夜晚睡觉要避免腹部受凉。夏季应多喂水,避免饮食过量或食用脂肪多的食物。经常进行温水浴。

(三)体弱婴幼儿加强护理

营养不良、佝偻病及病后体弱小儿应加强护理,注意饮食卫生,避免各种感染。对轻型腹泻应及时治疗,以免拖延成为重型腹泻。

(四)避免交叉感染

感染性腹泻易引起流行,对托幼机构及医院应注意消毒隔离。发现腹泻患儿和带菌者要隔离治疗,粪便应做消毒处理。

(五)合理应用抗生素

避免长期滥用广谱抗生素,以免肠道菌群失调,导致耐药菌繁殖引起肠炎。

七、护理结局评价

(1)腹泻、呕吐次数逐渐减少至停止,大便性状正常。

(2)水、电解质紊乱得以纠正,体重恢复正常,尿量正常。

(3)患儿体温逐渐恢复正常。

(4)皮肤保持完整,无红臀发生。

(5)患儿无酸中毒、低血钾等并发症。

(6)家长能说出婴儿腹泻的病因、易感因素、预防措施、喂养知识。

第六节　病毒性心肌炎

一、定义

病毒侵犯心脏所致的炎性过程,除心肌炎外,部分病例可伴有心包炎和心内膜炎。感染或其他原因引起的局灶性或弥漫性的心肌间质炎性渗出的心肌纤维变性或坏死,导致不同程度的心功能障碍和周身症状的疾病,为病毒性心肌炎。

二、疾病相关知识

(一)流行病学

儿童中可引起心肌炎的常见病毒有柯萨奇病毒、麻疹病毒、埃可病毒、脊髓灰质炎病毒、腺病毒、传染性肝炎病毒、流感和副流感病毒、麻疹病毒及单纯疱疹病毒,以及流行性腮腺炎病毒等。新生儿期柯萨奇病毒 B 组感染可导致群体流行,其死亡率可达 50%。

(二)临床表现

轻重不一,取决于年龄和感染的急性或慢性过程,轻症患儿症状较少,体检可发现心动过速、期前收缩。少数重症患儿可发生心力衰竭并发严重心律失常、心源性休克,甚至猝死。

(三)治疗

卧床休息,使用保护心肌药物。

（四）预后

预后大多良好。

三、专科评估与观察要点

（1）常诉心前区隐痛、胸闷、心悸、恶心、乏力、头晕。隐匿性心肌炎常在劳累后出现身体不适。少数患儿发生昏厥或阿-斯综合征。极少数患儿起病后迅速发展为心力衰竭或心源性休克。

（2）体征：心率改变、心脏扩大、心音改变、心脏杂音、心律失常、心力衰竭。

四、护理问题

（一）活动无耐力

与心肌收缩力下降，组织供氧不足有关。

（二）潜在并发症

潜在并发症有心律失常、心力衰竭、心源性休克。

五、护理措施

（一）休息，减轻心脏负担

急性期卧床休息，至体温稳定后3～4周基本恢复正常时逐渐增加活动量。恢复期继续限制活动量，一般总休息时间不少于6个月。重症患儿心脏扩大者、有心力衰竭者，应延长卧床时间，待心衰控制、心脏情况好转后再逐渐开始活动。

（二）严密观察病情，及时发现和处理并发症

（1）密切观察和记录患儿精神状态、面色、心率、心律、呼吸、体温和血压变化。有明显心律失常者应进行连续心电监护，发现多源性期前收缩、频发室性期前收缩、高度或完全性房室传导阻滞、心动过速、心动过缓时应立即报告医生，采取紧急处理措施。

（2）胸闷、气促、心悸时应休息，必要时可给予吸氧。烦躁不安者可根据医嘱给予镇静剂。有心力衰竭时置患儿于半卧位，尽量保持其安静，静脉给药应注意点滴的速度不要过快，以免加重心脏负担，使用洋地黄时剂量应偏小，注意观察有无心率过慢，出现新的心律失常或恶心、呕吐等消化系统症状，如有上述症状暂停用药并与医生联系处理，避免洋地黄中毒。

（3）心源性休克使用血管活性药物和扩张血管药时，要准确控制滴速，最好能使用输液泵，以避免血压过大波动。

六、健康教育

（1）给患儿及其家长介绍本病的治疗过程和预后，减少患儿及其家长的焦虑和恐惧心理。

（2）强调休息对心肌炎恢复的重要性，使患儿能自觉配合治疗。

（3）告知预防呼吸道感染和消化道感染的常识，疾病流行期间尽量避免去公共场所。

（4）带抗心律失常药物出院的患儿，应让患儿及其家长了解药物的名称、剂量、用药方法及其不良反应。

（5）出院后定期到门诊复查。

七、护理结局评价

（1）患儿适当限制活动，满足基本生活需求。

（2）患儿无并发症发生，或发生并发症能及时发现和处理。

第七节　小儿心律失常

正常心律起源于窦房结,心激动按一定的频率、速度及顺序传导到结间传导束、房室束、左右束支及普肯野纤维网而达心室肌。如心激动的频率、起搏点或传导不正常都可造成心律失常。

一、期前收缩

期前收缩是由心脏异位兴奋灶发放的冲动引起,为小儿时期最常见的心律失常。异位起搏点可位于心房、房室交界或心室组织,分别引起房性、交界性及室性期前收缩,其中室性期前收缩为多见。

(一)病因

期前收缩常见于无器质性心脏病的小儿。可由疲劳、精神紧张、自主神经功能不稳定引起,也可发生于病毒性心肌炎、先天性心脏病或风湿性心脏病。另外,拟交感胺类洋地黄、奎尼丁、锑剂中毒及缺氧、酸碱平衡失调、电解质紊乱(低血钾等)、心导管检查、心脏手术等均可引起期前收缩。健康学龄儿童1%～2%有期前收缩。

(二)症状

年长儿可诉述心悸、胸闷、不适。听诊可发现心律不齐,心搏提前,其后常有一定时间的代偿间歇,心音强弱也不一致。期前收缩常使脉律不齐,若期前收缩发生过早,可使脉搏短绌,期前收缩次数因人而异,且同一患儿在不同时期也可有较大出入。某些患儿于运动后心率增快时期前收缩减少,但也有些反而增多,前者常提示无器质性心脏病,后者则可能同时有器质性心脏病存在。为了明确诊断,了解期前收缩的性质,必须做心电图检查。根据心电图上有无 P波、P 波形态、P-R 的长短及 QRS 波的形态,来判断期前收缩属于何型。

1.房性期前收缩的心电图特征

(1)P 波提前,可与前一心动的 T 波重叠,形态与窦性 P 波稍有差异,但方向一致。

(2)P-R>0.10 秒。

(3)期前收缩后的代偿间歇往往不完全。

(4)一般 P 波、QRS-T 正常,若不继以 QRS-T 波,称为阻滞性期前收缩;若继以畸形的QRS-T 波,为心室差异传导所致。

2.交界性期前收缩的心电图特征

(1)QRS-T 波提前,形态、时限与正常窦性基本相同。

(2)期前收缩所产生的 QRS 波前或后有逆行 P 波,P-R<0.10 秒,R-P<0.20 秒,有时P 波可与 QRS 波重叠,辨认不清。

(3)代偿间歇往往不完全。

3.室性期前收缩的心电图特征

(1)QRS 波提前,形态异常、宽大,QRS 波>0.10 秒,T 波与主波方向相反。

(2)QRS 波前多无 P 波。

（3）代偿间歇完全。

（4）有时在同一导联出现形态不一、配对时间不等的室性期前收缩,称为多源性期前收缩。

（三）治疗

必须针对基本病因治疗原发病。一般认为若期前收缩次数不多、无自觉症状者可不必用药。若期前收缩次数＞10 次/分,有自觉症状,或在心电图上呈多源性者,则应予以治疗。可选用普罗帕酮(心律平)口服,每次 5～7 mg/kg,每 6～8 小时 1 次。也可服用 β 受体阻滞剂普萘洛尔(心得安)每日 1 mg/kg,分2～3 次;房性期前收缩若用之无效可改用洋地黄类。室性期前收缩必要时可每日应用苯妥英钠5～10 mg/kg,分 3 次口服;胺碘酮5～10 mg/kg,分 3 次口服;普鲁卡因胺 50 mg/kg,分 4 次口服;或奎尼丁 30 mg/kg,分 4～5 次口服。后者可引起心室内传导阻滞,需心电图随访,在住院观察下应用为妥。对洋地黄过量或低血钾引起者,除停用洋地黄外,应给予氯化钾口服或静脉滴注。

（四）预后

预后取决于原发疾病。有些无器质性心脏病的患儿期前收缩可持续多年,不少患儿最后终于消失,个别患儿可发展为更严重的心律失常,如室性心动过速等。

二、阵发性心动过速

阵发性心动过速是异位心动过速的一种,按其发源部位分室上性(房性或房室结性)和室性两种,绝大多数病例属于室上性心动过速。

（一）阵发性室上性心动过速

阵发性室上性心动过速是由心房或房室交界处异位兴奋灶快速释放冲动所产生的一种心律失常。本病虽非常见,但属于对药物反应良好、可以完全治愈的儿科急症之一,若不及时治疗易致心力衰竭。本病可发生于任何年龄,容易反复发作,但初次发病以婴儿时期为多见,个别可发生于胎儿末期(由胎儿心电图证实)。

1.病因

阵发性室上性心动过速可在先天性心脏病、预激综合征、心肌炎、心内膜弹力纤维增生症等疾病基础上发生,但多数患儿无器质性心脏疾患。感染为常见的诱因,也可由疲劳、精神紧张、过度换气、心脏手术时和手术后、心导管检查等诱发。

2.临床表现

临床表现为小儿常突然烦躁不安,面色青灰或灰白,皮肤湿冷,呼吸增快,脉搏细弱,常伴有干咳,有时呕吐,年长儿还可自诉心悸、心前区不适、头晕等。发作时心率突然增快,为160～300 次/分,多数大于 200 次/分,一次发作可持续数秒至数日。发作停止时心率突然减慢,恢复正常。此外,听诊时第一心音强度完全一致,发作时心率较固定而规则等均为本病的特征。发作持续超过 24 小时者,容易发生心力衰竭。若同时有感染存在,可有发热、周围血象白细胞增高等表现。

3.X 线检查

X 线检查取决于原来有无心脏器质性病变和心力衰竭,透视下见心脏搏动减弱。

4.心电图检查

心电图检查中 P 波形态异常,往往较正常时小,常与前一心动的 T 波重叠,以致无法辨认。如能见到 P 波,则 P-R 间期常为 0.08～0.13 秒。虽然根据 P 波和 P-R 间期长短可以区分房性或交界性,但临床上常有困难。QRS 波形态同窦性,发作时间持久者,可有暂时 ST 段及 T 波改变。部分患儿在发作间歇期可有预激综合征。

5.诊断

发作的突然起止提示这是心律失常,以往的发作史对诊断很有帮助。体格检查:心律绝对规律、匀齐,心音强度一致,心率往往超出一般窦性范围,再结合上述心电图特征,诊断不太困难,但需与窦性心动过速及室性心动过速鉴别。

6.治疗

治疗可先采用物理方法以提高迷走神经张力,如无效或当时有效但很快复发时,需用药物治疗。

(1)物理治疗。①冰水毛巾敷面法:对新生儿和小婴儿效果较好。用毛巾在 4～5 ℃水中浸湿后,敷在患儿面部,可强烈兴奋迷走神经,每次 10～15 秒。如 1 次无效,可隔 3～5 分钟再用,一般不超过 3 次。②压迫颈动脉窦法:在甲状软骨水平扪得右侧颈动脉搏动后,用大拇指向颈椎方向压迫,以按摩为主,每次时间不超过 10 秒,一旦转律,便停止压迫,如无效,可用同法再试压左侧,但禁忌两侧同时压迫。③以压舌板或手指刺激患儿咽部使之产生恶心、呕吐。

(2)药物治疗。①洋地黄类药物:对病情较重、发作持续在 24 小时以上、有心衰表现者,宜首选洋地黄类药物。此药能增强迷走神经张力,减慢房室交界处传导,使阵发性室上性心动速转为窦性心律,并能增强心肌收缩力,控制心力衰竭,室性心动过速或洋地黄引起室上性心动过速禁用此药。低钾、心肌炎、阵发性室上性心动过速伴房室传导阻滞或肾功能减退者慎用,常用制剂有地高辛口服、静脉注射或毛花苷 C 静脉注射,一般采用快速饱和法。②β受体阻滞剂:可试用普萘洛尔,小儿静脉注射剂量为每次 0.05～0.15 mg/kg,以 5％葡萄糖注射液稀释后缓慢推注,不少于 5 分钟,必要时每 6～8 小时重复 1 次。重度房室传导阻滞,伴有哮喘及心力衰竭者禁用。③戊胺安。此药为选择性钙通道阻滞剂,抑制 Ca^{2+} 进入细胞内,疗效显著。不良反应为血压下降,并能加重房室传导阻滞。剂量:每次0.1 mg/kg,静脉滴注或缓注,每分钟不超过 1 mg。④普罗帕酮:有明显延长传导作用,能抑制旁路传导。剂量为每次1～3 mg/kg,溶于 10 mL 葡萄糖注射液中,静脉缓注 10～15 分钟;无效者可于 20 分钟后重复1～2 次;有效时可改为口服维持,剂量同治疗期前收缩。⑤奎尼丁或普鲁卡因胺:能延长心房肌的不应期和降低异位起搏点的自律性,恢复窦性节律。奎尼丁口服剂量开始为每日30 mg/kg,分 4～5 次,每 2～3 小时口服1 次,转律后改用维持量;普鲁卡因胺口服剂量为每日50 mg/kg,分 4～6 次服;肌内注射用量每次6 mg/kg,每6 小时 1次,至心动过速停止或出现中毒反应为止。

(3)其他:对个别药物疗效不佳者可考虑用直流电同步电击转复心律,或经静脉插入起搏导管至右心房行超速抑制治疗。近年来对发作频繁、药物难以满意控制的阵发性室上性心动过速采用射频消融治疗取得成功。

7.预防

发作终止后可口服地高辛维持量 1 个月,如有复发,则于发作控制后再服 1 个月。奎尼丁对预激综合征患者预防复发的效果较好,可持续用药半年至 1 年,也可用普萘洛尔口服。

(二)室性心动过速

凡有连续 3 次或 3 次以上的室性期前收缩发生时,临床上称为室性心动过速,小儿时期较少见。

1.病因

室性心动过速可由心脏手术、心导管检查、严重心肌炎、先天性心脏病、感染、缺氧、电解质紊乱等原因引起,但不少病例的病因不易确定。

2.临床表现

临床表现与阵发性室上性心动过速相似,但症状较严重。小儿烦躁不安、苍白、呼吸急促;年长儿可诉心悸、心前区痛,严重病例可有晕厥、休克、充血性心力衰竭等。发作短暂者血流动力学的改变较轻,发作持续 24 小时以上者则可发生显著的血流动力学改变,且很少有自动恢复的可能。体检发现心率增快,常大于 150 次/分,节律整齐,心音可有强弱不等现象。

3.心电图检查

心电图示心室率为 150～250 次/分。R-R 间期可略有变异,QRS 波畸形,时限增宽(0.10 秒),P 波与 QRS 波之间无固定关系,心房率较心室率缓慢,有时可见到室性融合波或心室夺获现象。

4.诊断

心电图是诊断室性心动过速的重要手段,但有时与室上性心动过速伴心室差异传导的鉴别比较困难,必须结合病史、体检、心电图特点、对治疗的反应等仔细加以区别。

5.治疗

药物治疗可应用利多卡因 0.5～1.0 mg/kg 静脉滴注或缓慢推注,必要时可每 10～30 分钟重复,总量不超过 5 mg/kg。此药能控制心动过速,但作用时间很短,剂量过大会引起惊厥、传导阻滞等毒性反应,少数患者对此药有过敏现象。普鲁卡因胺静脉滴注也有效,剂量为 1.4 mg/kg,以 5% 葡萄糖注射液稀释成 1% 溶液,在心电图监测下以每分钟 0.5～1 mg/kg 速度滴入,如出现心率明显改变或 QRS 波增宽,应停药;此药不良反应较利多卡因大,可引起低血压,抑制心肌收缩力。美西律口服,每次 100～150 mg,每 8 小时 1 次,对某些利多卡因无效者可能有效;若无心力衰竭存在禁用洋地黄类药物。对病情危重、药物治疗无效者,可应用直流电同步电击转复心律。个别患者采用射频消融治疗获得痊愈。

6.预后

本病的预后比阵发性室上性心动过速严重。同时,有心脏病存在者病死率可达 50%,原无心脏病者也可发展为心室颤动,甚至死亡,所以必须及时诊断,予以适当处理。

三、房室传导阻滞

心脏的传导系统包括窦房结、结间束(前、中、后束)、房室结、房室束、左右束支及普肯野纤维。心脏的传导阻滞可发生在传导系统的任何部位,当阻滞发生于窦房结与房室结之间,便称为房室传导阻滞。阻滞可以是部分性的(第一度或第二度),也可能为完全性的(第三度)。

(一)第一度房室传导阻滞

第一度房室传导阻滞在小儿中比较常见。大多由急性风湿性心肌炎引起,但也可发生于发热、心肌炎、肾炎、先天性心脏病及个别正常小儿,在应用洋地黄时能延长 P-R 间期。由房室束心电图证实阻滞可发生于心房、房室交界或房室束,其中以房室交界阻滞者最常见。第一度房室传导阻滞本身对血流动力学并无不良影响,临床听诊除第一心音较低钝外,无其他特殊体征,诊断主要通过心电图检查,心电图表现为 P-R 间期延长,但小儿 P-R 间期正常值随年龄、心率不同而不同,必须加以注意。部分正常小儿静卧后 P-R 间期延长,直立或运动后可使 P-R 间期缩短至正常,此种情况说明 P-R 间期延长与迷走神经的张力过高有关。第一度房室传导阻滞应着重病因治疗,其本身无须治疗,预后较好,部分可发展为更严重的房室传导阻滞。

(二)第二度房室传导阻滞

第二度房室传导阻滞时窦房结的冲动不能全部传到心室,因而造成不同程度的漏搏。

1.病因

产生原因有风湿性心脏病,各种原因引起的心肌炎、严重缺氧、心脏手术后及先天性心脏病(尤其是大动脉错位)等。

2.临床表现及分型

临床表现取决于基本心脏病变,以及由传导阻滞而引起的血流动力学改变。心室率过缓可引起胸闷、心悸,甚至产生眩晕和昏厥。听诊时除原有心脏疾患所产生的改变外,尚可发现心律不齐、脱漏搏动。心电图改变可分为两种类型。①第Ⅰ型(文氏型):R-R 间期逐步延长,终于 P 波后不出现 QRS 波;在 P-R 间期延长的同时,R-R 间期往往逐步缩短,而且脱落的前、后两个 P 波的距离,小于最短的 P-R 间期的两倍。②第Ⅱ型(莫氏Ⅱ型):此型 P-R 间期固定不变,但心室搏动呈规律的脱漏,而且常伴有 QRS 波增宽。近年来,通过房室束心电图的研究发现第Ⅰ型比第Ⅱ型为常见,但第Ⅱ型的预后比较严重,容易发展为完全性房室传导阻滞,导致阿-斯综合征。

3.治疗

第二度房室传导阻滞的治疗应针对原发疾病。当心室律过缓、心脏搏出量减少时可用阿托品、异丙肾上腺素治疗。病情轻者可以口服,后者舌下含用,情况严重时则以静脉输药为宜,有时甚至需要安装起搏器。

4.预后

预后与心脏的基本病变有关。由心肌炎引起者最后多完全恢复;当阻滞位于房室束远端,有 QRS 波增宽者预后较差,可能发展为完全性房室传导阻滞。

(三)第三度房室传导阻滞

第三度房室传导阻滞又称完全性房室传导阻滞,小儿较少见。完全性房室传导阻滞时心房与心室各自独立活动,彼此无关,此时心室率比心房率慢。

1.病因

病因可分为获得性和先天性两种。获得性者以心脏手术后引起的最为常见,尤其是发生于大型室间隔缺损、法洛四联症、主动脉瓣狭窄等心脏病的手术后;其次为心肌炎,如病毒或白喉引起的心肌炎;此外,新生儿低血钙与酸中毒也可引起暂时性第三度房室传导阻滞。先天性房室传导阻滞中约有 50 %患儿的心脏无形态学改变,部分患儿合并先天性心脏病或心内膜弹力纤维增生症等。

2.临床表现

临床表现不一,部分小儿并无主诉,获得性者和伴有先天性心脏病者病情较重。患儿因每搏输出量减少而自觉乏力、眩晕、活动时气短。最严重的表现为阿-斯综合征发作,小儿检查时脉率缓慢而规则,婴儿<80次/分,儿童<60次/分,运动后仅有轻度或中度增加;脉搏多有力,颈静脉可有显著搏动,此搏动与心室收缩无关;第一心音强弱不一,有时可闻及第三心音或第四心音;绝大多数患儿心底部可听到Ⅰ～Ⅱ级喷射性杂音,为心脏每搏输出量增加引起的半月瓣相对狭窄所致。由于经过房室瓣的血量也增加,所以可闻及舒张中期杂音,可有心力衰竭及其他先天性、获得性心脏病体征。在不伴有其他心脏疾患的第三度房室传导阻滞患儿中,X线检查可发现60%有心脏增大。

3.诊断

心电图是重要的诊断方法。由于心房与心室都有其本身的节律活动,所以P波与QRS波之间彼此无关。心房率较心室率快,R-R间期基本规则。心室波形有两种形式:①QRS波的形态、时限正常,表示阻滞在房室束之上,以先天性者居多数。②QRS波有切迹,时限延长,说明起搏点在心室内或者伴有束支传导阻滞,常为外科手术所致。

4.治疗

凡有低心排血量症状或阿-斯综合征表现者需进行治疗。少数患者无症状,心室率又不太缓慢,可以不必治疗,但需随访观察。纠正缺氧与酸中毒可改善传导功能。由心肌炎或手术暂时性损伤引起者,肾上腺皮质激素可消除局部水肿,恢复传导功能。起搏点位于房室束近端者,应用阿托品可使心率增快。人工心脏起搏器是一种有效的治疗方法,可分为临时性与永久性两种。对急性获得性第三度房室传导阻滞者临时性起搏效果很好;对第三度房室传导阻滞持续存在,并有阿-斯综合征发作者需应用埋藏式永久性心脏起搏器。有心力衰竭,尤其是应用人工心脏起搏器后尚有心力衰竭者,需继续应用洋地黄制剂。

5.预后

非手术引起的获得性者,可能完全恢复,手术引起者预后较差。先天性第三度房室传导阻滞,尤其是不伴有其他先天性心脏病者,预后较好。

四、心律失常的护理
(一)护理评估
1.健康史

(1)了解既往史,对患者情绪、心慌气急、头晕等表现进行评估。

(2)应注意评估可能存在的诱发心律失常的因素,如情绪激动、紧张、疲劳、消化不良、饱餐、用力过猛,洋地黄、奎尼丁、普鲁卡因胺、麻醉药等毒性作用及低血钾、心脏手术或心导管检查。

2.身体状况

(1)主要表现。①窦性心律失常。窦性心动过速患者可无症状或有心悸感;窦性心动过缓,心率过慢时可引起头晕、乏力、胸痛等。②期前收缩。患者可无症状,也可有心悸或心跳暂停感,尤其频发室早可致心悸不适、胸闷、乏力、头晕,甚至晕厥,室早持续时间过长,可因此诱发或加重心绞痛、心力衰竭。③异位性心动过速。阵发性室上性心动过速在器质性心脏病的患者,大多有心悸、胸闷、乏力,而心脏病患者发作时可出现头晕、黑蒙、晕厥、血压下降、心力衰竭。室性阵发性心动过速发作时多有晕厥、呼吸困难、低血压,甚至晕厥、抽搐、心绞痛等。④心房颤动。多有心悸、胸闷、乏力,严重者发生心力衰竭、休克、晕厥及心绞痛发作。⑤心室颤动。心室颤动一旦发生,患者立即出现阿—斯综合征,表现为意识丧失、抽搐、心跳及呼吸停止。

(2)症状、体征。护士应重点检查脉搏频率及节律是否正常,结合心脏听诊可发现:①期前收缩时心律不规则,期前收缩后有较长的代偿间歇,第一心音增强,第二心音减弱,桡动脉触诊有脉搏缺如;②阵发性室上性心动过速心律规则,第一心音强度一致;室性阵发性心动过速心律可略不规则,第一心音强度不一致;③心房颤动时心音强弱不等、心律绝对不规则、脉搏短绌、脉率小于心率;④心室颤动患者神志丧失、大动脉摸不到搏动,继以呼吸停止、瞳孔散大、发绀;⑤第一度房室传导阻滞,听诊时第一心音减弱;第二度Ⅰ型房室传导阻滞听诊有心搏脱漏,第二度Ⅱ型房室传导阻滞听诊心律可慢而整齐或不齐,第三度房室传导阻滞时,听诊心律慢而不规则,第一心音强弱不等,收缩压增高,脉压增宽。

3.社会—心理状况

患者可由心律失常引起的胸闷、乏力、心悸等而紧张不安。期前收缩患者易过于注意自己脉搏,思虑过度;心房颤动患者可因血栓脱落导致栓塞,使患者致残而忧伤、焦虑;心动过速发作时病情重,患者有恐惧感;严重房室传导阻滞患者生活不能自理,需使用人工起搏器者对手术及自我护理缺乏认识,因而情绪低落、信心不足。

(二)护理诊断与合作性问题

1.心排血量减少

患者出现心慌、呼吸困难、血压下降,与严重心律失常有关。

2.焦虑

患者因发生心绞痛、晕厥、抽搐而产生情绪紧张、恐惧感,其与严重心律失常致心跳不规则及停跳感有关。

3.活动无耐力

与心律失常导致心排血量减少有关。

4.并发症

并发症有晕厥、心绞痛,与严重心律失常导致心排血量降低,脑和心肌血供减少有关。

5.潜在并发症

潜在并发症包括心搏骤停,与心室颤动、缓慢心律失常或心脏停搏、持续性室性心动过速使心脏射血功能突然中止有关。

(三)预期目标

(1)血压稳定,呼吸平稳,心慌、乏力减轻或消失。

(2)忧虑及恐惧情绪减轻或消除。

(3)保健意识增强,病情稳定。

(四)护理措施

1.减轻心脏负荷,缓解不适

(1)对功能性心律失常患者,应鼓励其正常生活,注意劳逸结合。频发期前收缩、室性阵发性心动过速或第二度Ⅱ型房室传导阻滞及第三度房室传导阻滞患者,应绝对卧床休息,为患者创造良好的安静休息环境,协助做好生活护理,关心患者,减少和避免任何不良刺激,促进身心休息。

(2)遵医嘱给予抗心律失常药物治疗。

(3)患者心悸、呼吸困难、血压下降、晕厥时,及时做好对症护理。

(4)终止阵发性室上性心动过速发作,尚可试用兴奋迷走神经的方法。①用压舌板刺激悬雍垂,诱发恶心、呕吐。②深吸气后屏气,再用力做呼气动作。③颈动脉窦按摩,患者取仰卧位,先按摩右侧颈动脉窦5～10秒,如无效再按摩左侧,不可两侧同时进行,按摩同时听诊心率,当心率减慢,立即停止。④压迫眼球,患者平卧,闭眼并眼球向下,用拇指在一侧眼眶下压迫眼球,每次10秒,青光眼或高度近视者禁用。

(5)嘱患者当心律失常发作导致胸闷、心悸、头晕等不适时采取高枕卧位、半卧位或其他舒适体位,尽量避免左侧卧位,因左侧卧位时患者常能感受到心脏搏动而使不适感加重。

(6)伴有气促、发绀等缺氧指征时,给予氧气持续吸入。

(7)评估患者活动受限的原因和体力活动类型,与患者及其家属共同制订活动计划,告诉患者限制最大活动量的指征。对无器质性心脏病的良好心律失常患者,鼓励其正常工作和生活,建立健康的生活方式,避免过度劳累。

(8)保持环境安静,限制探视,保证患者充分的休息及睡眠。给予高蛋白、高维生素、低钠的饮食,多吃新鲜蔬菜和水果,少量多餐,避免刺激性食物。

(9)监测生命体征、皮肤颜色及温度、尿量有无改变;监测心律、心率、心电图,判断心律失常的类型;评估患者有无头晕、晕厥、气急、疲劳、胸痛、烦躁不安等表现;严密心电监护,发现频发、多源性、第二度Ⅱ型房室传导阻滞,尤其是室性阵发性心动过速、第三度房室传导阻滞等,应立即报告医师,协助采取积极的处理措施;监测血气分析结果、电解质及酸碱平衡情况;密切观察患者的意识状态、脉率及心率,血压等。一旦发生如意识突然丧失、抽搐、大动脉搏动消失、呼吸停止等猝死表现,立即进行抢救,如心脏按压、人工呼吸、非同步直流电复律或配合临时起搏等。

2.调整情绪

患者焦虑、烦躁和恐惧等情绪不仅加重心脏负荷,更易诱发心律失常,故须给予必要的解释和安慰。说明心律失常的可治性,稳定的情绪和平静的心态对心律失常的治疗是必不可少的,消除思想顾虑和悲观情绪,使其乐于接受和配合各种治疗。了解患者思想动态和生活上的困难,进一步给予帮助,增加患者的安全感。

3.协助完成各项检查及治疗

(1)心电监护:对严重心律失常患者必须进行心电监护,护理人员应熟悉监护仪的性能、使用方法和观察结果,特别要密切注意有无引起猝死的危险征兆。①潜藏着引起猝死危险的心律失常,如频发性、多源性、成联律的室性期前收缩,阵发性室上性心动过速,心房颤动,第二度

Ⅱ型房室传导阻滞。②随时有猝死危险的严重心律失常,如室性阵发性心动过速、心室颤动、第三度房室传导阻滞等。一旦发现应立即报告医生,紧急处理。

(2)特殊检查护理:心律失常的心脏电学检查除常规心电图、动态心电图记录外,其他如经食管心脏调搏术、记录心室晚电位等。护士应了解这些检查的无创性、安全可靠、易操作、有实用性。向患者解释其作用目的和注意事项,鼓励患者消除顾虑,配合检查。

(3)特殊治疗的护理配合:电复律为利用适当强度的高压直流电刺激,使全部心肌纤维瞬间同时除极,消除异位心律,转变为窦性心律,与抗心律失常药物联合应用,效果更为满意。人工心脏起搏器已广泛应用于临床,它能按一定的频率发放脉冲电流刺激心脏,引起心脏兴奋和收缩;安置起搏器后可能发生感染、出血、皮肤压迫坏死等不良反应,护士应熟悉起搏器性能并做好相应护理。介入性导管消融术是使用高频电磁波的射频电流直接作用于病灶区,治疗快速心律失常,不需开胸及全身麻醉,安全有效,可告知患者大致过程、需要配合的事项及疗效,避免患者因精神紧张而影响配合。术前准备除一般基本要求外,需注意检查患者足背动脉搏动情况,以便与术中、术后搏动情况相对照;术中、术后加强心电监护和仔细观察患者有无心慌、气急、恶心、胸痛等症状,及时发现心脏穿孔和心包压塞等严重并发症的早期征象;术后注意预防股动脉穿刺处出血,局部压迫止血20分钟,再以压力绷带包扎,观察15分钟,然后用沙袋压迫12小时,术侧肢体伸直制动,并观察足背动脉和足温情况,有利于早期发现栓塞症状并及时做溶栓处理,常规应用抗生素和清洁伤口,预防感染,卧床24小时后如无并发症可下地活动。

五、健康教育

(1)积极防治原发疾病,避免各种诱发因素如发热、疼痛、寒冷、饮食不当、睡眠不足等。应用某些药物后产生不良反应及时就医。

(2)适当休息与活动。无器质性心脏病者应积极参加体育锻炼,调整自主神经功能;器质性心脏病者可根据心功能情况适当活动,注意劳逸结合。

(3)教会患者及其家属检查脉搏和听心律的方法,每天至少1次,每次在1分钟以上。向患者及其家属讲解心律失常的常见病因、诱因及防治知识。

(4)指导患者正确选择食谱。饱食、刺激性饮料均可诱发心律失常,应选择低脂、易消化、清淡、富含营养、少量多餐饮食。合并心力衰竭及使用利尿剂时应限制钠盐摄入及多进含钾的食物,嘱患者多食纤维素丰富的食物,保持大便通畅,心动过缓患者避免排便时屏气,以免兴奋迷走神经而加重心动过缓,以减轻心脏负荷和防止低钾血症诱发心律失常,保持大便通畅。嘱患者注意劳逸结合、生活规律,保持乐观、稳定的情绪。

(5)让患者认识服药的重要性,按医嘱继续服用抗心律失常药物,不可自行减量或撤换药物,如有不良反应及时就医。

(6)教给患者自测脉搏的方法,以利于自我病情监测;教会患者家属心肺复苏术以备急用;定期随访,经常复查心电图,及早发现病情变化。

第八节　先天性心脏病

一、概述

先天性心脏病是胎儿时期心脏、血管发育异常而导致的畸形,是小儿最常见的心脏病。发病率为活产婴儿的 7‰~8‰,年龄越小,发病率越高。中国每年大约有 15 万新生儿患儿有各种类型的先天性心脏病,其中 60% 于 1 岁以内死亡。

心血管畸形的发生主要由遗传和环境因素及其相互作用引起。由单基因和染色体异常所致的各类先天性心脏病约占总数 15%。

患 21-三体综合征者,40% 合并有心血管畸形且以房间隔缺损最为多见,13-三体综合征、15-三体综合征和 18-三体综合征大多合并室间隔缺损、房间隔缺损和动脉导管未闭等畸形。在动脉单干、肺动脉瓣狭窄和法洛四联症等多种畸形中 80% 存在第 22 对染色体长臂 11 带区缺失。但多数先天性心脏病目前仍认为由多基因和环境因素共同作用所致。

(一)房间隔缺损

房间隔缺损是指左右心房之间的间隔发育不全遗留缺损造成血流可相通的先天性畸形。是小儿先天性心脏病中最常见的一种病变。

1.流行病学

占先天性心脏病发病总数的 10% 左右,多发生于女性,与男性发病率之比为 2∶1。

2.临床表现

根据缺损大小而定,缺损小者可无症状。

3.治疗

内科药物治疗,强心、利尿、抗感染、扩血管及对症治疗,导管介入封堵术,外科手术结扎。

4.预后

自然关闭:小型房间隔缺损(直径<3 mm,甚至 3~8 mm),1 岁前有可能自然关闭。缺损较大时,分流量占循环血量的 30% 以上,不经治疗活至成年人时,有可能出现肺动脉高压,一旦出现艾森门格综合征即为手术和介入治疗的禁忌证。

5.专科评估与观察要点

(1)活动后心悸、气短、疲劳和影响生长发育,但部分儿童可无明显症状。

(2)反复呼吸道感染,患肺炎或心力衰竭时,出现暂时性青紫。

(3)典型心脏体征:第一心音正常或分裂;胸骨左缘第 2、第 3 肋间产生收缩中期Ⅱ~Ⅲ级喷射性杂音;肺动脉第二心音固定分裂。

(二)室间隔缺损

室间隔缺损是最常见的先天性心脏病,指胚胎时期室间隔发育不全,形成左右心室异常交通,致使血流产生左向右分流。

1.流行病学

占先天性心脏病总数的 25%~40%,单独存在约占 25%,也可与其他心脏病畸形同时存在。缺损小者可无症状,仅在体检时发现胸骨左缘第 2～3 肋间有收缩期杂音。

2.临床表现

缺损若≤0.5 cm 则分流量较小,多无临床症状,缺损较大者,症状出现早且明显。

3.治疗

内科治疗,导管介入性封堵术,外科治疗。

4.预后

30%～60%膜部室间隔缺损和肌部室间隔缺损可自行关闭,多在 5 岁以前,小型缺损关闭率高。中、重型缺损者,婴儿期可反复呼吸道感染,形成重度肺动脉高压,逆向分流则形成艾森门格综合征而危及生命。

5.专科评估与观察要点

(1)小型缺损:缺损直径≤0.5 cm,生长发育基本正常,胸骨左缘第 3～4 肋间响亮粗糙的全收缩期杂音,肺动脉第二心音稍增强。较大时分流也大,导致体循环不足影响生长发育。表现为体型瘦长、面色苍白、乏力、多汗。

(2)中型缺损:缺损直径为 0.5～1.0 cm,生长发育缓慢,可见乏力、气短、多汗,胸骨左缘第 3～4 肋间可闻及 3～4 级粗糙的全收缩期杂音,肺动脉第二心音稍增强。

(3)重型缺损:缺损直径＞1.0 cm,生长发育迟缓,喂养困难,可见呼吸急促,常出现心力衰竭,胸骨左缘第 3～4 肋间可闻及 5～6 级全收缩期反流性杂音,伴有收缩期震颤、肺动脉高压、肺动脉第二音亢进。

(三)动脉导管未闭

动脉导管未闭是指出生后动脉导管持续开放,血流从主动脉经导管分流至肺动脉,进入左心,并产生病理生理改变。

1.流行病学

占先天性心脏病发病总数的 9%～12%,女比男多,男女发病比为 1:3。

2.临床表现

临床症状的轻重,取决于导管管径粗细和分流量的大小,分流量小者常无症状。

3.治疗

药物治疗,导管介入封堵术,外科手术结扎。

4.预后

动脉导管的介入治疗和手术治疗效果良好,手术死亡率＜1 %。

5.专科评估与观察要点

(1)分流量小者,常无症状;分流量大者,可出现生长发育迟滞;晚期出现肺动脉高压者可有发绀和差异性发绀,甚至发展为艾森门格综合征。

(2)常见并发症:如感染性动脉炎、心内膜炎、充血性心力衰竭等。

(3)典型心脏体征:心尖冲动增强并向左下移,心浊音界向左下扩大。胸骨左缘第 2 肋间偏外侧有响亮的连续杂音。周围血管征可见水冲脉、指甲床毛细血管搏动等。

(四)法洛四联症

1988 年法国医生详细描述了此病的病理特点和临床表现,此病因而得名。它由 4 个畸形组成:①室间隔缺损;②右心室流出道梗阻;③主动脉骑跨;④右心室肥厚。

1.流行病学

发病率占各类先天性心脏病的10％。

2.临床表现

青紫、蹲踞、缺氧发作等。

3.治疗

缺氧发作时取膝胸卧位,吸氧,给予吗啡、普萘洛尔,纠正酸中毒等,摄入足够水分,手术治疗。

4.预后

手术未经治疗者,平均存活年龄15岁。实施根治术预后较好。手术长期随访,远期生存率80％左右。患儿心功能达Ⅰ～Ⅱ级,能从事正常活动。

5.专科评估与观察要点

(1)主要临床表现:皮肤青紫,常见症状为蹲踞现象,杵状指,阵发性缺氧发作,体格发育迟滞。常见并发症为脑血栓、脑脓肿及亚急性细菌性心内膜炎。

(2)典型心脏体征:胸骨左缘第2、第3肋间有收缩期吹风样喷射性杂音,可伴有震颤。肺动脉第二心音减弱。

二、护理问题

(1)活动无耐力:与体循环血量减少或血氧饱和度下降有关。

(2)生长发育迟缓:与体循环血量减少或血氧下降影响生长发育有关。

(3)有感染的危险:与肺血流增多及心内缺损易致心内膜损伤有关。

(4)潜在并发症:如心力衰竭、感染性心内膜炎。

(5)焦虑:与疾病的威胁和对手术担忧有关。

三、护理措施

(一)建立合理的生活制度

安排好患儿作息时间,保证睡眠、休息,根据病情安排适当活动量,减少心脏负担。集中护理,避免引起情绪激动和大哭大闹。病情严重的患儿应卧床休息,保持大便通畅。

(二)提供充足营养

注意营养搭配,供给充足能量、蛋白质和维生素,保证营养需要,以增强体质,提高对手术的耐受。对喂养困难的小儿要耐心喂养,可少量多餐,避免呛咳和呼吸困难。心功能不全有水钠潴留者,应根据病情,采用无盐饮食或低盐饮食。

(三)预防感染

注意体温变化,按气温改变及时加减衣服,避免受凉引起呼吸系统感染。注意保护性隔离,以免交叉感染。做各种口腔小手术时应给予抗生素预防感染,防止感染性心内膜炎发生,一旦发生感染应积极治疗。

(四)注意观察病情,防止并发症发生

(1)注意观察,防止法洛四联症患儿因活动、哭闹、便秘引起缺氧发作,一旦发生应将小儿

置于膝胸卧位,此体位可增加体循环阻力,使右向左分流减少,同时给予吸氧,并与医生合作给予吗啡及普萘洛尔抢救治疗。

（2）法洛四联症患儿血液黏稠度高,发热、出汗、吐泻时,体液量减少,加重血液浓缩而易形成血栓,因此要注意供给充足液体,必要时可静脉输液。

（3）观察有无心率增快、呼吸困难、端坐呼吸、吐泡沫样痰、浮肿、肝肿大等心力衰竭的表现,如出现上述表现,立即置患儿于半卧位,给予吸氧,及时与医生取得联系。并按心衰护理。

四、健康教育

（1）教会患儿家长先天性心脏病的日常护理,建立合理的生活制度,合理用药,预防感染和其他并发症。定期复查,调整心功能到最好状态,使患儿能安全到达手术年龄,安度手术关。

（2）开展科普知识的宣传和教育,对适龄人群进行重点监测,充分发挥医护人员和孕妇及其家属的作用。孕妇本人及其配偶戒除不良生活习惯,如嗜烟、酗酒等。孕前积极治疗影响胎儿发育的疾病如糖尿病、红斑狼疮、贫血等。

（3）积极做好产前检查工作,预防感冒,应尽量避免使用已经证实有致畸胎作用的药物,避免接触有毒、有害物质。

（4）对高龄产妇有先天性心脏病家族史、夫妇一方有严重疾病或缺陷者,应重点监测。

五、护理结局评价

（1）患儿适当限制活动,满足基本生活需求。

（2）能否获得充足的营养,满足生长发育的需要。

（3）患儿无并发症发生,或发生并发症能及时发现和处理。

（4）患儿或其家长是否了解本病的有关知识,是否积极配合治疗和护理。

第九节　营养性贫血

一、缺铁性贫血

缺铁性贫血是体内铁缺乏导致血红蛋白减少,从而引起的一种小细胞低色素性贫血。

（一）疾病相关知识

1.流行病学

遍及全球,发病年龄以 6 个月～2 岁小儿多见,是我国重点防治的常见病之一。

2.临床表现

起病缓慢,患儿面色苍白、消瘦,出现神经及精神症状,易疲乏,易激惹,异食癖。

3.治疗

去除病因,纠正不合理饮食习惯,使用铁剂治疗。

4.预后

早期发现,对症治疗预后较好。

（二）专科评估与观察要点

（1）皮肤、黏膜:逐渐苍白,以唇、口腔黏膜及甲床最明显,皮肤干燥,毛发枯黄,反甲。

（2）营养状况：早期体重不增或增长缓慢。

（3）神经及精神症状：烦躁不安或萎靡不振，易疲乏，注意力不集中，理解力下降，学习成绩下降，智力较同龄儿低。

（4）消化系统：食欲减退，少数患儿有异食癖，可出现呕吐、腹泻、口腔炎、舌炎，重者可出现萎缩性胃炎或吸收不良综合征。

（5）心血管系统：心率增快，心脏扩大，严重时可出现心力衰竭。

（6）年长患儿可有头晕、耳鸣、眼前发黑等症状。

（7）髓外造血：肝、脾、淋巴结肿大。

（8）其他：行为及智力改变，易出现感染。

（三）护理问题

1.活动无耐力

与贫血致组织缺氧有关。

2.营养失调，低于机体的需要量

与铁剂的供应不足、吸收不良、丢失过多或消耗增加有关。

3.知识缺乏

与缺乏营养及护理知识有关。

4.潜在并发症

充血性心力衰竭，与心肌缺氧有关。

5.潜在不合作

与所给药物及饮食方案有关。

（四）护理措施

（1）注意休息，适量活动：评估活动耐力情况，制定规律的作息时间、活动强度、持续时间，避免剧烈运动，生活规律，睡眠充足。

（2）饮食指导：讲解发病病因，纠正不良饮食习惯，指导饮食制作和合理科学的饮食搭配。鲜牛奶必须煮沸后喂养患儿，提倡母乳喂养，按时添加辅食和含铁丰富的食物。早产儿、低体重儿应在2个月时开始补充铁剂。维生素C、氨基酸、果糖、脂肪酸可促进铁剂吸收，茶、牛奶、咖啡抑制铁的吸收，避免同服。

（3）指导正确应用铁剂，观察疗效与不良反应，观察血红蛋白及网织红细胞上升情况。口服铁剂从小剂量开始，在两餐之间服用，避免引起胃肠道不适。服药期间大便变黑为正常现象，停药后恢复正常。为避免牙齿变黑，服用铁剂时应用吸管。网织红细胞2～3天上升，1～2周血红蛋白上升。治疗3～4周无效时，积极查找原因。

（4）防治感染：观察早期感染征象，注意无菌操作，实施保护性隔离。

（5）心理护理：给予患儿家长心理疏导，关心患儿，学习成绩下降者应减少其自卑心理。

（五）健康教育

（1）讲解本病的发病原因，护理要点。

（2）合理喂养，提倡母乳喂养，培养良好的饮食习惯。

（3）讲解服用铁剂的方法、注意事项，观察疗效。

（4）治疗原发病,预防感染。

（六）护理结局评价

（1）患儿活泼健康。

（2）家长能为患儿提供生长发育所需的含铁及营养丰富的食物。

（3）家长能够叙述病因及掌握护理知识。

（4）患儿血清铁 3 个月内达正常值。

二、营养性巨幼红细胞性贫血

营养性巨幼红细胞性贫血是维生素 B_{12} 或（和）叶酸缺乏所致的一种大细胞性贫血。

（一）疾病相关知识

1.流行病学

单纯乳类喂养而未及时添加辅食,年长患儿偏食、挑食多见,年龄以 6 个月～2 岁小儿多见。

2.临床表现

起病缓慢,面色苍白,皮肤蜡黄,毛发稀黄,虚胖,反应迟钝,智力及动作落后或倒退,震颤,共济失调。

3.治疗

去除诱因,加强营养,防治感染,使用维生素 B_{12} 治疗。

4.预后

精神症状发生时间短的治疗效果恢复快,精神症状出现 6 个月开始治疗的恢复较困难,治疗 6 个月～1 年无症状改善者,会留有永久性损伤。

（二）专科评估与观察要点

1.皮肤、黏膜

皮肤呈蜡黄色,睑结膜、口唇、甲床苍白,毛发稀黄,颜面呈轻度水肿或蜡黄色。

2.贫血、出血表现

乏力,轻度黄疸,常有肝脾肿大。严重者有皮肤出血点或瘀斑。

3.神经及精神症状

烦躁不安,表情呆滞,嗜睡,肢体或全身震颤,智力及运动发育落后,甚至出现倒退现象。

4.消化系统表现

常有厌食,可出现呕吐、腹泻、口腔溃疡、舌炎等消化道症状。

5.其他

易出现感染,重症者可有心脏扩大或出现心力衰竭。

（三）护理问题

1.活动无耐力

与贫血致组织缺氧有关。

2.营养失调,低于机体的需要量

与各种原因致需要量增加有关。

3.生长发育改变

与营养不足、贫血、维生素 B_{12}、叶酸缺乏致生长发育落后或倒退有关。

4.有感染的危险

与机体免疫力下降有关。

(四)护理措施

(1)注意休息,适量活动:根据患儿的活动耐力情况安排日常活动,一般不需卧床休息,严重贫血时适当限制活动,注意劳逸结合。震颤、烦躁、抽搐者遵医嘱给予镇静剂。心力衰竭时应卧床休息。

(2)指导喂养,加强营养:母乳喂养患儿及时添加辅食,合理搭配食物,改善乳母营养,养成良好的饮食习惯,维生素 C 可促进叶酸的吸收,提高疗效。年长患儿做到不偏食、不挑食。推荐食物种类为肉类、动物肝脏、肾脏及蛋类等(含有丰富的维生素 B_{12}),绿色新鲜蔬菜,水果,酵母,动物肝脏,谷类食物等(含有充足的叶酸)。

(3)生长发育的监测:评估患儿的发育状况及智力水平,对于落后者尽早训练和教育。

(4)药物疗效观察:2～4 天症状好转,网织红细胞 1 周增高,贫血症状好转。

(5)预防感染(同缺铁性贫血)。

(五)健康教育

(1)讲解本病的发病原因、预防发病的基本卫生知识。

(2)讲解喂养知识,提高母乳喂养水平。

(3)培养良好的饮食习惯,纠正偏食、挑食。

(4)去除病因,积极治疗,合理用药,预防感染。

(六)护理结局评价

(1)患儿运动发育正常,智力不受损伤。

(2)家长掌握喂养的基本知识和预防措施。

(3)红细胞和血红蛋白正常。

(4)无感染发生。

参考文献

［1］崔海燕. 临床常见病护理新进展［M］. 上海：上海交通大学出版社，2019.

［2］崔西美. 新编常见病护理技术［M］. 上海：上海交通大学出版社，2018.

［3］梁红，王小明，任素恩. 临床各科常见病护理精要［M］. 兰州：甘肃文化出版社，2017.

［4］刘莉. 临床常见病诊疗策略与护理［M］. 天津：天津科学技术出版社，2019.

［5］韩爱玲. 外科常见病护理技能［M］. 天津：天津科学技术出版社，2018.

［6］娄玉萍，郝英双，刘静. 临床常见病护理指导［M］. 北京：人民卫生出版社，2018.

［7］闫平平，叶凤清，杨春梅. 新编常见病诊治与临床护理规范［M］. 北京：中国原子能出版社，2017.

［8］谢颂丽. 现代常见病临床护理［M］. 长春：吉林科学技术出版社，2017.

［9］李永娟. 外科常见病护理临床实践［M］. 汕头：汕头大学出版社，2019.

［10］石会乔，魏静. 外科疾病观察与护理技能［M］. 北京：中国医药科技出版社，2019.

［11］刘继荣. 临床常见病与护理实践［M］. 西安：西安交通大学出版社，2017.

［12］胡雪. 实用临床内科护理实践［M］. 天津：天津科学技术出版社，2018.

［13］谢芳. 妇产科常见病诊疗与护理［M］. 昆明：云南科技出版社，2014.

［14］李孝芹. 现代临床常见病与多发病护理精要［M］. 北京：科学技术文献出版社，2018.

［15］栾燕，易小青，田芳，等. 临床常见病护理实践［M］. 北京：科学技术文献出版社，2018.

［16］张焕新. 精编常见病护理理论与实践［M］. 哈尔滨：黑龙江科学技术出版社，2019.

［17］杨雪梨，贾志珍，年萍，等. 临床常见病护理实用技能［M］. 哈尔滨：黑龙江科学技术出版社，2017.

［18］王梅. 妇产科常见病护理［M］. 长春：吉林科学技术出版社，2019.

［19］张智博. 神经系统常见疾病最新诊治指南解读［M］. 长沙：中南大学出版社，2018.

［20］陈晓凤. 现代常见病临床护理精要［M］. 上海：上海交通大学出版社，2018.

［21］邢翠玲，孙燕，刘风琴，等. 临床常见病诊治与护理实践［M］. 北京：科学技术文献出版社，2017.

［22］齐焕，藏伟，孟令荣，等. 临床常见病护理技术及并发症的预防［M］. 北京：科学技术文献出版社，2019.

［23］刘广芬. 临床常见病护理［M］. 天津：天津科学技术出版社，2018.

［24］王雪梅. 精编现代常见病临床护理［M］. 哈尔滨：黑龙江科学技术出版社，2019.